KB163377

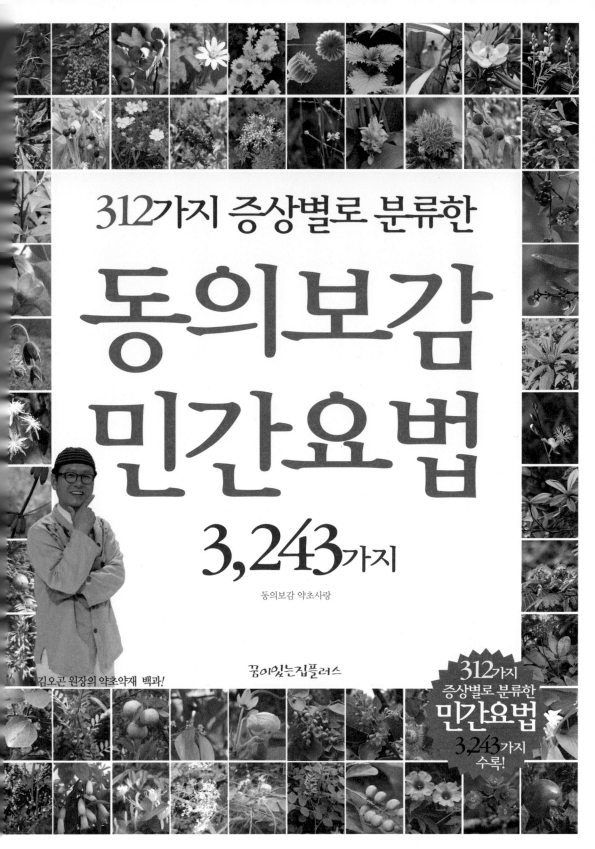

312가지 증상별로 분류한

동의보감 민간요법

3,243가지

동의보감 약초사랑

김오곤 원장의 약초약재 백과!

꿈이있는집플러스

312가지 증상별로 분류한 민간요법 3,243가지 수록!

312가지 증상별로 분류한
동의보감 민간요법 3,243가지

초판 1쇄 인쇄 – 2021년 12월 23일
지은이 – 동의보감 약초사랑
편집 제작 출판 – 행복을 만드는 세상
발행인 – 이영달
발행처 – 꿈이있는집플러스
출판등록 – 제2018-14호
서울시 도봉구 해등로 12길 44 (205-1214)
마켓팅부 – 경기도 파주시 맥금동 557-24(상골길 339)(반품처 고려물류)
전화 – 02) 902-2073
Fax – 02) 902-2074

ISBN 979-11-973405-5-0 (03510)

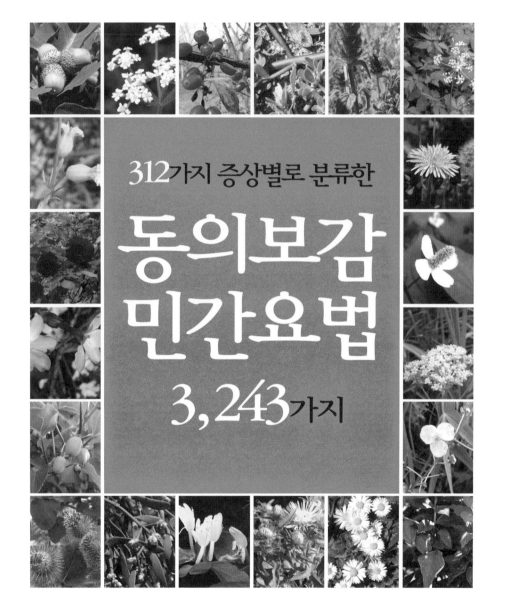

312가지 증상별로 분류한

동의보감
민간요법
3,243가지

머리말

우리가 자주 사용하는 민간요법은 지금의 현실에서 의학적으로 혹은 학술적으로 인정을 받고 있지 못하고 있지만 수천 년간 우리 선조들이 살아오면서 경험으로 축적된 지혜가 담겨있다. 여기에 수록된 각종 질환과 증상에 대한 처방은 각 지방의 가전비방으로 수천 년간 전해져 온 것들로 모두 망라하여 유용하게 활용할 수 있게 정리하여 놓았다.

이 책에는 동의보감에서 나오는 약초약재들을 위주로 주로 산과 들에서 저절로 나고 자라는 야생풀과 나무, 그리고 약재가 될 만한 것들을 수록해 놓았다. 식물이나 동물, 광물 등에서 약재나 약초로서 인식된 것은 주위환경에 적응하려는 능력에 의해서 시행착오의 여러 경험을 통해 독이 있는 것과 독이 없는 것들의 성능을 알게 되고, 식용할 수 있는 것과 없는 것의 여부와 약물로서의 효능과 작용을 수천 년 전부터 알게 되어 전해 내려온 것들이다.

이와 같이 많은 사람이 직접 먹어보거나 맛을 보아 물질에 대한 특수작용을 알게 되고, 발생한 질병의 시기나 절기, 기후에 대해서 경험적인 근거를 이용하였으며, 앞에서 말한 것처럼 인간의 자연에의 적응과정에서 여러 시행착오를 통한 경험의 집적에서 유래된 물질들을 질병의 치료에 사용하였다.

같은 사람이 약을 써도 효과가 바로 나타나는 사람이 있는가 하면 별 효과가 없을 수도 있다. 체질이 맞지 않아서인데, 한동안 복용해 보아 본인이 별 효과를 느끼지 못하면 다른 처방을 적용하여 새롭게 시작하는 지혜가 필요하다.

한 번에 낫겠다는 생각을 버리고 인내심을 가지고 느긋하게 임해야 한다. 가끔 일주일 내외로 효과가 나타나는 경우도 있지만 생약은 몸의 전반적인 균형을 도모하는 가운데서 점차 효력을 나타내는 성질이 있으므로 지속적인 복용이 필요하다. 약재를 마련하는 것에서부터 가능하면 되도록 자기 스스로 정성껏 만들어 꼭 낫는다는 신념을 가지고 복용하면 효과가 더욱 나는 법이다.

끝으로 필자의 지식으론 한계가 따르기 때문에 다소 누락된 부분이 있을 수도 있다. 또한 약재의 입증과 그림은 알고 있는 분들의 가진 지식의 특성에 따라 다르게 풀이될 수 있기 때문에 독자제위께서 혹여 잘못된 내용을 발견하면 서슴없이 질타하고 고쳐주기를 감히 부탁드린다.

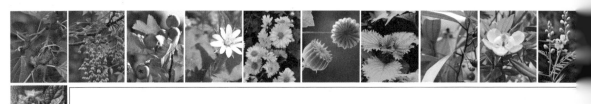

동의보감 민간요법 • 차례

- 약초의 채집은 어떻게 할까?……33
- 약초의 저장 방법은 무엇일까?……36
- 약재복용 방법과 금기사항은 무엇일까?……37
- 복용 중 금해야 할 음식은 무엇일까?……39
- 약초약재의 감별과 해독하는 방법……41
- 약초약재의 손질과 법제하는 방법……43
- 약초약재로 달임약 만드는 방법……45

가

- 가래(담, 담음)가 있을 때……52
- 가슴이 쓰릴 때……55
- 각기병으로 비타민B1 부족할 때……55
- 각막궤양일 때……59
- 객혈로 피가 가래와 함께 나올 때……60
- 각화증으로 붉은 꽃이 생길 때……61
- 간경변증으로 배에 물이 차는 상태일 때……61
- 간암일 때……63
- 간질이 일어났을 때(지랄병)……64
- 감기가 걸렸을 때……66
- 갑상선호르몬이 지나치게 분비될 때……68
- 갑상선이 부어오를 때(갑상선종)……69
- 갓난아이 경증일 때……70
- 갓난아이 밤울음증(야제증)……71
- 갓난아이 배꼽질병……72

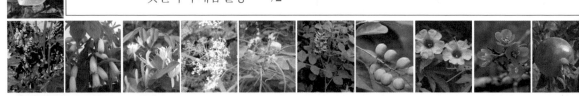

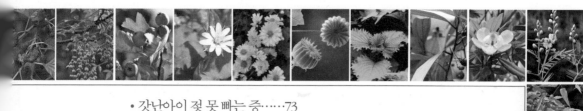

• 갓난아이 젖 못 빠는 증······73

• 갱년기장애가 왔을 때······74

• 개에 물렸을 때······74

• 거미에게 물린 데······75

• 건망증일 때······76

• 건선(만성 염증성 각질증)······77

• 견통(어깨아픔)일 때······77

• 결막염(이음막염)일 때······78

• 경련으로 온몸의 오그라들 때······79

• 개고기 먹고 체한 데······80

• 고양이에 물렸을 때······80

• 고혈압일 때······81

• 고환에 염증이 생기는 고환염······85

• 결핵균이 골이나 관절에 침범하여 생길 때······86

• 골수염으로 뼛속이 곪을 때······86

• 골절로 뼈가 부러졌을 때······87

• 관절염일 때······88

• 구내염으로 잇몸 등의 염증이 있을 때······93

• 구루병으로 비타민D가 부족할 때······94

• 구취로 입 안에서 냄새가 날 때······96

• 구토가 날 때······97

• 구토(게우기)할 때······98

• 국수 먹고 체한 데······100

• 고구마 먹고 체한 데······100

• 귀에 이물이 들어갔을 때······100

• 근육이 피로해질 때······101

• 급성콩팥염, 급성신염일 때 ······102

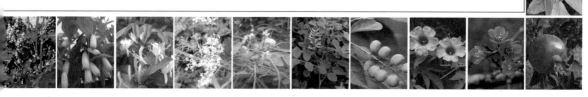

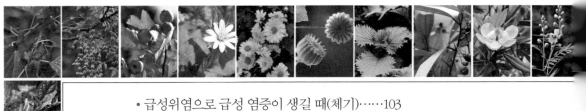

• 급성위염으로 급성 염증이 생길 때(체기)……103

• 기관지염일 때……105

• 기관지 천식일 때……108

• 기관지 폐렴일 때……112

• 기관지 확장증일 때……113

• 기미가 있을 때……114

• 기운목일 때……115

• 기침(해식, 천식)이 심할 때……115

• 근육이 나른할 때……118

나

• 난소결핵일 때……118

• 냉병으로 몸이 찰 때……119

• 농가진(헌데)으로 생기는 피부병일 때……120

• 뇌막염일 때……121

• 뇌졸중, 뇌출혈로 일어난 중풍일 때……121

• 뇌졸중일 때……130

• 눈 다래끼일 때……131

• 눈에 이물질이 들어갔을 때……131

• 늑간신경통(갈빗대 사이의 신경통)일 때……132

• 늑막염일 때……133

다

• 다한증으로 땀이 많이 날 때……135

• 단독(급성 염증)일 때……135

• 단순포진(수포성 바이러스)일 때……136

• 담낭염일 때……137

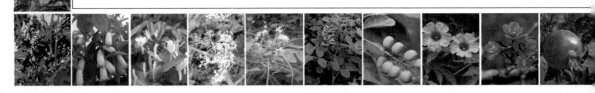

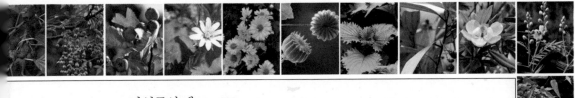

• 담석증일 때……138

• 달걀 먹고 체한 데……138

• 당뇨병일 때……139

• 대하(이슬)가 있을 때……147

• 더위를 먹었을 때……150

• 독말풀 중독일 때……152

• 동맥경화증일 때……153

• 동상에 걸렸을 때……155

• 돼지고기 먹고 체한 데……156

• 돼지에게 물린 데……157

• 두드러기(담마진)가 일어날 때……157

• 두부 먹고 체한 데……159

• 두통(머리아픔)이 왔을 때……160

• 디프테리아에 걸렸을 때……162

• 딸꾹질이 날 때……163

• 땀띠가 생겼을 때……164

라

• 류머티스성 관절염일 때……165

• 림프육종(임파육종)일 때……167

마

• 만성간염일 때……168

• 만성대장염일 때……169

• 만성신장염(만성콩팥염, 만성신염)일 때……171

• 만성위염일 때……172

• 말에게 물린 데……173

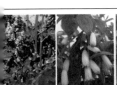

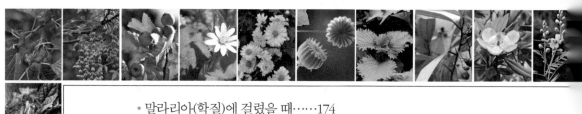

• 말라리아(학질)에 걸렸을 때……174

• 매독의 성병에 걸렸을 때……175

• 머리3차신경통일 때……175

• 멀미가 날 때……176

• 알코올 중독일 때……177

• 무월경일 때……178

• 무좀에 걸려 가려울 때……179

• 물고기 먹고 체한 데……180

• 물 먹고 체한 데……181

바

• 발열로 열이 날 때……181

• 발한으로 식은땀이 날 때……182

• 방광암일 때……183

• 방광염일 때……183

• 방사선병일 때……185

• 백반(흰 반점)……185

• 백일해일 때……186

• 백혈병일 때……187

• 버섯중독일 때……189

• 버짐이 있을 때……190

• 벌레에게 물린 데……191

• 벌에게 물린 데……192

• 복막염일 때……192

• 복수(배에 액체가 괴는 병증)일 때……194

• 복어에 중독되었을 때……195

• 배가 아플 때(복통)……195

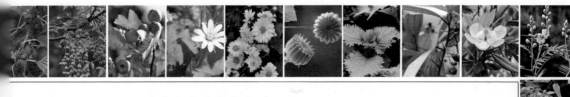

- 봉과직염(벌집염)일 때……197
- 부고환결핵일 때……198
- 부자중독일 때……198
- 부종(붓기)이 있을 때……199
- 불면증일 때……200
- 불임증일 때……202
- 비듬이 생겼을 때……204
- 비만증일 때……205
- 비염(코염)일 때……206
- 비타민A가 부족증인 야맹증일 때……207
- 비타민B가1 부족으로 각기병일 때……208
- 비타민B2 부족증일 때……208
- 비타민C가 부족할 때……209
- 비타민D 부족으로 구루병일 때……210
- 비타민PP 부족할 때……210
- 빈혈이 있을 때……211
- 뽀루지가 났을 때……213
- 뽀루지몰림(항종, 등창)일 때……214
- 뱀에 물렸을 때(사교창)……214

사

- 사마귀가 생겼을 때……217
- 사람에게 물린 데……219
- 산후기침이 있을 때……219
- 산후복통(산후배아픔, 훗배앓이)이 있을 때……220
- 산후부종(산후붓기)가 있을 때……220
- 산후열이 있을 때……221

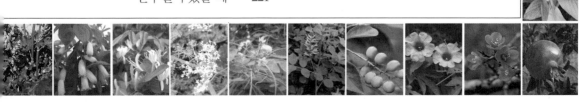

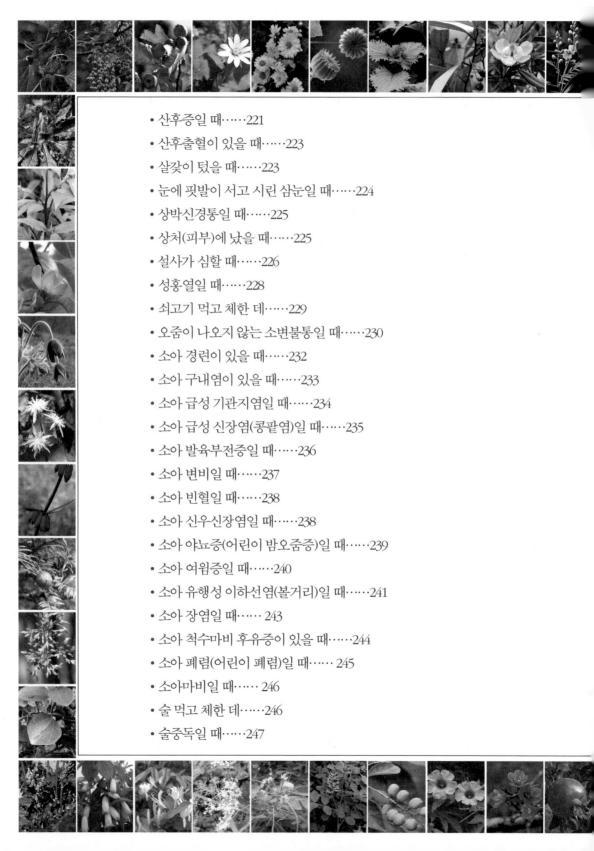

• 산후증일 때……221

• 산후출혈이 있을 때……223

• 살갗이 텄을 때……223

• 눈에 핏발이 서고 시린 삼눈일 때……224

• 상박신경통일 때……225

• 상처(피부)에 났을 때……225

• 설사가 심할 때……226

• 성홍열일 때……228

• 쇠고기 먹고 체한 데……229

• 오줌이 나오지 않는 소변불통일 때……230

• 소아 경련이 있을 때……232

• 소아 구내염이 있을 때……233

• 소아 급성 기관지염일 때……234

• 소아 급성 신장염(콩팥염)일 때……235

• 소아 발육부전증일 때……236

• 소아 변비일 때……237

• 소아 빈혈일 때……238

• 소아 신우신장염일 때……238

• 소아 야뇨증(어린이 밤오줌증)일 때……239

• 소아 여윔증일 때……240

• 소아 유행성 이하선염(볼거리)일 때……241

• 소아 장염일 때…… 243

• 소아 척수마비 후유증이 있을 때……244

• 소아 폐렴(어린이 폐렴)일 때…… 245

• 소아마비일 때…… 246

• 술 먹고 체한 데……246

• 술중독일 때……247

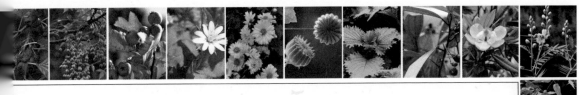

• 습관성 유산일 때……249

• 습진이 있을 때……250

• 식도암일 때……252

• 식도에 이물이 걸렸을 때……253

• 식욕부진이 왔을 때……253

• 식은땀이 날 때……254

• 식중독에 걸렸을 때……256

• 신경성피부병(피부신경증)일 때……256

• 신경쇠약(신경쇠약증)일 때……257

• 신우염일 때……258

• 신장결석(콩팥결석)일 때……259

• 신장결핵(콩팥결핵)일 때……260

• 신물이 넘어오는 신트림일 때……260

• 심계항진(가슴두근거리기, 동계)일 때……261

• 심근염(심근 염증)일 때……262

• 심부전일 때……264

• 심장신경증일 때……264

• 심장판막장애일 때……266

• 십이지장충(채독)일 때……267

아

• 아토피성 피부염일 때……268

• 안검연염(눈다래끼의 일종)일 때……269

• 안면신경마비가 왔을 때……270

• 알레르기일 때……271

• 양잿물 중독일 때……271

• 액취증(암내)일 때…… 272

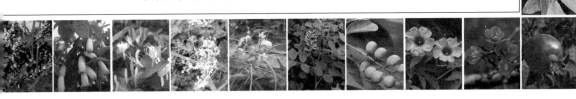

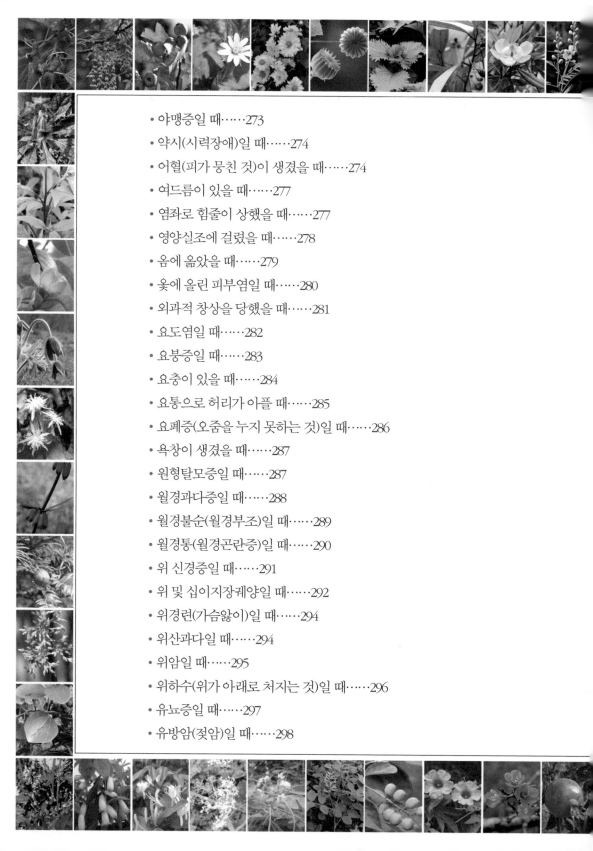

• 야맹증일 때……273

• 약시(시력장애)일 때……274

• 어혈(피가 뭉친 것)이 생겼을 때……274

• 여드름이 있을 때……277

• 염좌로 힘줄이 상했을 때……277

• 영양실조에 걸렸을 때……278

• 옴에 옮았을 때……279

• 옻에 올린 피부염일 때……280

• 외과적 창상을 당했을 때……281

• 요도염일 때……282

• 요붕증일 때……283

• 요충이 있을 때……284

• 요통으로 허리가 아플 때……285

• 요폐증(오줌을 누지 못하는 것)일 때……286

• 욕창이 생겼을 때……287

• 원형탈모증일 때……287

• 월경과다증일 때……288

• 월경불순(월경부조)일 때……289

• 월경통(월경곤란증)일 때……290

• 위 신경증일 때……291

• 위 및 십이지장궤양일 때……292

• 위경련(가슴앓이)일 때……294

• 위산과다일 때……294

• 위암일 때……295

• 위하수(위가 아래로 처지는 것)일 때……296

• 유뇨증일 때……297

• 유방암(젖암)일 때……298

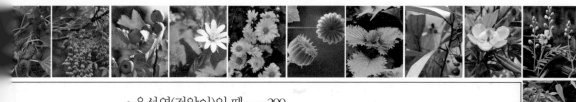

• 유선염(젖앓이)일 때……299

• 유정(정액이 무의식적으로 나오는 증)일 때……300

• 유즙부족(젖부족증)일 때……301

• 유행성간염(돌림간염)일 때……303

• 유행성감기(돌림감기)일 때……305

• 음부가 가려울 때(음부포진)……306

• 음위증(발기불능)일 때……307

• 이질에 걸렸을 때……308

• 인후두염(인두염, 후두염)일 때……312

• 일사병일 때……314

• 일산화탄소중독(연탄가스 중독) 되었을 때……315

• 자간(임산부의 경련 발작)일 때……316

• 입덧일 때……316

• 임질에 걸렸을 때……317

• 임파절결핵에 걸렸을 때……318

자

• 자궁경관염일 때……319

• 자궁부정출혈이 있을 때……320

• 자궁암일 때……322

• 자궁질부미란일 때……322

• 자궁탈출증(자궁탈수)일 때……323

• 자반병(출혈성 반점)이 있을 때……324

• 장결핵일 때……325

• 장불통증일 때……326

• 장암일 때……327

• 직장암일 때……327

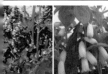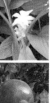

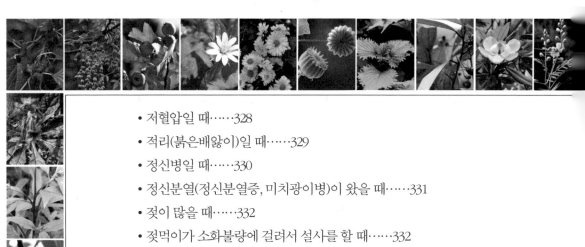

- 저혈압일 때……328
- 적리(붉은배앓이)일 때……329
- 정신병일 때……330
- 정신분열(정신분열증, 미치광이병)이 왔을 때……331
- 젖이 많을 때……332
- 젖먹이가 소화불량에 걸려서 설사를 할 때……332
- 종기가 났을 때……334
- 좌골신경통일 때……336
- 주근깨가 생겼을 때……337
- 주사비(붉은코)일 때……338
- 중풍(뇌졸증, 뇌출혈)……338
- 집진드기에게 물린 데……348
- 지네, 거미, 말, 독벌레에게 물릴 때……348
- 지네에게 물린 데……348
- 쥐, 다람쥐에 물렸을 때……349

차

- 천식일 때……349
- 찬 음식 먹고 체한 데……351
- 초발백내장일 때……351
- 촌백충증일 때……352
- 축농증(상악동염)일 때……352
- 출혈할 때……353
- 충수염(맹장염)일 때……354

카

- 치루가 생겼을 때……356

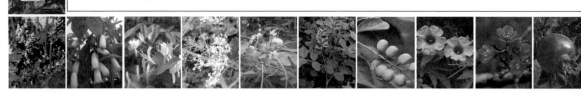

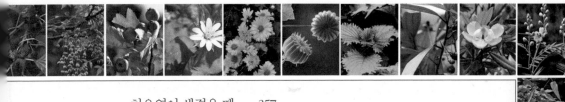

• 치은염이 생겼을 때……357
• 치조농루증(너리증)일 때……358
• 치질이 생겼을 때……359
• 치통(이쏘기)이 있을 때……360
• 치핵이 있을 때……361
• 코 폴리프(비용종)일 때……362
• 코막힘(비색)이 있을 때……363
• 코피가 날 때……363

타

• 타박상을 입었을 때……365
• 탈모증일 때……366
• 탈항일 때……367
• 태독일 때……368
• 토혈이 있을 때……369
• 트라코마(가시눈)일 때……370
• 트리코모나스성 질염일 때……371
• 특발성괴저(피가 돌지 않아 생기는 병)일 때……373
• 티눈이 생겼을 때……374

파

• 파상풍에 걸렸을 때……375
• 편도선염일 때……376
• 편두통이 왔을 때……377
• 폐결핵일 때……378
• 폐기종(폐의 확장으로 인한 호흡곤란)일 때……380
• 폐농양(폐에 고름집이 생긴 것)일 때……381

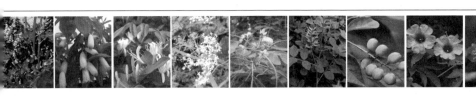

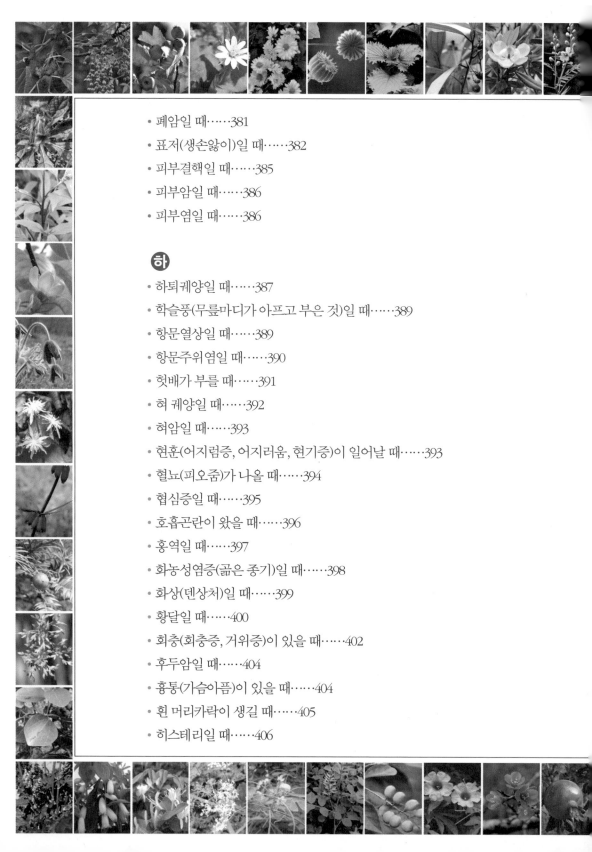

- 폐암일 때······381
- 표저(생손앓이)일 때······382
- 피부결핵일 때······385
- 피부암일 때······386
- 피부염일 때······386

하

- 하퇴궤양일 때······387
- 학슬풍(무릎마디가 아프고 부은 것)일 때······389
- 항문열상일 때······389
- 항문주위염일 때······390
- 헛배가 부를 때······391
- 혀 궤양일 때······392
- 혀암일 때······393
- 현훈(어지럼증, 어지러움, 현기증)이 일어날 때······393
- 혈뇨(피오줌)가 나올 때······394
- 협심증일 때······395
- 호흡곤란이 왔을 때······396
- 홍역일 때······397
- 화농성염증(곪은 종기)일 때······398
- 화상(덴상처)일 때······399
- 황달일 때······400
- 회충(회충증, 거위증)이 있을 때······402
- 후두암일 때······404
- 흉통(가슴아픔)이 있을 때······404
- 흰 머리카락이 생길 때······405
- 히스테리일 때······406

약초의 채집은 어떻게 할까?

약초의 채집 방법은?

동약에는 식물성 약물이 많으므로 채취 계절, 채취 방법 및 약으로 쓰이는 부분에 따라 그 효능도 같지 않다. 만약 채취 시기가 되지 않았거나 지난 다음에 채집하였거나 채취 방법이 달랐다면 약성에 영향이 있다. 그러므로 채집의 계절과 방법은 대단히 중요하다.

식물의 뿌리

초봄이나 늦은 가을에 채취하여야 하는데 그것은 움이 트기 전이나 이미 마른 것은 정기가 뿌리에 축적되어 약 효력이 더 많기 때문이다. 백출, 당귀, 우슬, 지유, 목단피 등이 이에 속한다.

줄기와 잎

성장이 가장 왕성한 때 채집하여야 한다. 박하, 소엽 등이다.

꽃류

보통 개화 초기에 뜯어야 한다. 국화, 금은화 등이 이에 속한다.

과실

어떤 것은 성숙 초기에, 어떤 것은 충분히 성숙된 후에 채집하는데 전자는 지실, 청피 등이고 후자는 과루, 산사육 등이 있다.

종자, 씨

반드시 다 여문 후에 뜯는데, 충울자, 행인 등이다.

수지류

기후와 밀접한 관계가 있는데 송진은 6월 경에 몹시 덥고 건조한 때 채집하고 유향은 2~3월에 따뜻하고 건조한 때 채집한다.

동물

동물성 약물의 채집에도 일정한 시기가 있다. 녹용은 청명 후 45~60일 사이에 채취하여야 하는데 그것은 이때 혈액이 왕성하므로 효과가 매우 현저하기 때문이다. 만약 하지가 지나면 혈액이 마르므로 효력이 약하게 된다.

곤충류

일정한 채취 계절이 있는데 상표초(당랑의 알) 같은 것은 3월 중에 채집하여야 한다. 만약 시기를 놓치면 성충이 된다.

이상 말한 일반적인 문제는 사실과 꼭 부합 되지는 않는다. 그것은 계절이 늦고 빠르고 하는 기후의 변화가 모두 식물의 성장에 영향을 주기 때문에 반드시 그때 당시의 실정에 맞게 하여야 한다. 특히 식물성 약물 채집에는 시기와 방법 등에 주의를 요한다.

약초약재의 자르기와 짓찧기

약초약재 자르기

일반적으로 약재를 얇게 자를수록 유효성분이 잘 추출되고 좋다. 그러나 약재를 자르는 규격은 약재의 구조 및 유효성분의 물리화학적 성질에 따라 다르다. 약재의 질이 단단한 뿌리, 뿌리줄기, 열매 약재는 1~2mm 정도의 얇은 조각으로 자르고 유효성분이 잘 추출되거나 얇게 자르면 부서지기 쉬운 약재는 3~5mm의 두께로 자른다. 껍질약재, 잎약재는 2~4mm의 너비로 자르고 옹근풀, 가는 가지, 가는 뿌리 약재는 5~10mm의 길이로 자른다. 인삼, 감초, 도라지, 만삼, 단너삼, 더덕 등 일부 뿌리 약재는 습관상 길이 방향에서 45° 정도 빗겨 자른다.

약재를 자르기 위하여서는 누기를 주어야 한다. 약재에 누기를 주기 위하여 우선 약재를 물에 30분 ~1시간, 질이 특별히 굳은 약재는 1~3일간 담근다. 약재를 물에 담그는 시간은 될수록 짧게 하여 유효성분을 잃지 않도록 한다. 물에 담갔다가 꺼낸 약재를 용기에 넣고 젖은 천이나 마대로 덮어 누기를 준다. 이때 약재의 겉층에 흡수된 물기는 전체 약재에 고루 스미게 된다. 누기를 줄 때는 자주 물을 뿌려주어 약재가 마르지 않게 하여야 하는데, 이때 뿌려주는 물로는 약재를 담갔던 물이 좋다. 누기주는 시간은 개별약재에 따라 다른데 약재를 잘라 보았을 때 속까지 젖고 질이 유연해지는 정도까지 되면 된다. 약재를 물에 담그거나 누기를 줄 때 약재에 곰팡이가 끼지 않게 하기 위하여 서늘한 곳에서 하며, 누기를 준 다음에는 곧 자르고 자른 약재는 바로 말려야 한다. 이때 말리는 방법은 산지가공 때에 말리는 방법대로 한다.

약초약재 짓찧기

광물성약재, 동물의 뼈, 조개껍질 등은 질이 굳으므로 자르지 않고 짓찧어 직경 2~3mm정도의 알갱이가 되도록 한다. 약재를 자르는데 노력이 많이 든다. 그러므로 질이 굳고 잘 깨지는 뿌리줄기, 덩이줄기, 덩이뿌리, 열매, 씨 약재를 짓찧어 채로 치는 식으로 하여 일정한 크기의 알갱이를 얻어야 한다. 씨약재는 그 알갱이가 작은 것이라도 찧어서 껍질을 제거해야 유효성분이 잘 추출된다.

일부 약재는 조제 또는 제제하기 위하여 가루내야 하는 것이 있다. 약재를 가루내기 위하여서는 우선 약재를 자르거나 찧어서 작은 조각으로 만들고 절구나 기계를 이용하여 가루낸 다음 일정한 규격의 채로 친다. 물에 풀리지 않는 광물약재를 매우 보드라운 가루로 만들 때는 수비법을 쓰기도 한다. 이 방법은 약재를 약갈이에 넣어 약공이로 보드랍게 갈고 여기에 적은 양의 물을 넣고서 계속 갈아 풀같은 상태로 되게 한 다음 물을 더 넣고 저어서 현탁액을 만들어 다른 그릇에 따라 일정한 시간 놓아두었다가 밑에 가라앉은 매우 보드라운 가루를 얻는 방법이다.

약초의 저장 방법은 무엇일까?

채집한 약물은 그의 성능을 보존하기 위하여 습기와 곰팡이가 슬거나 벌레 먹고 변색하는 등의 변화를 방지하도록 잘 저장하여야 한다. 이 중에서도 특히 주의할 것은 습기와 벌레이다.

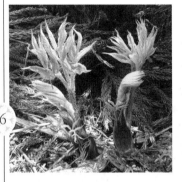

일반적으로 약재를 저장하거나 쌓아두는 곳은 높고 건조하고 공기가 잘 통하여야 한다. 동시에 벌레를 잘 방지하여야 한다. 대부분의 약물은 햇볕에 말렸다 하여도 습기와 충해를 받기 쉽기 때문에 바닥에 석회를 깐 항아리 속에 넣어서 봉하여 둔다. 성미가 방향성이 발산하기 쉬운 사향, 용뇌, 육계 등의 약은 유리병 같은 데 넣고 밀폐하여 기미가 발산되지 않도록 해야 한다. 만약 기미가 발산되면 약의 효능이 감소된다.

만일 습기가 있거나 좀벌레를 발견하면 제때에 처리하고 충해가 나타나면 만연을 방지하도록 즉시 대책을 강구하여야 한다. 제충하는 방법은 일반적으로 방향성 약물 외에는 모두 불에 말리거나 유황을 피워 기운을 쏘인다.

어떤 약은 햇볕에 쪼여도 나쁘고 말리는 것도 좋지 않은데 그때는 성질에 따라 적당히 보관한다. 예를 들면 백복령 같은 것은 햇볕에 말려도 안 되고 습기를 받아도 좋지 못하므로 어둡고 건조한 곳에 보관하며 골쇄보는 그늘지고 습한 곳에 보관한다. 또한 생지황, 지골피 등은 모래땅 속에 파묻어 두고 생석창포 같은 것은 모래자갈밭에 심어 둔다.

약재복용 방법과 금기사항은 무엇일까?

약재복용 방법

약재를 복용하여 제대로 효과를 보려면 용법에 맞도록 올바로 복용하여야 한
다. 처방되는 약재에 따라 특별하게 주의를 해야 하는 경우가 많겠지만 일반
적인 사항에 대하여 언급하면 다음과 같다.

약재복용 시간

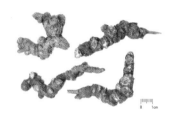

동의 문헌에 병이 가슴 위에 있을 때에는 식후에 약을 먹고
병이 복부 이하에 있을 때에는 이른 아침 공복에 먹
고 병이 골수(병이 깊으면서 오랜 것)에 있을 때에는
식사 후 밤에 먹는 것이 좋다고 하였다. 그러나
일반적으로 보하는 약들은 식전에 먹으며 상충
약과 사하약은 공복 시에 먹고 기타는 대체로 식
후에 먹는 것이 좋다. 병에 따라 약 먹는 시간을
따로 정할 때도 있다. 학질은 발작하기 몇 시간 전에
약을 먹는다.

약재복용법

일반적으로 하루 2~3번 먹는다. 탕제는 대부분 덥게 하면서 먹는데, 특수한
경우에는 차게 먹는다. 예를 들면 진한 가열증에 열약을 받지 않을 때 또는 성
질이 몹시 더운약은 차게 먹는다. 구토할 때에는 조금씩 여러 번 먹는다.

약재복용의 금기사항

약재를 복용하면서 지켜야 할 금기사항에는 배합금기, 음식금기, 임신부금기

등이 있다. 이들 금기사항을 지켜 복용하지 않으면 약효를 제대로 볼 수 없을 뿐 아니라 때로는 크게 해를 입을 수 있으므로 기본적인 금기사항은 반드시 유념하도록 한다.

임신 중 금기약

임신 중에는 특히 약물 금기에 주의하여야 하는데, 어떤 약은 유산을 일으킬 수 있기 때문이다. 그런데 이런 약 중에도 임부와 태아에 대한 위험성이 같지 않으므로 절대적으로 쓰지 못하는 것과 삼가 쓰는 경우가 있다.

쓰지 못하는 약은 대다수가 독성이 비교적 강하거나 약성이 맹렬한 것 들이 며, 삼가 쓰는 약은 통경작용과 어혈을 제거하며 행기파체行氣破滯하거나 신열 辛熱, 활리滑利하는 약들이다. 특히 아래의 약재들은 임산부들이 금해야 할 대 표적인 약재들로 독성이 세거나 설사작용이 강한 약, 혹은 자궁수축 작용이 강한 약들이다.

임신 중 식물성 금기약

오두, 부자, 천남성, 끼무릇, 파두, 팥꽃나무꽃, 박새뿌리, 버들옷, 쇠무릎풀, 주엽나무열매, 나팔꽃씨, 후박, 복숭아씨, 모란뿌리껍질, 매자기, 잇꽃, 용뇌, 아욱씨, 봉출, 마늘 등

임신 중 광물성 금기약

신석, 석웅황, 자황, 수은, 망초, 유황 등

임신 중 동물성 금기약

가뢰, 지네, 우황, 사향 등

복용 중 금해야 할 음식은 무엇일까?

복약하는 기간에는 음식물의 성미가 약성과 상반되면 해가 되므로 이를 금하는 것을 복약금기라 한다. 예를 들면 온중거한하는 약을 쓸 때에는 생것과 찬 것을 먹지 말 것이며 비위를 건전하게 하며 소화를 돕는 약을 먹을 때에는 지방류와 비린 것 등 소화가 잘 되지 않는 음식을 먹지 말아야 하며 진정제를 쓸 때에는 자극성 음식을 먹지 말아야 한다. 또 박하에는 자라고기를 먹지 말며, 복령에는 초를 먹지 말고, 닭고기에는 황납을 먹지 말고, 청밀에는 파를 먹지 말라고 하였다.

또한 삽주, 흰삽주를 쓸 때 복숭아, 참새고기, 고수, 마늘등은 금기이며, 산련풀, 도라지를 쓸 때 돼지고기를 먹지말며, 끼무릇, 창포를 쓸 때 엿, 양고기를 먹지 말라고 언급되어 있다. 이렇게 지적되어 있는 것 외에 일반적으로 금해야할 음식들의 성미는 다음과 같다.

약재의 배합금기

두 가지 이상의 약재를 서로 배합하면 약재의 독성이 강해지거나 심한 부작용을 나타내는 경우가 있으므로 이를 금하고 있는데, 〈의방유취〉〈동의보감〉〈방약합편〉〈의종손익〉 등 옛 책에 언급된 배합을 금하는 약재 중 대표적인 것을 들면 다음과 같다.

약재의 독성이 강해져서 배합이 금기되는 약초약재

- 끼무릇, 하눌타리열매, 패모, 백급 ···▶ 오두
- 듬북, 버들옺, 팥꽃나무꽃, 감수 ···▶ 감초
- 함박꽃, 단삼, 인삼, 너삼, 현삼, 더덕, 족두리풀 뿌리 ···▶ 박새뿌리
- 오두 ···▶ 가위톱, 무소뿔

- 석결명 ⋯⟶ 운모
- 유황, 삼릉 ⋯⟶ 망초
- 인삼 ⋯⟶ 오령지
- 수은 ⋯⟶ 비상
- 파두 ⋯⟶ 나팔꽃씨
- 정향 ⋯⟶ 울금
- 육계 ⋯⟶ 적석지
- 박새뿌리 ⋯⟶ 술
- 파, 부추 ⋯⟶ 꿀

약재의 약성이 약해져서 배합이 금기되는 약초약재

- 오독도기 ⋯⟶ 밀타승
- 솔뿌리혹 ⋯⟶ 식초
- 고슴도치껍질 ⋯⟶ 도라지, 맥문동
- 생강 ⋯⟶ 속썩은풀

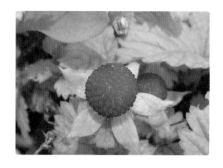

약초약재의 감별과 해독하는 방법

약재의 독초, 약초 감별상식

생약재를 채집할 때 대개 독초는 걸쭉한 액즙이 나오는데, 그 액즙을 연한 피부(겨드랑이, 목, 허벅지, 사타구니, 팔꿈치 안쪽 등)에 발라 보면 독초일 경우 살갗에 반응이 생기는 것을 볼 수 있다.

심하게 가렵거나 따갑고 통증이 있으며, 피부 밖으로 포진, 종기와 비슷한 것이 돋아나게 된다.

살갗에 반응이 없을 때는 혀끝에 발라 본다.

독초일 경우 혀끝을 톡 쏘거나 매우 민감한 반응이 온다.

아리한 맛, 화끈거림, 고약한 냄새, 또는 입 속이 헤질 수도 있다. 이때는 즙액을 삼키지 말고 뱉은 후 즉시 맑은 물로 씻어낸다

단맛이 나더라도 단맛 속에 아린 맛이 느껴지는 것은 독이 있는 약초다.(반드시 법제를 거친 후에 복용해야 한다)

독초 잎이나 줄기, 뿌리에 중독되었을 때의 해독법

생 칡뿌리 즙을 내어 한 번에 200cc 정도씩 여러 번 마셔준다.

생강즙을 마신다.

까맣게 태운 보리 가루를 물에 끓여 마신다.

검은 콩 2돈, 감초 1돈을 물에 달여 마신다.

미음에 볶은 소금을 타서 여러 번 먹어준다. 미음 한 사발에 볶은 소금을 밥숟가락으로 3술 정도(죽염이 있으면 더욱 효과적) 넣어서 먹는다.

계란 노른자를 한 번에 15개 정도 먹는다.

독초 잎, 열매 등을 먹고 중독되었을 때 해독법

찔레 열매나 장미 열매를 한 홉의 물에 달여 마신 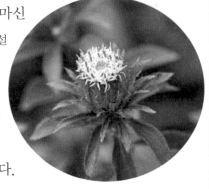 다.(물 한 되에 넣어 반 되가 되도록 달여 단번에 마시면 설 사를 한 후에 곧 해독 된다)

한약재 육계 한 냥 정도를 물 한 되에 넣고 달여 물이 반으로 줄면 여러 번 나누어 마신다. 5~6 회 반복해서 마셔주면 대부분 해독이 된다.

감초, 생강을 등분하여 물에 달여 수시로 마셔준다.

버섯 종류에 중독되었을 때 해독법

연잎을 날 것으로 깨끗이 물에 씻어 씹어서 삼킨다.(연잎 생즙도 좋다)

생 연잎이 없을 경우 마른 연잎을 물에 달여 자주 마셔준다.

소금을 불에 볶아 참기름에 타서 몇 차례 먹게 되면 해독 된다.

약초약재의 손질과 법제하는 방법

어떤 약은 독이 있거나 성질이 극렬하여 직접 복용할 수 없고 어떤 약은 쉽게 변질하여 오래 저장할 수 없으며 또 어떤 것은 잡질과 어떤 부분을 제거한 후에 사용하여야 하는 것들이 있다. 또한 동일한 약물이라 하여도 생제와 숙제는 성질이 같지 않거나 작용에 차이가 있다. 그러므로 이런 약물은 반드시 가공처리를 하여야 하는데 이것을 법제라고 한다.

법제의 중요 의의를 다음의 몇가지로 볼 수 있다.
약의 독성을 감소 혹은 제거케 한다.
예를 들면 반하는 생것을 쓰면 인후를 지극하여 중독을 일으키기 때문에 법제한 것을 써야 하고 파두는 약성이 맹렬하여 심한 설사를 일으키므로 반드시 기름을 빼서 그의 독성을 약화시킨 후에 써야 한다.

약의 성능을 적당히 변화시켜 치료 효과를 완화 또는 촉진케 한다.
예를 들면 지황은 생것을 쓰면 성질이 차서 혈열한 것을 식히고 숙지황을 만들면 미온하고 보신, 보혈한다. 또 포황은 생것을 쓰면 혈액 순환을 이롭게 하며 어혈을 제거하고 태워 쓰면 지혈작용이 있다.
잡질을 제거새서 약을 순수케 한다. 제제, 복용, 저장에 편리케 한다.

불순물 없애기
약재를 산지 가공할 때 불순물을 없애기는 하였으나 약을 조제 또는 제제하기 전에 다시한번 불순물을 없애야 한다. 불순물을 없애기 위하여 풍기, 자석 등을 쓴다. 자석은 광물성약재에서 철분은 없애기 위하여 쓴다. 약재에 붙어있는 불순물을 없애기 위하여서는 물로 깨끗이 씻어 말린다. 약재에 붙어있는 동식물의 다른 기관 또는 조직을 없애는 경우도 있다. 예를 들면 뿌리 꼭지를 잘라 버리는 것, 없애 버리는 것, 나무질부를 뽑아 버리는 것, 껍질을 벗겨 버리는 것, 씨를 제거하는 것, 곤충의 대가리, 날개, 다리를 떼어 버리는 것 등이다.

약초약재로 달임약 만드는 방법

한 가지 또는 몇 가지 약재를 물 또는 드물게는 술, 식초 등에 넣고 약탕관으로 일정한 시간 끓여 짜서 거른 물약 또는 일정한 정도로 졸인 물약을 말한다. 이것을 탕제라고 한다.

달임약은 가루약이나 알약보다 약의 효력이 빨리 나타나기 때문에 효과적이다. 그러나 약재가 많이 들고 보관이 불편하며 가지고 다니면서 먹기가 불편하다.

약초약재 손질

약을 달일 때에는 우선 약재의 성분들이 잘 우러나도록 얇게 또는 잘 게 썰어야 한다.

약초약재 달림 그릇

약을 달이는 그릇은 반드시 약탕관에 달이는 것을 원칙으로 하며 법랑그릇, 늪그릇에 달여도 된다.

약초약재 물의 양

약을 달일 때에는 약의 양과 물의 양, 달이는 시간을 옳게 정하는 것이 중요하다. 달임약의 성질에 따라 물의 양과 시간이 달라지는데, 보통 물양은 약재 위로 3~5cm 정도 올라오게 약탕관에 물을 붓고 달인다. (약 한첩에 150~300㎖ 정도). 약 달이기 전에 달임약을 미지근한 물에 1~2시간 정도 담가 두었다가 끓이는 것이 좋다.

약초약재달이는시간

보약은 약한 불에서 끓기 시작하여 1~2시간, 일반약재는 좀 센 불에서 끓기 시작하여 30분~1시간, 땀내는 약재는 15분~30분 동안 달여서 식기 전에 짜서 거른다. 그러면 보통 100~150㎖ 정도 되는데 이것은 한번에 먹는 양이 된다.

약초약재재탕법

모든 달임재는 재탕하는 것을 원칙으로 하는데 하루분을 한 첩씩 각각 물에 달여 먹고 두 첩분의 약 찌꺼기를 합쳐 다시 달여 한번에 먹거나, 각각 한 첩씩 달여 짜 거른 약과 두 첩분의 약 찌꺼기를 다시 달여 짜 거른 약을 합쳐 세 번에 나누어 먹는다. 또는 하루분의 약을 한번에 달여 짜 거른 약과 그 찌꺼기를 다시 달여 짜 거른 약을 합쳐 세 번에 나누어 먹기도 한다.

약재의 특성

약을 달일 때 약재의 특성에 따라 함께 달여야 할 약이 있고 따로 달여야 할 약이 있다. 즉 함께 달여야 할 약들 가운데 동물성 및 광물성 약재는 30분~1시간 정도 먼저 달이다가 다른 약재를 넣고 달인다. 또한 새삼씨와 같이 질이 굳은 약재는 짓찧어 달이거나 다른 약재보다 오래 달인다.

방향성 약재나 질이 연한 약재

마황, 육두구, 구릿대, 목향, 소회향, 노야기, 곽향, 형개, 박하 같은 약재들은 다른 약재를 달이다가 짜기 5~10분 전에 넣어 달인다.

귀중한 약재나 가루낸 약재

우황, 주사, 녹용 등이나 패모, 인삼 등의 약재들을 가루낸 것을 달임약과 같이 쓰려고 할 때에는 함께 달이지 않고 약을 달인 물에 타서 먹는다.

잘 풀리는 약재

녹각교나 남생이배딱지, 자라등딱지로 만든 갖풀, 망초 등은 약 달인 물에 풀어서 먹는다.

어떤 달임약은 끓기 시작해서부터 2시간 정도 달인 다음 물을 짜내고 다시 물을 부어 끓여 짜낸 약물을 합쳐 다시 걸쭉해질 정도록 졸여서 먹는 것도 있다.

상극이 되는 음식물 해독방법

중독자는 우선 토하게 하고 위를 세척하는 것이 상책이다. 그 다음에 해독요법을 쓰는데 무슨 음식이나 약물에 중독되었을 때는 무조건 검은콩을 한 줌 푹 삶아 그 국물을 마시게 하거나 검은콩과 감초를 같은 비율로 섞어 삶아 그 물을 마시게 한다. 또는 최상의 해독제인 마른 명태(북어) 서너 마리를 두들겨 물에 푹 고아 소금간을 하지 않고 마시게 한다.

- 굴과 털게를 먹고 종기가 생긴 데 …… 마늘즙
- 고구마와 석류를 먹고 식중독이 생긴 데 …… 부추즙
- 뱀장어와 식초를 먹고 식중독이 생긴 데 …… 검은콩과 감초를 함께 달여 먹는다.
- 우유와 신음식을 먹고 뱃속에 어리가 생긴 데 …… 녹두
- 미나리와 닭고기를 먹고 식중독이 생긴 데 …… 올리브즙
- 꿀과 붕어, 뱀장어와 소간을 함께 먹고 생긴 식중독 …… 검은콩과 감초 달인 물을 마신다.
- 개고기와 마늘을 먹고 혈액병이 생긴 데 …… 모유에 콩국을 섞어 마신다.
- 우렁이와 조개를 먹고 식중독이 생긴 데 …… 고수풀을 달여 마신다.
- 우렁이와 국수를 같이 먹고 구토와 복통이 생긴 데 …… 녹두
- 돼지고기와 감을 먹고 식중독이 생긴 데 …… 녹두
- 시금치와 우유를 먹고 식중독이 생긴 데 …… 녹두

- 돼지고기와 우렁이를 먹고 눈썹이 빠지면 …… 녹두
- 복어독 …… 우선 참기름, 들기름을 멱여 토하게 한다.
- 모든 생선이나 게 어류에 중독되면 …… 동과즙을 내어 마시거나 마늘즙, 검은콩 삶은 물 또는 귤 껍질을 달여 마신다.
- 모든 채소 독 …… 칡뿌리즙
- 모든 해초류 독 …… 양조식초를 뜨겁게 데워 마신다.
- 비상 독 …… 녹두를 갈아 마신다.
- 독버섯 중독 …… 박하잎을 찧어 물에 타 마신다.
- 천초(조피나무)중독 …… 계피나무를 달여 마신다.
- 고련(소태나무 껍질) 중독 …… 흰죽을 끓여 식혀 천천히 오래도록 먹는다.
- 명아주독 …… 파뿌리를 삶아 그 물을 마신다.
- 파두독 …… 검은콩이나 칡뿌리를 달여 마신다.
- 초오, 천오, 천웅, 부자 등의 중독 …… 검은콩 삶은 물이나 북어국
- 반묘독(곤충의 일종으로 한약재) …… 검은콩과 감초 달인 물
- 유황독 …… 삶은 돼지고기나 마른 명태 세 마리를 끓인 국물을 마신다.
- 석웅황(한약재)독 …… 방기를 달여 마신다.
- 수은 독 …… 돼지비계, 북어국, 검은콩 삶은 물을 마신다.
- 독한 소주를 지나치게 마시고 중독이 된 데 …… 칡뿌리 즙이나 오이 즙을 계속 마신다.

조금만 먹어야 할 약초약재

아래에 소개되어 있는 음식들과 나타날 수 있는 병증은 지나치게 많이 먹을 경우에 이러한 현상이 나타날 수 있다.

- 생연육, 푸른 심이 있는 것 (곽란이 일어나기 쉽다)

- 마름 (장이 냉해지고 비장을 상한다)
- 앵두 (풍열을 발생한다)
- 매실 (이(치아)를 상하고 힘줄을 상한다)
- 귤과 유자 신 것 (담이 생긴다. 그러나 단 것은 폐를 윤택케 한다)
- 양매, 복숭아, 살구 (근골을 상한다)
- 살구씨 (눈이 어둡고 털이 빠진다)
- 오얏 (위장에 탈이 생기고 무기력해져 소화가 잘 안된다)
- 복숭아 (열이 있어 살결이 진무르고 헐며 종기가 생긴다)
- 석류 (폐를 상하게 되고 이를 상하게 한다)
- 능금 (열이 생겨 맥을 정지 시킨다)
- 비파 (담열이 생겨 비장을 상한다)
- 은행 (기운이 막히고 복창증이 생긴다)
- 호도 (풍담이 동하여 눈썹과 털이 빠진다)
- 대추 (이를 상한다)
- 밤 (생 것은 소화되기 어렵고 익은 것은 기운이 체한다)
- 수박 (비장을 상하고 습을 돕는다)
- 부추 (정신이 혼탁하고 눈이 침침하다)
- 마늘 (간장을 상하고 양기를 위축시킨다)
- 시금치 (대, 소장을 냉하게 한다)
- 상치 (눈에 해롭다)
- 날무 (피가 새고 털이 쉽게 희게 된다)
- 돼지뇌 (양기를 손상시킨다)
- 돼지고기 (바람을 동하는 데 돼지 입은 더욱 심하다)
- 돼지, 양, 닭, 거위 등의 피 (약간의 독성이 있기 때문에 소화장애를 일으키고 몸 속에 냉이 생겨 여러 가지 질병이 생긴다)
- 거위고기 (곽란이나 고질을 일으킨다)

- 오리알 (냉이 생긴다)
- 붕어 (봄에는 머리에 벌레가 생기므로 먹지 못한다)
- 드렁허리 (곽란을 일으킨다)
- 동과(동아) (황달을 일으킨다)
- 잉어 (바람과 열을 발하니 중병 후에는 먹지 못한다)

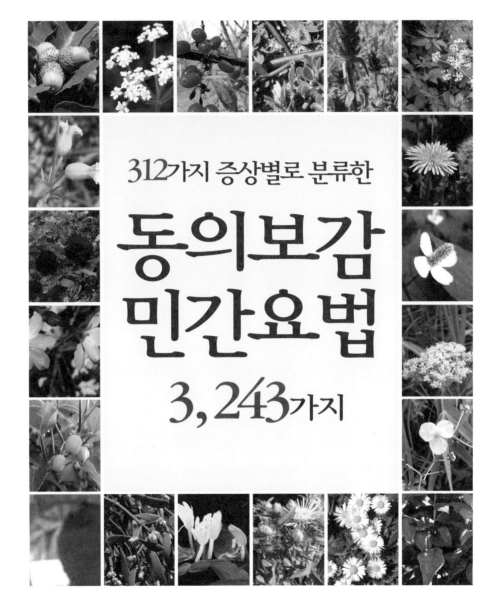

312가지 증상별로 분류한

동의보감
민간요법

3,243가지

가래(담, 담음)가 있을 때

가래는 울대에 이르는 사이에서 생기는 점액성 분비물인데 기침을 할 때 뱉어진다. 보통 가래의 색을 보고 병을 짐작한다. 피가래는 피가 점 또는 실 모양으로 섞이는 것으로부터 새빨간 피가 나오는 각혈에 이르기까지 여러 가지가 있다.

치료하는 방법과 약초

【도라지(길경)】 20~30g을 물에 달여 하루 3번에 나누어 끼니 뒤에 먹는다.

【흰겨자(백겨자)】 가루 내어 한번에 2~3g씩 하루 2~3번 끼니 뒤에 더운물에 타서 먹는다. 또는 가루 내어 졸인 꿀로 반죽해서 한번에 15~20알씩 하루 2~3번 끼니 뒤에 더운물로 먹는다.

【천남성, 바꽃】 각각 같은 양을 가루 내어 생강즙에 갠 것을 엷은 천에 발라 멍울이 진 곳에 붙인다. 하루 1~2번씩 갈아 붙인다.

【자리공, 생천남성】 각각 같은 양을 짓찧어 엷은 천에 발라 멍울진 곳에 붙인다. 하루 1~2번씩 갈아댄다.

【곶감, 패모】 곶감의 속씨를 파내고 그 안에 패모 가루 4g을 넣고 쪄서 한 번에 먹는다. 하루에 2번씩 먹으면 더 좋다.

【배, 마황】 배속을 파내고 그 안에 마황가루를 채워 넣은 다음 쪄서 마황을 버리고 배를 먹는다.

【뽕나무뿌리껍질(상백피)】 꿀을 발라 구워서 하루에 30~40g씩 물에 달여 2~3번에 나누어 먹는다.

【나리(백합), 구기자】 10:4의 비율로 보드랍게 가루 내어 꿀로 알약을 만들어 한번에 5~8g씩 하루 3번 먹는다.

【패모】 패모 200g을 연한 소금물에 2~3일 동안 담갔다가 건져내어 햇빛에 말려 가루 낸다. 이것을 한번에 6g씩 하루 3번 더운물에 타서 아무 때나 먹는다. 매번 설탕가루 5g을 넣어 먹으면 더욱 좋다.

【산수유, 감초】 산수유 12g, 감초 6g을 물에 달여 하루 2번에 나누어 끼니 사이에 먹는다.

【길짱구씨(차전자), 강냉이수염】 길짱구씨 10g, 강냉이수염 50g을 물에 달여 하루 2번에 나누어 빈속에 먹는다.

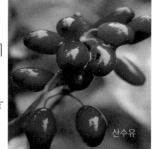

산수유

【귤껍질, 끼무릇(반하)】 귤껍질 80g, 끼무릇(백반 물에 삶아 말린 것) 80g을 거칠게 가루 내어 한번에 12g씩 생강 3쪽을 넣고 물에 달여 하루 3번에 나누어 덥게 하여 아무 때나 먹는다.

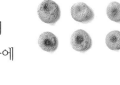

【전호】 잘게 썰어서 한번에 12g씩 하루 2~3번 물에 달여 끼니 사이에 먹는다. 가루 내어 한번에 4~6g씩 하루 2~3번 찬물에 타서 끼니 사이에 먹어도 된다.

【곰보배추】 신선한 곰보배추 80g에 물 한 되를 붓고 물이 3분지 1이 되게 달여서 하루 2~3번에 나누어 마신다. 겨울철에 채취한 것이 효과가 더 좋으나 여름철에 꽃이 핀 것을 써도 효과가 괜찮다. 생즙을 내어 마시면 효과가 더욱 좋다.

【꽃다지씨(정력자)】 꽃다지씨를 가루 내어 졸인꿀로 반죽해 0.3g 되게 알약을 만든다. 이것을 대추를 진하게 달인 물로 한번에 20~30 알씩 하루 2~3번 끼니 사이에 먹는다. 가루 내어 한번에 3~4g씩 하루 2~3번 더운물로 끼니 사이에 먹어도 된다.

【길짱구잎(차전초)】 짓찧어낸 즙 15~20ml에 소금 2~3g을 넣고 고루 저어 하루 2번에 나누어 끼니 사이에 먹는다.

【아카시아나무껍질】 껍질 또는 속껍질 잘게 썬 것 30g에 물 100ml를 두고 70ml가 되게 달여서 하루 3번에 나누어 먹는다. 또한 아카시아 씨를 말려 가루 내어 한번에 0.3g씩 하루 3번 더운 물에 타서 먹는다.

【귤껍질】 가루 내어 한번에 2~4g씩 물에 달여서 하루 2-3번 끼니 사이에 먹는다.

【하눌타리씨(과루인)】 한번에 15~20g을 물에 달여서 꿀이나 설탕을 타서 하루 3번 먹는다.

【은행씨】 6~12g을 물에 달여 하루 3번에 나누어 먹는다. 또는 보드랍게 가루 내어 먹어도 된다.

【살구씨(행인), 참배】 살구씨 10개, 참배 2개를 잘 짓찧어 짜낸 즙에 꿀 적당량을 넣어 섞어서 한 번에 한 숟가락씩 하루 3번 먹는다.

【관동꽃, 개미취】 각각 12g을 물에 달여서 하루 3번에 나누어 먹는다.

【사포솔】 감기, 기관지폐염 등으로 기침이 나고 가래가 끓을 때 쓰면 좋다.

【끼무릇(반하), 천남성, 백반】 끼무릇 120g, 천남성 80g을 식초를 탄 물에 삶아 건져내어 햇빛에 말린다. 여기에 백반(구운 것) 40g을 더 넣고 함께 가루 내어 쌀풀로 반

죽해서 0.15g 되게 알약을 만든다. 이것을 한번에 20알씩 하루 3번 생강 달인 물로 아무 때나 먹는다.

【생강, 끼무릇(반하)】 생강 8g, 끼무릇 8g을 물에 달여 하루 2번에 나누어 끼니 사이에 먹는다.

【오수유, 인삼】 오수유(끓는 물에 2~3번 넣었다 꺼낸 것) 200g, 인삼 120g을 거칠게 가루 내어 한번에 16~20g씩 생강 5쪽, 대추 3개와 함께 물에 달여 하루 2~3번 아무 때나 먹는다.

【마늘, 달걀】 마늘 한 개를 삶아 짓찧어 달걀 한 개에 섞어서 한 번에 먹는다.

【흰솔풍령(백봉령), 오수유】 끓는 물에 여러 번 담갔다가 꺼낸 흰솔풍령과 오수유를 같은 양으로 가루 내어 졸인 꿀로 반죽해서 0.3g 되게 알약을 만든다. 이것을 한번에 30알씩 하루 3번 끓인 물 또는 더운 술로 아무 때나 먹는다.

【후박】 40g을 생강즙에 버무려 누렇게 닦아서 가루낸다. 이것을 한번에 8g씩 하루 3번 미음에 타서 아무 때나 먹는다.

【청몽석】 청몽석을 망초와 함께 누런색이 나도록 불에 닦아서 가루 내어 수비한 것을 졸인 꿀에 반죽해서 0.3g 되게 알약을 만든다. 한번에 15~20알씩 하루 2번 더운물로 끼니 사이에 먹는다.

【무씨, 주염열매(조협), 천남성】 시루에 쪄서 백반 6g과 함께 하룻밤 담가두었다가 건져내어 햇빛에 말린 무씨 40g을 모두 가루 내어 졸인 꿀로 반죽해서 10~15g 되게 알약을 만든다. 한 번에 한 알씩 하루 1~2번 생강즙이나 꿀물로 씹어 먹는다.

【나팔꽃씨(견우자), 주염열매(조협)】 나팔꽃씨 160g(절반은 닦은 것), 소젖에 축여 볶은 주염열매 80g을 가루 내어 생강즙으로 쑨 풀로 반죽해서 0.15g 되게 알약을 만든다. 이것을 한번에 20알씩 하루 2~3번 형개 달인 물로 먹는다.

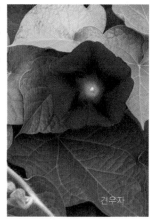
견우자

가슴이 쓰릴 때

가슴 쓰림은 식도와 위가 합하는 부분에 이상이 생겼을 때 일어난다. 밥을 물에 말아 먹거나 공기를 많이 삼켰을 때 담배를 지나치게 피우거나 물고기, 과일 등을 많이 먹었을 때에도 가슴이 쓰리다고 한다.

치료하는 방법과 약초

【바다골뱅이】 골뱅이의 조가비를 가루 내어 가슴이 쓰릴 때마다 먹으면 좋다.

【달걀껍질, 감초】 두 약을 6:1의 비로 섞어서 보드랍게 가루 낸 다음 한번에 3g씩 하루 3번 끼니 뒤에 먹는다.

【소태나무(고목)】 5~10g을 물 200ml에 넣고 달여서 하루 3번에 나누어 먹는다.

【무 물에 깨끗이 씻은 다음 껍질째로 강판에 갈아 간장을 쳐서 끼니 전에 먹는다.

【약쑥(애엽)】 신선한 것 15~16g을 잘 짓찧어 물 100ml에 담가 즙을 내어 한번에 30ml씩 하루 3번 끼니 전에 먹는다.

【참깨, 소금】 참깨와 소금을 같이 볶아서 섞은 것을 끼니때마다 밥에 쳐서 먹는다. 또는 끓는 물에 타서 마신다.

각기병으로 비타민B1 부족할 때

증상은 병의 경과에 따라 다르게 나타나는데 초기에는 다리가 무겁고 힘이 없으며 저리거나 지각이 좀 둔해지고 다리가 붓거나 여윈다. 병이 더 진행되면 머리가 아프고 가슴이 두근거리면서 답답하며 입맛이 없고 비장근 부위가 아프며 숨이 차고 말을 제대로 하지 못한다.

치료하는 방법과 약초

【우렁이】 각기병으로 다리가 부은 데는 우렁이를 곱게 짓찧어 장단지에 발라주면 냉기가 아래로 밀려가며 마침내 다리의 부기가 내린다.

【감초, 검은콩】 차잔 하나의 검은콩에 감초 11.3g을 섞어 진하게 달여 수시로 마신

다.

【진피, 행인】 각기병으로 가슴이 뛰는 증세에는 진피 600g과 행인 300g을 가루 내어 꿀로 반죽한 다음 오동나무열매 크기로 알약을 만들어 매일 식전에 30알 씩 미음으로 먹으면 효과가 좋다.

【황기】 황기 25g을 물로 달여서 하루 2번 먹는다.

【산양의 뿔】 각기병으로 가슴이 치미는 데는 산양의 뿔에 두껍게 진흙을 발라 불 속에 넣어 진흙이 붉게 되면 꺼내서 진흙을 버리고 뿔만 곱게 가루 내어 더운 술 로 개어 환부에 바르고 헝겊으로 덮어 땀이 나게 한다.

【봉선화 잎, 구기자 잎】 각기병으로 다리와 발목이 벌겋게 부어 난데는 봉선화 잎, 구기자 잎 각각 같은 양을 물로 달여서 더운 것으로 환부를 찜질하거나 생것을 짓찧어 찜질한다.

【가죽나무껍질(저근백피)】 잘게 썬 것 20~30g을 달인 물에 쌀 150g을 넣고 죽을 쑤 어 하루 2~3번에 나누어 먹는다.

【버드나무뿌리껍질】 잘게 썬 것 1.5kg을 술에 담그었다가 물에 달여서 하루 2~3번 에 나누어 끼니 뒤에 먹는다.

【바꽃】 짓찧어서 밀가루를 섞은 다음 술로 반죽해서 아픈 곳에 붙인다.

【쇠무릎(우슬)】 쇠무릎 100g, 좁쌀 250g을 두시즙에 넣고 죽을 쑨 데다 오미자를 조금 넣는다. 이것을 빈속에 2번에 나누어 먹는다.

【팥, 다시마】 팥에 다시마를 약간 넣고 삶아서 설탕으로 맛을 내어 국물과 함께 먹는다. 먹는 양은 위를 상하지 않을 정도로 많이 먹도록 한다.

【팥, 대추, 마늘】 붉은팥 160g, 마늘 80g, 대추살 80g을 함께 진하게 달여 2번에 나누어 마신다.

【달팽이가루】 각기로 붓고 가슴이 두근거리는 등의 증세가 있을 때에는 달팽이를 구워서 가루 내어 교낭에 넣어서 한번에 한 개씩 하루 3번 먹는다.

【감수 가루】 감수가루를 물에 개어 다리에 바르며 진한 감초탕으로 이것을 먹는 다.

【오가피, 창출】 오가피, 창출 각각 같은 양을 가루 내어 밀가루로 반죽하여 작은 콩알만큼 알약을 지어 한번에 30~40알씩 하루에 2번 끼니 30분 전에 더운물이

나 국물로 먹는다.

【쌀등겨, 대추】 붉은팥과 쌀등겨 그리고 대추살을 각각 같은 분량으로 섞어서 끓여 국물을 마시고 팥과 대추도 먹는다. 그리고 별도로 등겨를 곱게 가루 내어 한 번에 한 숟가락씩 하루 3번 먹는다.

【율무쌀, 인동】 율무쌀 80g, 인동덩굴과 뿌리 160g을 닭 속에 넣어 푹 고아 닭과 율무를 먹는다.

【엉겅퀴, 차전자】 각기로 인한 부종에 차전자 한 줌(세 손가락으로 한 줌)을 180ml의 물로 반이 되게 달여서 하루에 소주잔 한 잔에 복용한다.

【범뼈(호골), 함박꽃뿌리(백작약)】 범뼈 40g, 함박꽃 뿌리 8g을 술 1l에 담갔다가 걸러서 한번에 50ml씩 하루 2~3번 먹는다.

【두충, 생지황】 두충 120g을 닦아서 가루 내어 물에 달여서 찌꺼기를 짜버린다. 여기에 생지황즙 2홉에 술 2홉을 넣고 달여서 빈속에 하루 2~3번에 나누어 먹는다.

【팥】 2kg을 물 8l에 넣고 삶은 물을 알맞게 덥혀서 발을 담그고 있으면 된다.

【이스라치씨, 율무쌀】 이스라치씨 5g과 율무쌀 150g을 짓찧어 죽을 쑤어 한 번에 먹는다.

【복숭아꽃】 그늘에 말려 가루 내어 한번에 8g씩 더운 술에 타서 먹는다.

【쇠비름】 생즙을 내어 50~100ml씩 먹는다.

【으름덩굴 속대】 으름덩굴 속대 말린 것 40g에 충분히 잠길 만한 양의 물을 넣고 달여서 하루에 두 번, 밥 먹기 30분 전에 한 잔씩 마신다.

【무, 붉은팥】 대가리가 푸르고 살이 굳으면서도 물이 많은 조선무가 약으로 제일 좋다. 무를 삶아 우려낸 물에 손과 발을 씻거나, 또는 목욕을 하면 더욱 좋다.

【오가피나무, 삽주 뿌리, 꿀】 오가피나무뿌리는 10월에 그늘에 말렸다가 쓰며, 줄기는 5~7월에 베어 그늘에 말렸다가 쓴다.

【두더지(언서)】 두더지는 해뜨기 전 새벽에 밭고랑이나 둑 같은 데서 굴을 파면서 먹을 것을 찾을 때 쉽게 잡을 수 있다. 두더지를 잡아서 배를 가르지 않고 통째

로 태워서 가루를 만들어 먹는다. 두세 마리만 먹으면 효과를 본다.

【콩】 잘 여물고 벌레가 먹지 않았으며 알이 굵은 것을 골라서 쓴다. 콩 한 되에 물을 네 사발 정도 넣고 푹 삶아서 물을 줄어들면 다시 두 사발 정도의 물을 더 넣고 반 사발이 되도록 달여서 한 번 또는 두 번에 나누어 마신다. 여러 번 반복 하면 효과가 크다.

【쌀의 씨눈】 각기는 본래 비타민 B의 부족에 의하여 생기는 질병이니만큼 이것이 대량으로 포함되어 있는 쌀의 씨눈을 먹도록 한다. 또는 등겨를 끓여서 차 대신 에 복용한다.

【구운 사과】 화로의 석쇠 위에 사과를 얹어 놓고 때때로 위치를 바꾸어준다. 사과 가 속까지 다 익으면 으깨어 찻숟가락으로 하나씩 식전과 식후에 먹으면 된다.

【방기】 발가락 관절이 아프고 부으며 열이 날 때 방기 6g을 달여서 매일 1~2번 씩 계속 마시면 아주 잘 낫는다.

【뽕나무가지】 뽕나무가지를 잘게 썰어 불에 구워 노랗게 되면 보관해 두고 차 대 신 수시로 달여 먹는다.

【닭의장풀】 어떠한 각기라도 닭의장풀의 전초를 잘라서 짓찧어 청즙을 짜서 한 컵씩 하루에 2번 마신다. 또 마른 풀인 경우에는 하루에 15g을 진하게 달여서 마신다.

【가지뿌리】 가지뿌리를 삶은 물로 발을 자주 씻으면 좋다.

【창출, 황백】 각기가 심하여 살이 문드러져 진물이 날 때는 창출 20g, 황백 20g을 진하게 달여 먹기도 하고 환부를 김으로 쐬며 씻어주기도 한다.

【자라, 마늘】 한 근 정도가 되는 자라 한 마리에 마늘 5~6통을 까서 넣고 양념 없 이 푹 끓여 먹으면 효과를 본다. 국물만 먹어도 된다.

【창출, 달걀 흰자위】 모든 각기에 창출가루 40g을 달걀 흰자 위로 찐득찐득하게 개어 환부에 바른다.

【대추, 마늘】 각기로 부종까지 왔다면 마늘 세 쪽과 대추살 12알을 하루 분으로 해서 진하게 달여 하루 3번 끼니 뒤에 먹는다.

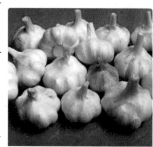

【팥, 마늘】 팥과 약간의 마늘을 함께 끓인다. 팥이 잘 익으

면 마늘을 건져 버리고 팥만을 먹는다.

【사마귀】 각기가 심하여 수족이 마비되었을 때는 사마귀를 구워서 가루를 낸다. 헝겊에 밥풀을 고르게 편 다음 구운 사마귀가루를 뿌려서 발바닥에 붙인다. 5~6시간 건너 한 번씩 바꾸어 준다.

【무】 무 삶은 물로 환부를 자주 씻는다. 소금을 약간 타도된다. 습종병에도 쓴다.

【모과】 각기병으로 숨이 차고 가슴이 답답한 데는 모과나무가지나 잎 또는 근피를 삶은 물에 발을 자주 씻으면 좋다.

【검은콩술】 각기병에 심장병을 겸한 데는 검은콩을 연기가 나도록 태워서 급히 술에 넣고 밀봉한다. 식은 다음 콩은 건져 버리고 술만 한번에 90ml씩 하루 2~3번 마신다. 콩과 술은 1:2의 비례로 한다.

【붉은팥】 각기병으로 다리가 부어난 데는 적당한 양의 붉은팥을 삶아 두고 수시로 먹는다.

각막궤양일 때

시력이 나빠지고 희여스름한 점 모양 또는 반달 모양으로 각막 변두리가 흐려지면서 궤양이 생긴다. 포행성 각막궤양은 벼이삭, 풀잎 등에 의하여 눈이 손상되면 병균의 감염을 받아서 생긴다.

치료하는 방법과 약초

【물푸레껍질(진피)】 잘게 썬 것 15g을 물에 달이면서 그 김을 눈에 쏘이고 또 약물에 담근 약천으로 눈을 씻는다.

【용담】 용담 50g을 물에 달여 찌꺼기를 짜버리고 다시 무른 고약이 되게 졸인 것을 조금씩 하루 2~3번 눈에 넣는다.

【꿀(봉밀)】 0.5g을 증류수 10ml에 풀어 눈에 1~2방울씩 떨구어 넣는다. 1~2번 눈에 넣으면 곧 각막궤양이 낫고 국소가 깨끗해지며 투명도가 좋아진다.

【돼지열(저담)】 약한 불에 말려 깨알 크기만큼씩 떼어 내어 아침저녁 각각 한 번씩 눈에 넣어둔다.

【분지나무진】 볶아 태운 것을 약절구에 넣어 보드랍게 가루 내어 7호 채로 쳐서 깨끗한 병에 넣어 소독가마에서 멸균한 다음 바셀린이나 항생제 연고에 섞어서 하루 한 번씩 눈에 넣는다.

객혈로 피가 가래와 함께 나올 때

각혈은 주로 폐나 기도의 핏줄이 상하여 생긴다. 기관지확장증, 폐결핵 때는 비교적 많은 양의 피가 나올 수 있고 폐암, 폐렴, 만성 기관지염 때에는 가래에 점 또는 실 모양의 적은 양의 피가 나오는데 이것을 혈담이라고 한다. 각혈은 한번 하고 멎을 수도 있고 여러 번 반복할 수도 있다.

치료하는 방법과 약초

【선인장】 잘게 자른 선인장에 물을 붓고 우려낸 다음 그것을 다시 졸인다. 진하게 졸인 것 100ml를 하루 3번에 나누어 먹는다.

【갖풀(아교)】 약한 불에 볶아서 가루낸 것을 한번에 3~4g씩 하루 3~4번 먹는다.

【부들꽃가루(포황), 박하】 각각 같은 양을 보드랍게 가루 내어 한번에 4g씩 하루 3번 먹는다. 뽕나무껍질 달인 물에 타서 먹으면 더욱 좋다.

【짚신나물(용아초)】 10~15g을 물 200ml에 달여 하루 3번에 나누어 먹는다.

【소금】 진한 소금물 한 사발을 마신다.

【대암풀뿌리】 보드랍게 가루 내어 한번에 3~4g씩 하루에 2~3번 먹는다. 가루 낸 것을 10g 정도 미음에 타서 먹기도 한다.

【연꽃뿌리】 10~20g을 물 200ml에 달여 하루 3번에 나누어 먹는다.

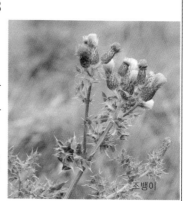
조뱅이

【조뱅이(소계)】 6~12g을 물 200ml에 달여서 하루 3번에 나누어 먹는다. 또는 신선한 것 20~40g을 짓찧어 즙을 내어 하루 3번에 나누어 먹어도 된다. 달임 약이나 생즙은 피 응고시간을 짧게 하고 혈소판 수를 늘인다.

【부시깃꼬리고사리】 풀 40g을 물에 달여 하루 3번에 나누어 먹는다.

각화증으로 붉은 꽃이 생길 때

처음에 피부에 두드러기가 생기면서 쪼그라들고 비듬이 생기면서 피부가 굳어지고 점차적으로 각질이 변두리로 퍼져 나간다. 피부를 자극하면 그곳을 따라 꽃돋이가 번져 나가면서 마치 씨를 뿌린 모양으로 퍼져 나가며 몸통, 얼굴, 팔, 다리로 옮겨진다.

치료하는 방법과 약초

【개암나무열매】 30g을 보드랍게 가루 내어 95% 알콜 100ml에 4~5일 동안 담가두었다가 찌꺼기를 짜버리고 국소에 바른다.

【봉선화】 신선한 뿌리 3~9g을 짓찧어 두드러기가 생기면서 피부가 굳어지는데 바르면 혈액순환이 잘 되게 하고 염증을 없애는 작용이 있어 피부를 유연하게 한다.

【무궁화나무껍질(목근피)】 50g을 술 150ml에 24시간 담가두었다가 걸러서 국소에 바른다.

간경변증으로 배에 물이 차는 상태일 때

온몸이 나른하고 맥이 없으며 소화가 잘 안되고 헛배가 부르며 간 부위가 아픈 것과 같은 만성 간염의 증상이 그대로 나타난다. 그리고 코피가 나거나 잇몸에서 피가 나는 등 출혈경향이 있고 피부가 몹시 가려우며 출혈반점들이 나타난다.

【오리, 백반】 내장을 꺼내버린 오리의 배 안에 백반 40g을 넣고 약 2~3시간 동안 푹 고아서 2일에 나누어 하루 2~3번 먹는다.

【수박, 마늘】 수박의 속을 파내고 그 안에 마늘 10~15g을 넣은 다음 불에 묻어 구워 익혀서 먹는다.

【도로래】 노랗게 되도록 닦아서 가루 내어 한번에 3~4g씩 하루 3~4번 먹는다.

【수박껍질, 파뿌리】 말린 수박껍질 40g, 갓 캔 파뿌리 100g을 물에 달여 하루 2~3번에 먹는다.

【강냉이수염】 50~100g을 물에 진하게 달여 하루 3~4번에 갈라 먹는다.

【잉어(이어), 백반】 1kg되는 잉어의 배를 째어 뱃속을 꺼내고 구운 백반 20g을 넣은 다음 진흙으로 잘 싸서 불에 묻어 구워 익혀서 먹는다.

【가물치(여어), 마늘】 가물치의 내장을 꺼내버리고 그 속에 마늘을 가득 채워 넣고 실로 꿰맨다. 이것을 젖은 종이로 싸서 진흙을 두툼히 발라 구워서 먹는다. 또는 가물치국을 끓여 먹어도 좋다.

【감수, 나팔꽃씨(견우자)】 2:3의 비로 보드랍게 가루 내어 한번에 0.5~1g씩 하루 3번 끼니 뒤에 먹는다. 또는 감수 2g, 나팔꽃씨 4g을 물에 달여 하루 3번에 나누어 먹기도 한다.

【버들옻(대극)】 보드랍게 가루 내어 약한 불에 볶아서 갖풀감에 넣어 한번에 0.6~0.8g을 2일 또는 3일에 한번씩 7~8번 먹은 다음 1주일 동안 끊고 증상을 보아 가면서 다시 먹는다.

【강냉이수염, 길짱구(차전초)】 강냉이수염 50g, 길짱구 10g을 물에 달여 하루 3번에 나누어 끼니 뒤에 먹는다. 강냉이수염 50~100g을 물에 진하게 달여 하루 3~4번에 나누어 먹어도 좋다.

【갈뿌리(노근)】 30g을 물에 달여 하루 3번에 나누어 끼니 뒤에 먹는다.

【잉어, 팥】 1kg 되는 잉어의 내장을 꺼내고 삶은 팥 50g을 그 안에 넣은 다음 실로 꿰매서 솥에 넣고 국을 끓여 양념을 하여 먹는다.

질경이

간암일 때

입맛이 없고 소화가 안 되며 몸무게가 줄고 2차성 빈혈, 수척 등 암성 중독증상이 빨리 온다. 간은 커져 간부위의 압박감이 먼저 나타나고 나중에는 굳고 울퉁불퉁한 간이 만져진다. 이때 황달이 오고 배에 물(핏물)이 차며 다리가 붓는다.

치료하는 방법과 약초

【하눌타리뿌리(과루근)】 15~30g을 물에 달여 하루 2~3번에 나누어 끼니 뒤에 먹는다.

【상어간(고어간)기름】 상어간을 적당한 크기로 잘라 솥에 넣고 끓이면 위층에 기름이 뜨는데 이것을 한번에 1ml씩 하루 2~3번 빈속에 먹는다.

【새모래덩굴】 10g을 물에 달여 하루 3번에 나누어 끼니 전에 먹는다.

【가뢰(반묘), 달걀】 달걀에 구멍을 뚫고 그 속에 가뢰(대가리와 발, 날개를 떼버린 것)1~3마리를 넣은 다음 구멍을 종이로 막고 이긴 진흙으로 달걀 전체를 싸서 불에 구워 익혀서 가뢰는 버리고 달걀만을 하루 1개 정도 여러 번에 나누어 먹는다. 만일 부작용이 있으면 그만둔다.

【두꺼비(섬소), 밀가루】 마른 두꺼비를 보드랍게 가루낸 것 100g에 밀가루 30g을 섞어 콩알 크기로 알약을 만들어 한번에 5~7알씩 하루 3번 먹는다.

【왕벌젖, 꿀(봉밀)】 꿀 100g에 왕벌젖 2g을 고루 섞어서 한번에 20~30g씩 하루 1~2번 빈속에 먹는다.

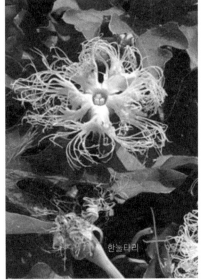
한눌타리

간질이 일어났을 때(지랄병)

갑자기 정신을 잃고 넘어져 온몸이 굳어지고 머리를 뒤로 혹은 한쪽으로 틀면서 눈을 위로 솟군다. 다리는 빳빳하게 펴며 손은 주먹을 쥐고 팔굽은 굽힌다. 이런 증상이 20~40초 정도 계속되다가 온몸을 떨면서 입으로 거품을 내보낸다. 소발작은 순간적으로 정신을 잃으나 경련은 없다. 말을 하다가 채 끝맺지 못한 채 멍하니 서 있거나 무의식적인 행동을 한다.

치료하는 방법과 약초

【길초, 귤껍질(진피)】 길초 10g, 귤껍질 2g을 물에 달여 하루 3~4번에 갈라 먹는다.

【백강잠, 족두리풀】 2:4의 비율로 보드랍게 가루 내어 졸인 꿀로 반죽해서 알약을 만들어 한번에 4~5g씩 하루 3번 먹는다.

【감수, 돼지피】 2~4g의 감수를 보드랍게 가루 내어 돼지 피에 개어서 돼지염통에 넣고 잘 묶은 다음 종이로 싸서 건열기에 넣어 바싹 말린다. 이것을 보드랍게 가루 내어 주사 또는 영사가루 2g과 함께 먹는다.

【붕사, 주사, 우황】 붕사 25g, 주사 5g, 우황 0.2g을 보드랍게 가루 내어 졸인 꿀에 반죽해서 알약을 만들어 한번에 2~3g씩 하루 3번 끼니 뒤에 먹는다.

【천마】 4~12g을 물 200ml에 달여 하루 3번에 나누어 먹는다.

【매미허물(선퇴)】 날개와 다리를 떼버린 매미허물 5마리를 보드랍게 가루 내어 하루 3번 끼니 뒤에 먹는다.

【길초, 귤껍질(진피)】 길초 10g, 귤껍질 8g을 물에 달여 하루 3번에 나누어 끼니 사이에 먹는다.

【우담 또는 저담】 우담이나 저담을 말려 보드랍게 가루 내어 한번에 2~3g씩 하루 3번 따뜻한 술에 타서 끼니 사이에 먹고 땀을 좀 낸다.

【석창포, 돼지염통】 석창포를 보드랍게 가루 내어 한번에 8g씩 하루 3번 돼지염통 달인 물에 타서 끼니 사이에 먹는다.

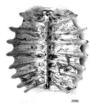

별갑

【자라등딱지(별갑)】 구워서 가루 내어 한번에 8g씩 하루 2~3번 물에 타서 끼니 사이에 먹는다. 가루

낸 것을 꿀에 반죽하여 0.3g 되게 알약을 만들어 한번에 50알씩 하루 2~3번 더운 물로 끼니 사이에 먹어도 된다.

【박쥐, 주사】 박쥐의 털을 뽑고 배를 갈라 내장을 꺼내버린 다음 그 속에 주사 12g을 넣고 잘 꿰맨다. 이것을 진이 나올 정도로 구워 말려서 가루낸다. 이 가루를 4번에 나누어 하루에 2번씩 빈속에 끓인 물에 타서 먹인다.

【독사, 술】 불에 태워 보드랍게 가루낸 뱀가루 한 숟가락을 25%의 술 50ml에 타서 하루 3번 끼니 뒤에 먹는다.

【아주까리뿌리, 달걀, 식초】 달걀 1~2알을 물에 까 넣고 끓이다가 깨끗이 씻어 썬 아주까리뿌리 100g, 식초 20~30ml를 넣고 달여서 찌꺼기를 짜버리고 하루 4~6번에 나누어 먹는다.

아주까리

【흰가루병누에(백강잠), 족두리풀】 2 : 4의 비로 보드랍게 가루낸 것을 졸인 꿀로 알약을 만들어 한번에 4~5g씩 하루 3번 끼니 뒤에 먹는다.

【굼벵이(제조)】 닦아서 보드랍게 가루 내어 한번에 4~5g씩 하루 3번 더운 물이나 술에 타서 끼니 사이에 먹는다.

【울금, 백반】 7:3의 비례로 보드랍게 가루 내어 한번에 4~6g씩 하루 2~3번 물에 타서 끼니 사이에 먹는다. 또는 졸인 꿀에 반죽해서 0.1g되게 알약을 만들어 겉에 주사를 묻혀 한번에 40~50알씩 하루 2~3번 나누어 먹는다.

【독수리】 독수리고기를 구워서 한 마리 분을 하루 2~3번 나누어 먹는다.

【구담】 보드랍게 가루 내어 한번에 2~3g씩 하루 3번 따뜻한 술에 타서 끼니 사이에 먹는다.

감기가 걸렸을 때

신체를 갑자기 한기를 쐬거나 젖은 내의를 입은 채로 있을 때 생기는 호흡기계의 염증성인 질환을 말한다. 그 원인에 대해서는 여러 설이 있는데 아직 해결되지 않고 있으나, 바이러스 혼합세균감염, 알레르기 반응 등에 의한 것으로 알려져 있다.

치료하는 방법과 약초

【매실즙, 소금】 매실즙에 소금을 약간 타서 마신다.

【어성초】 약모밀이라고 하는 어성초는 갖가지 균을 죽이는 작용이 뛰어나다. 감기에 물로 달여서 먹는다.

【석창포】 하루 2~6g을 달임약으로 먹는다. 감기에는 석창포 뿌리 말린 것을 3~5g을 하루 3번 밥 먹고 나서 먹는다.

【삽주뿌리】 삽주를 얇게 썰어 프라이팬에 살짝 복어서 물로 끓이거나 가루 내어 먹는다. 삽주뿌리 3~5g을 하루 3번 식후에 먹는다.

【곰보배추】 신선한 곰보배추 80g에 물 한 되를 붓고 물이 3분지 1이 되게 달여서 하루 2~3번에 나누어 마신다.

【총백(파뿌리)】 총백 3개, 두시 12g을 물에 달여 끼니 사이에 먹고 땀을 낸다.

【칡뿌리(갈근)】 40~50g을 물에 달여 먹고 땀을 낸다.

【총백】 3~5개를 물에 달여 설탕에 알맞게 타서 덥혀 먹는다. 차조기잎 4~6g을 더 넣고 달여 먹으면 더욱 좋다.

【박하잎】 10~12g을 물에 달여 하루 2~3번에 갈라서 덥혀 먹는다. 열로 생긴 감기, 두통, 목앓이 등에 쓴다.

【오미자】 20~30g을 물에 달여 2~3번에 나누어 먹거나 오미자 달인 물에 달걀 3개를 까넣고 고루 저어 2~3번에 나누어 먹기도 한다.

【양파, 생강】 코감기에는 양파 반쪽을 잠잘 때 머리맡에 놓아두면 잠을 자는 동안 양파냄새를 들이마시게 되어 코감기로 인한 증상을 완화 시킬 수 있다.

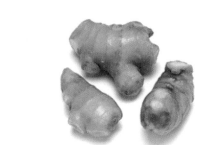

【마가목】 기침, 인후염, 편도선염에 마가목 열

매를 꼭꼭 씹어서 삼키기를 몇 번 하거나 마가목 잔가지를 달여 먹어도 좋다.

【시호, 감초】 바이러스성 감기에 시호와 감초가 좋다. 시호 12g과 감초 4g을 물로 달여서 하루 세 번 밥 먹기 전에 먹는다.

【오미자, 세신(족두리풀)】 기침, 콧물감기에는 오미자를 그늘에서 말려 가루낸 것, 세신을 말려 가루낸 것, 흑설탕을 각각 5:2:3의 비율로 고루 섞어 이것을 한번에 3~4g씩 하루 세 번, 밥 먹기 한 시간 전에 먹는다.

【생강, 흑설탕】 감기가 그다지 심하지 않을 때는 생강과 흑설탕 각각 50g을 물 한 되에 넣고 한 시간쯤 약한 불로 달여서 한 번에 한잔씩 하루 3~5번 마신다.

【솔잎, 잣잎】 코감기로 기침이 떨어지지 않을 때는 솔잎이나 잣나무잎, 전나무잎, 또는 소나무나 잣나무의 눈을 따서 그늘에 말려 하루에 서너 번 천천히 꼭꼭 씹는다.

【콩나물, 차조기】 콩나물 200g과 차조기 4~6g을 물에 달여 덥게 해서 먹는다.

【족두리풀, 파뿌리】 족두리풀 4~6g, 파뿌리 3개를 물 300ml에 넣고 약한 불에서 한 시간 동안 달여 먹는다.

【방풍】 잘게 썬 것 12~15g을 물에 달여 하루 2~3번에 나누어 덥게 해서 먹는다.

【마늘】 한번에 2~3g씩 하루 2~4번 끼니 뒤에 먹는다.

【금은화, 연교】 각각 15g을 물에 달여서 하루 3번에 갈라 끼니 뒤에 먹는다.

【총백(파흰밑), 생강】 총백 60g, 생강 10g을 함께 짓찧어서 끓는 물에 풀어 넣고 그 김을 입과 코에 쏘인다.

【파, 생강, 소금】 파, 생강 각각 25g, 소금 5g을 함께 짓찧어 약천에 싸서 앞가슴, 잔등, 발바닥, 손바닥 등을 문지른다.

【배, 마늘】 큰 배 한 알에 구멍을 10개 뚫고 여기에 껍질을 벗긴 마늘을 하나씩 넣은 다음 물에 적신 종이로 잘 싸서 구워 먹는다.

【형개】 40g을 잘게 썰어 물 400~500ml에 넣고 달여서 하루 2번에 갈라 끼니 사이에 먹는다.

【술, 달걀】 술 한잔에 달걀 한 알을 풀어서 먹고 땀을 낸다.

【곶감, 생강】 곶감 3개와 생강 5~10g을 물에 달여 먹어도 좋다.

【꿀, 달걀】 꿀 100g을 달걀 3알에 개어서 끓인 식초 10ml와 함께 고루 섞어 한

번에 먹는다.

【대파로 끓인 된장국】 잘 낫지 않고 오래 끄는 감기에는 대파 100g을 큼지막하게 썰어 넣고 된장국을 끓여 훌훌 마신다. 파 대신 양파를 써도 괜찮다.

【무, 엿】 감기로 인해 기침을 심하게 할 때는 무를 오래 달여서 엿기름과 섞어 무 엿을 만들어 한 숟가락씩 먹으면 좋다.

갑상선호르몬이 지나치게 분비될 때

증상은 갑상선이 불어나고 맥박이 잦아지며 눈알이 두드러지는 것이다. 그 밖에 신경정신증상(흥분, 불안, 눈까풀과 혀 및 손가락 떨기, 땀나기, 잠장애, 기억력감퇴 등), 순환기증상(가슴 두근거림, 잦은 맥, 숨가쁨, 맥압의 증가 등), 소화기증상(많이 먹고 마시는 것, 구토, 복통, 설사 등), 성기능장애, 여윔, 노근한 감 등이 나타난다.

치료하는 방법과 약초

【패모, 개나리열매】 각각 10g을 물에 달여 하루 3번에 나누어 먹는다.

【다시마(곤포), 달걀】 다시마를 먹여 기른 닭이 낳은 알을 한번에 1알씩 하루 2~3알 끼니 전에 먹는다.

【참듬북, 다시매(곤포)】 각각 같은 양을 보드랍게 가루 내어 1번에 5~6g씩 하루 3번 끼니 전에 먹는다.

【굴조개살, 듬북(해조), 패모】 각각 같은 양을 보드랍게 가루 내어 한번에 5~6g씩 하루 3번 끼니 전에 먹는다.

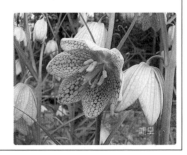
패모

갑상선이 부어오를 때(갑상선종)

미만성갑상선종, 갑상선종, 결절상 갑상선종이 있다.

치료하는 방법과 약초

【곤포, 해조, 감초】 곤포, 해조 각각 50g, 감초 30g을 가루
내어 물로 반죽하여 녹두알만큼 환을 지어 한 번에 5
알씩 하루에 3번 먹는다.

【곤포, 해조, 길경】 곤포 50g, 해조 50g, 길경 25g,
연교 20g, 광목향 7.5g을 물로 달여서 하루에 2번
먹는다.

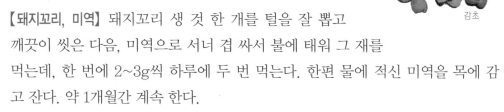

감초

【돼지꼬리, 미역】 돼지꼬리 생 것 한 개를 털을 잘 뽑고
깨끗이 씻은 다음, 미역으로 서너 겹 싸서 불에 태워 그 재를
먹는데, 한 번에 2~3g씩 하루에 두 번 먹는다. 한편 물에 적신 미역을 목에 감
고 잔다. 약 1개월간 계속 한다.

【패모, 해조, 모려】 패모, 해조, 모려 각각 200g을 가루 내어 한번에 10g씩 하루에
2번 식전에 술한잔에 타서 먹는다.

【곤포, 해조, 하고초】 곤포, 해조, 하고초, 목향 각각 25g, 빈랑, 아출, 천남성, 반
하, 모려(닦은 것) 각각 15g, 아조 10g을 물로 달여서 하루에 2번 먹는다. 도합 6
첩을 달여서 먹는다.

생【지황, 황백, 천화분】 갑상선기능항진으로 많이 먹으나 곧 바로 배고프고 여위며
가슴이 두근거리고 땀이 많이 나는데 좋다. 생지황 30g, 황백 20g, 천화분 20g,
옥죽 15g, 귀판 30g, 곤포 30g을 물로 달여서 하루에 2번 먹는다.

【해조, 곤포】 해조, 곤포 각각 같은 량을 가루 내어 한 번에 5g씩 하루에 3번 먹는
다.

갓난아이 경중일 때

치료하는 방법과 약초

【주사, 우황】 각각 같은 양을 보드랍게 가루 내어 조금씩 젖에 개어 하루 3~4번 아이의 입 안에 발라준다.

【전갈, 주사, 용뇌】 전갈 반개를 생박하잎으로 싸고 실로 매어 불에 구운 다음 주사, 용뇌를 조금씩 넣고 가루 내어 하루 4~5번에 갈라 맥문동 달인 물에 타서 먹인다.

【누에(백강잠)】 보드랍게 가루 내어 2~3살 아이들은 한 번에 한 마리 분씩 과즙에 개어 먹인다.

【천남성, 흰삽주(백출)】 천남성(싸서 구운 것), 흰삽주(흙과 함께 닦은 것) 각각 같은 양을 보드랍게 가루 내어 물로 반죽해서 0.2g 되게 알약을 만들어 한번에 2~3살 아이들은 10~20알씩 하루 3번 물에 타서 먹인다.

【주염열매(조협)】 가루 내어 잇몸이나 이빨에 문질러준다. 만성 경풍이나 급경풍으로 이를 악무는 데 쓴다.

【마황, 흰삽주(백출), 전갈】 마황(마디를 버린 것) 4g, 흰삽주 (엄지손가락 크기만 한 것) 8g, 전갈(박하 잎에 싸서 불에 묻어 구운 것) 2개를 가루 내어 2살 아래는 1g, 3살 이상은 2g씩 물에 풀어서 먹인다.

【노랑돌쩌귀, 천남성, 부자】 노랑돌쩌귀 20g, 천남성 20g, 부자 4g(모두 법제한 것)을 가루 내어 한번에 0.5~1g씩 생강 5쪽과 함께 물에 달여 먹인다.

【매미허물(선퇴)】 보드랍게 가루 내어 2~3살 아이들은 한번에 0.1~0.3g씩 먹인다.

【사향】 보드랍게 갈아서 2~3살 아이들은 한번에 0.01~0.03g씩 물에 풀어먹인다.

【마(서여), 인삼】 각각 같은 양을 보드랍게 가루 내어 한번에 2~3살 아이들은 1.5~2g씩 하루 3번 먹인다.

【황기】 보드랍게 가루 내어 한번에 2~3살 아이들은 1.5~2g씩 하루 3번 먹인다.

【우황】 보드랍게 갈아서 2~3살 아이들은 한번에 0.05~0.15g씩 물에 풀어먹인다.

황기

【메대추씨(산조인)】 2~3살 아이들은 한번에 5~10g씩 물에 달여 먹인다.

【주사 또는 영사】 보드랍게 갈아서 2~3살 아이들은 한번에 0.1~0.3g씩 물에 풀어먹인다.

【천남성】 법제한 것을 가루 내어 2~3살 아이는 한번에 1~2g씩 저담즙에 개어 박하 달인 물로 먹인다.

산조인

갓난아이 밤울음증(야제증)

밤에 잠들지 못하고 보채며 우는 것이 주요증상이다. 어떤 어린아이들은 이상한 물건이나 이상한 큰 소리에 놀라 그날 밤부터 자다가 갑자기 무서워하면서 울거나 보챈다.

치료하는 방법과 약초

【약쑥(애엽)】 3g을 물에 달여 자주 먹인다.

【선화산】 매미허물 대가리쪽 절반을 버리고 가루 내어 한번에 1g씩 박하 달인 물에 타 먹인다.

【전호】40g을 가루 내어 졸인꿀로 반죽해서 0.2g 되게 알약을 만든다. 한번에 5알씩 하루 3번 더운물로 먹인다.

【오배자】가루 내어 기름으로 반죽해서 배꼽에 붙여준다.

【나팔꽃씨(견우자)】4g을 가루 내어 배꼽에 붙여준다.

【흰가루병누에(백강잠), 매미허물(선퇴)】 흰가루병누에 3마리, 매미허물 3개를 물 200ml에 절반이 되게 달여 하루 3번에 나누어 먹인다.

【매미허물(선퇴), 박하잎】 대가리와 발을 떼버린 매미허물을 가루 내어 한번에 0.5~1g씩 하루 3번 박하잎 10g을 달인 물로 먹인다.

【골풀속살(등심초)】3g을 물에 달여 하루 3번에 나누어 끼니 뒤에 먹는다.

【참대잎(죽엽)】 하루 6g을 물에 달여 자주 먹인다.

【황련, 백복신】 각각 8g을 물에 달여 하루 3번에 나누어 끼니 뒤에 먹인다.

갓난아이 배꼽질병

 탯줄이 떨어진 다음에도 그 자리가 아물지 않고 진물이나 피가 나오며 탯줄이 떨어진 자리에 새살이 지나치게 도드라져 나오는 병이다. 이 병은 탯줄을 끊은 다음에 소독을 잘하지 않는 데서 흔히 온다.

치료하는 방법과 약초

【냉이(제채)】 신선한 것 10~20g을 짓찧어서 즙을 내어 먹고 그 찌꺼기를 상처에 붙인다.

【물황철나무껍질】 20g을 물에 달여 하루 2번에 갈라 먹는다. 걸쭉해질 정도로 졸인 것을 상처에 발라도 좋다.

【백급】 겉껍질을 벗겨 버린 신선한 백급을 생리적 소금물로 깨끗이 씻고 10배 양의 멸균증류수에 하룻밤 담가 두었다가 그 이튿날에 달여서 찌꺼기를 짜 버리고 30분 동안 고압증기로 멸균하여 거충약으로 쓴다.

【황단, 곱돌(활석)】 가루 내어 피가 나오는 곳에 뿌린다.

【방풍, 인동덩굴꽃(금은화)】 각각 20g을 물 500ml에 넣고 달여서 찌꺼기를 짜 버리고 전체 양이 100ml가 되게 졸여서 상처에 자주 바른다.

【구운백반】 보드랍게 가루 내어 배꼽에 뿌려준다. 배꼽이 곪는 때와 배꼽에서 피가 나는 때에 쓰인다.

【말벌집(노봉방)】 태워서 가루 내어 배꼽에 뿌려준다.

【오징어뼈(오적골)】 아주 보드랍게 가루 내어 배꼽에 뿌려준다.

【조뱅이(소계)】 깨끗하게 씻어 그대로 붙이거나 짓찧어서 붙인다.

【측백잎】 15~30g을 물에 달여 하루 3번에 갈라 먹는다.

【붉나무벌레집(오배자)】 태워서 낸 재를 배꼽상처에 뿌려준다. 붉나무벌레집에는 탄닌이 50~60% 들어 있다.

【두꺼비 태운 재, 구운백반】 마른 두꺼비 태운 재 4.0g, 구운 백반 0.4g을 각각 보드랍게 가루 내어 잘 섞어서 배꼽에 뿌려준다.

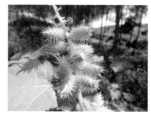

【도꼬마리열매(창이자)】 완전히 익기 전에 따서 짓찧어 즙을 내어 배꼽에서 진물이 나올 때에 바른다.

【참나무재】 참나무를 태워서 낸 재를 기름에 개어서 상처에 바른다.

【삼껍질】 태워서 낸 재에 소금을 약간 넣고 기름에 개어 발라도 좋다.

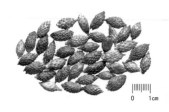

0   1cm

갓난아이 젖 못 빠는 증

갓난아이가 태어나서 24시간이 지나서도 젖을 빨지 못하는 것을 한다.

치료하는 방법과 약초

【젖, 총백(파흰밑)】 젖 200ml에 총백(파흰밑) 4개를 넣고 달여 50ml로 되게 한 다음 5번에 나누어 먹인다.

【마른생강, 목향, 감초】 마른생강과 감초 각각 2g, 목향 1g을 물 300ml에 넣고 달여서 50ml가 되면 한번에 5~10ml씩 하루 3~4번에 먹인다.

【대황, 귤껍질, 목향】 각각 같은 양을 보드랍게 가루 내어 골고루 섞어 한번에 0.5g씩 물에 타서 하루 3번 먹인다.

【우유, 파밑(총백)】 우유 500ml를 총백 4cm 정도 되는 것 한 개와 함께 150ml가 되게 달여 찌꺼기를 짜 버리고 5번에 나누어 먹인다.

【인삼】 4g을 물 150ml에 넣고 서서히 달여 15ml로 졸인 다음 한번에 5ml씩 하루 3번 먹인다.

【인삼, 흰삽주】 각각 2g을 물 150ml에 넣고 서서히 달여 15ml로 졸인 다음 한번에 5ml씩 하루 3번 먹인다.

【단너삼(황기), 만삼】 단너삼 8g, 만삼 6g을 물 200ml에 넣고 서서히 달여 20ml 정도로 졸인 다음 한번에 5ml씩 하루 3~4번 먹인다.

갱년기장애가 왔을 때

기억력감퇴, 권태감, 잠장애, 시력장애, 두통, 신경과민, 불안감 등이 있고 핏줄운동장애증상으로서는 열감, 가슴활랑거리기, 땀 많이 흘리기, 어지러움증, 혈압의 동요, 손발의 찬 감 및 더운 감, 땀 흘리기와 관절통, 소화장애, 입맛의 변화, 비만증 등 여러 가지 증상이 나타난다.

치료하는 방법과 약초

【형개이삭】 약간 볶아서 가루 내어 한번에 8~12g씩 하루 2~3번 술에 타서 먹는다.

【칡뿌리(갈근)】 생것을 짓쪄서 즙을 내어 한번에 10~15ml씩 끼니 뒤에 먹는다.

【칡뿌리(갈근), 차조기잎(자소엽)】 각각 10g을 물에 달여 하루 2번에 나누어 끼니 뒤에 먹는다.

【복숭아씨(도인), 잣(해송자), 이스라치씨(욱리인)】 각각 4g을 짓쪄서 즙을 짠다. 여기에 쌀가루를 조금 넣고 죽을 쑤어 먹는다.

개에 물렸을 때

개에 물리면 곧 물린 윗부분을 끈으로 동여매고 독을 짜 버린다. 물린 자리를 침이나 칼끝으로 찌르고 부항을 붙여 피를 뽑아주거나 부항이 없으면 입으로 피와 함께 독을 빨아낸다.

치료하는 방법과 약초

【낙지】 적당한 양의 낙지고기를 씹어 먹는다.

【감초 】감초를 진하게 달인 물로 상처를 씻고 쇠똥을 두껍게 붙인다.

【창이자잎】 신선한 창이자잎 50g을 짓찧어 즙을 내어 술을 타서 먹고 찌꺼기는 상처에 붙인다.

【개꼬리의 고기】 적당한 양의 개꼬리의 고기의 생회를 만들어 먹는다.

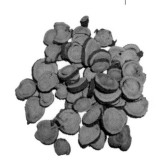

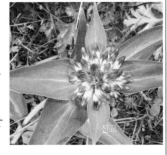

【백반】가루 내어 물린 자리에 뿌리고 싸맨다.

【진교】한번에 20g을 달여 하루 3번에 나누어 먹는다. 진교뿌리를 짓찧어 그 즙을 물린 자리에 바른다.

【개살구】한번에 10g 정도를 달여 그 물로 물린 자리를 씻거나 살구씨를 짓찧어 낸 즙을 상처에 바르기도 한다.

【개간】물린 개의 간을 먹거나 구담을 술에 타서 한꺼번에 마신다(명태가 많은 곳에서는 개간을 먹지 말아야 한다). 그리고 물린 개의 털을 태워서 그 재를 물린 자리에 뿌려준다.

【천남성, 방풍】같은 양을 가루 내어 물린 자리에 뿌려주고 싸맨다.

【범고기, 범뼈(호골)】범고기나 범뼈 가운데서 어느 한 가지를 가루 내어 한번에 5~10g씩 여러 번 먹는다.

【오매】오매를 가루 내어 7g을 술과 함께 3일간 복용한다.

거미에게 물린 데

치료하는 방법과 약초

【식초】거미에게 물리면 식초를 바른다.

【염소젖】따끈한 염소젖을 한 컵씩 매일 3~5번 마시면 독이 풀린다.

【명반】독거미에게 물리면 명반가루를 달걀 흰자위로 반죽해서 붙인다.

【달걀】달걀 1개를 작은 구멍을 뚫어 상처에 꼭 댄다.

【질경이 잎】무릎을 독거미에게 물려 독이 심장 가까이 침범했을 때 질경이 잎에서 짠 즙을 180ml 마시면 독이 사라진다.

【지렁이(구인)】독거미에게 물려 온몸에 종기가 생긴 데는 큰 파 잎 속에 지렁이를 넣고 파 잎 끝을 꼭 매고 자주 흔들어준다. 나중에 지렁이가 녹아 물이 되는데 이 물을 환부에 바른다.

건망증일 때

여러 가지 원인으로 뇌수의 위축성 병변에 토대하여 이러저러한 진행성 지능장애로 생긴다. 건망증이 심한 사람은 일반적으로 잠을 잘 자지 못하고 가슴은 두근거리며 정신이 얼떨떨해 져서 보고 들은 것을 잘 기억하지 못한다.

치료하는 방법과 약초

【인삼, 석창포】 인삼 75g, 석창포 50g을 가루 내어 한번에 4~6g씩 하루 3번 끼니 사이에 먹는다.

【맥문동, 백복신】 맥문동(심을 뺀 것)50g과 백복신 50g을 가루 내어 고루 섞어 한 번에 6g씩 하루 3번 끼니 사이에 먹는다.

【향부자, 복숭아씨(도인)】 향부자 10g과 복숭아씨 6g을 물에 달여 하루 2번에 나누 어 끼니 사이에 먹든가 가루 내어 한번에 4~6g씩 하루 3번 끼니 사이에 먹는다.

【인삼, 백복령】 각각 같은 양을 보드랍게 가루 내어 한번에 6g씩 하루 3번 끼니 사이에 먹는다.

【백복령, 원지, 석창포】 흰솔뿌리혹과 원지 각각 5g을 감초 달인 물(감초 5g에 물 200ml)에 넣고 끓인 다음 석창포뿌리 5g과 물 100ml를 더 넣어서 달여 절반량 으로 졸인 것을 하루에 여러 번 나누어 먹는다.

【창포】 보드랍게 가루 내어 12g을 술에 타서 취하지 않게 마신다.

【연꽃열매】 껍질을 벗긴 속씨 20g을 보드랍게 가루 내어 입쌀 50g으로 묽게 쑨 죽을 섞어서 먹는다.

【측백씨(백거인)원지】 100g, 원지 80g을 보드랍게 가루 내어 고루 섞어 한번에 3~4g씩 하루 3번 끼니 사이에 먹는다.

【약방동사니, 복숭아씨(도인)】 약방동사니 10g, 복숭아씨 6g을 물에 달여 하루 2번 에 나누어 끼니 사이에 먹는다. 또는 가루 내어 한번에 4~6g씩 하루 3번 끼니 사이에 먹는다.

【삽주(창출), 석창포】 각각 50g씩 가루 내어 고루 섞어 한번에 4~5g씩 하루 3번 끼 니 사이에 먹는다.

【범뼈(호골)】 가루 내어 한번에 3~4g씩 하루 1~2번 끼니 사이에 먹는다.

건선(만성 염증성 각질증)

피부의 만성 염증성 각질증이다. 아직 그 원인이 밝혀지지 못하였으나 갑상선기능에 관계가 있는 지방대사 장애설이 주목되고 있다. 처음에는 작고 벌건 꽃 두드러기가 생기고 그것이 차츰 커져서 겉면에 은빛을 띤 하얀 비듬이 두텁게 앉는다.

치료하는 방법과 약초

【도꼬마리】 100g에 물 1ℓ를 넣고 약한 불에 3~4시간 달인 물로 하루 2~3번 국소를 씻는다.

【무궁화나무껍질(목근피)】 50g을 술 150ml에 24시간 담가두었다가 국소에 바른다.

【너구리기름】 국소에 바르고 불에 쪼여 말리고 다시 바른다.

【오독도기(낭독)】 적당한 양을 잘게 썰어 물에 달여서 찌꺼기를 짜버리고 다시 걸쭉해지도록 달여 국소에 날마다 또는 하루 건너 한 번씩 바른다. 3~10번 발라서 효과를 본 경험이 있다.

견통(어깨아픔)일 때

40살이 지난 사람들에게서 흔히 있는데 물질대사장애, 혈액순환장애 등으로 관절주위 연부조직에 만성 염증, 노인성 퇴행성 변화가 생기면서 기능장애를 겸해서 오는 아픔이다. 그 밖에 외상, 종양 등으로 생기는 경우도 있다.

치료하는 방법과 약초

【강호리(강활)】 하루 12g을 달여서 3번에 나누어 먹는다. 피를 잘 돌게 하고 아픔을 멈추는 작용이 있다.

【뽕나무가지, 진교】 뽕나무가지 12g, 진교 10g을 물 200ml에 달여서 하루 3번에 나누어 먹는다.

【골담초】 가지 또는 뿌리 200g에 물 2ℓ를 넣고 달여 600ml 되게 줄여서 한번에

50~60ml씩 하루 3번 먹는다.

【뽕나무가지(상지)】 40~50g을 잘게 썰어 물 500ml에 달여서 하루 3번에 나누어 끼니 뒤에 먹는다.

【범뼈(호골)】 보드랍게 가루낸 것 150g을 술 500ml에 우려서 한번에 20~30ml씩 하루 3번 끼니 사이에 먹는다.

결막염(이음막염)일 때

자외선, 먼지, 이물 등에 의한 물리적 자극, 산, 알칼리 등에 의한 화학적 자극이 원인으로 되는 수도 있다. 급성 때에는 눈곱이 끼고 눈이 아프며 깔깔하고 가렵다. 때때로 눈부심도 느낀다. 만성 때에는 눈곱은 적게 끼나 깔깔하고 가려우며 눈에 쉽게 피로가 온다.

치료하는 방법과 약초

【뽕잎(상엽), 국화꽃】 각각 20g을 물에 달이면서 김을 쏘이고 그 물로 눈을 씻는다.

【길짱구씨(차전자)】 물에 달여 눈을 자주 씻는다.

【물푸레껍질(진피)】 20g을 따뜻한 물에 담가두면 누런 물이 우러나오는 데 이것으로 눈을 자주 씻는다.

【민들레】 신선한 것 60g(마른 것 30g)에 물 300ml를 넣고 200ml 되게 달여 잘 여과한다. 여기에 약솜을 담가 적셔서 눈을 자주 씻는다.

【용담】 10g을 물 100ml에 넣고 30ml 되게 달여 잘 여과한 것에 자주 씻는다.

【고위까람(곡정초)】 풀 5~7g을 물 150ml에 달여서 눈을 자주 씻는다.

【벼룩이자리(모래별꽃)】 풀 20~40g을 물에 달여 하루 3번에 나누어 먹는다.

【달걀 흰자위】 증류수에 1~2% 되게 풀어 끓여서 눈에 넣는다.

【속새】 80~100g에 4~5배 양의 물을 붓고 약한 불에 달여 얻은 달임약으로 눈을 자주 씻는다.

【오징어뼈, 박하뇌】 2:1의 비로 섞어 보드랍게 가루 내어 솜뭉치에 묻혀서 눈귀에 넣는다.

【가물치 쓸개, 구담 또는 웅담】 보드랍게 갈아 눈에 넣는다.
곰열을 0.1% 되게 증류수에 풀어 눈에 넣으면 더욱 좋
다.

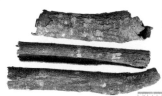
황백나무껍질

【거머리】 산 것 3마리를 깨끗이 씻어 꿀 6g과 같이 병
안에 넣고 마개를 막아 6시간 이상 놓아둔다. 그 다음
죽은 거머리를 건져 버리고 소독을 하기 위해서 30분 이
상 찐다. 이것을 눈에 1~2방울씩 떨구어 넣는다.

【황백피, 백반】 황경피나무껍질 20g, 백반 5g을 물 150ml에 넣고 50ml가 되게 달여
한 방울씩 눈에 떨구어 넣는다.

【백반(구운 것)】 증류수에 1~3% 되게 풀어 끓여서 눈에 넣는다.

【사과, 백반】 사과 속을 파내고 그 안에 백반 20g을 넣고 솥에 쪄 익힌 다음 즙을 짜
서 하루 2~3번 눈에 넣는다.

경련으로 온몸의 오그라들 때

온몸의 근육이 다 오그라들 때도 있고 몸의 어느 한 부분이 오그라들 때가 있다. 흔히 많이
보게 되는 것은 뇌외상, 뇌빈혈, 일사병, 질식 등으로 온몸 경련이 오는 것이다. 이 밖에 아픔
이 심하거나 높은 열이 날 때, 강한 정신적 타격을 받았을 때도 온몸경련이 온다.

치료하는 방법과 약초

【뽕나무가지(상지), 진교】 뽕나무가지 12g, 진교 10g을 물에 달여 하루 3번에 나누어
먹는다.

【천마, 두충】 각각 10g을 물에 달여서 하루 3번 나누어 먹는다. 쇠무릎풀이나 강호리
(강활)를 각각 10g을 함께 달여서 쓰면 더 좋다.

【매미허물(선퇴), 박하】 대가리와 발을 떼버린 매미허물 5~10개와 신선한 박하 잎
3~4개에 물 50ml 먹는다.

【흰가루병누에(백강잠)】 약한 불에 볶아서 가루 내어 한번에 3~4g씩 하루 2~3번 먹

는다.

【왕지네(오공)】 대가리와 발을 떼버리고 가루낸 것 1.5g, 설탕가루 0.5g을 고루 섞어 한번에 0.1~0.3g씩 하루 3번 먹는다. 독이 있기 때문에 많이 먹으면 안 된다.

【조각자, 백강잠】 각각 15g을 물에 달여 하루 2~3번에 나누어 먹는다.

개고기 먹고 체한 데

식체는 실증과 허증으로 나누는데 실증일 때는 가슴이 답답하고 배가 트지근하며 시간이 오래되면 썩은 냄새가 나는 트림을 하고 점차 배가 몹시 아프면서 메스꺼워 게우며 입맛을 잃고 심하면 음식냄새조차 꺼리며 머리가 아프고 설사를 하는 수도 있다.

치료하는 방법과 약초

【달걀, 식초】 달걀 2~3개를 그릇에 까 놓고 식초 한 숟가락을 타서 잘 섞어 한번에 먹는다.

【살구씨(행인)】 8알을 보드랍게 가루 내어 엿 또는 꿀에 개어서 먹거나 15알을 물에 달여 한번에 먹는다.

【수숫대】 오래 묵은 수숫대 3마디를 잘게 썰어 물에 달여 한번에 먹는다.

【볏짚, 살구씨(행인)】 볏짚 한 줌에 살구씨 5알을 넣고 달여 한번에 먹는다.

【복숭아씨(도인)】 2~3알을 짓찧어 물에 우려 찌꺼기를 짜버리고 한번에 먹는다.

【메밀】 가루 내어 묽게 죽을 쑤어서 하루 2번 먹는다.

고양이에 물렸을 때

물리면 곧 물린 곳에서 독을 짜 버린다. 그리고 수돗물이나 흐르는 물에 비눗물을 풀어서 상처를 씻는다. 그러면 상처와 그 주위에 묻었던 균을 다 없앨 수 있다.

【박하】 박하뇌 또는 박하기름을 물에 풀어서 그 물로 물린 자리를 씻는다.

【담뱃진】 담뱃물주리에 묻은 담뱃진을 상처에 붙인다.

【조피나무, 후추】 물린 자리를 조피나무 달인 물로 씻거나 후추를 밥알과 함께 짓찧어 상처에 붙인다.

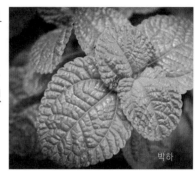
박하

고혈압일 때

동맥압이 계속 정상치보다 높은 상태를 말한다. 나이에 따라 다르지만 보통 최고혈압이 150mmHg 이상이고 최정혈압이 90mmHg이상 일 때를 고혈압이라고 한다. 원인은 지나친 정신적 긴장, 부정적인 정서와 많이 관계되며 또한 짠 음식, 술과 담배와도 관련이 있다.

치료하는 방법과 약초

【환삼덩굴】 환삼덩굴을 7~8월에 채취하여 그늘에서 말려 가루 내어 한 번에 9~12g을 3번에 나누어 밥 먹기 전에 먹는다. 약을 복용한지 2~3일 뒤부터 혈압이 내리기 시작하여 한 달쯤 지나면 고혈압으로 인한 여러 증상, 곧 수면장애, 두통, 머리가 무거운 느낌, 시력장애, 이명, 손발이 저린 것, 심장 부위가 답답한 것, 소변이 잘 안 나오는 것, 언어장애 등이 거의 대부분 없어지고 혈압도 정상이나 정상에 가깝게 내린다.

【겨우살이와 천삼】 겨우살이 60g과 천삼 30g을 진하게 달여서 식후에 따뜻한 물과 함께 복용하고, 자연산 마를 껍질 채 말려 곱게 가루를 내어 녹두대환으로 빚어서 식전에 50~100환씩 따뜻한 물과 함께 복용하면 효험이 있다.

【구기자 잎】 구기자 잎은 이 나무의 잎사귀를 말하는데 먹는 방법은 구기자 잎 10g 정도를 물에 달인 후 차처럼 매일 마시면 된다.

【국화와 하고초】 국화 10g과 하고초 10g을 한곳에 넣어서 섞은 다음 물 4ℓ 를 붓고 반으로 줄어들게 달인 다음에 즙을 짠 후 1일 3회로 나뉘어 마시면 된다.

【달맞이꽃씨】 달맞이꽃(월하 향)씨앗을 살짝 볶아서 기름을 짜먹거나 혹은 노랗게 되도록 볶은 다음 가루로 만들어 백비탕과 함께 한 숟갈씩 하루에 두 번 복용하면 된다.

【당근】 고혈압일 경우 100g정도를 생즙으로 만들어 하루 3번 마시고, 고혈압을 촉진시키는 변비에는 꿀을 조금 타거나 혹은 우유를 넣어서 주스를 만들어 마시면 효과가 있다. 특히 당근주스를 만들어 장시간 마시면 뇌경색, 류머티즘, 노안, 백내장 등에 효과가 있다.

【두충】 두충나무껍질을 잘게 썬 것 15~20g을 물에 달여 하루 3번에 나누어 식 후에 복용하면 된다. 또 잘게 썬 것 100g을 40%의 술 1ℓ 리터에 15~20일 동안 담가 두었다가 우려낸 것을 한번에 15~20㎖씩 식후 하루 3번 복용해도 된다. 특히 약간 불에 볶은 껍질이 볶지 않은 것보다 혈압을 낮추는 작용이 2배나 더 강한 것으로 밝혀졌습니다. 그것은 혈압을 낮추는 배당체 성분인 피노레지놀 디글리코시드가 들어있기 때문이다.

【둥굴레】 보리차 대신 상시로 끓여놓고 수시로 꾸준하게 복용하면 고혈압에 효험을 거둘 수가 있다. 직장인들은 보온병에 담아서 회사에 가져가 갈증이 날 때마다 마시면 더더욱 좋다.

【두릅나무 뿌리와 오가피】 두릅나무 뿌리와 오가피를 각 50g에 물 3ℓ 를 붓고 2ℓ 가 되게 달인 다음에 음용수로 상복하면서 메밀을 곱게 갈아서 녹두 환으로 빚어서 매 식 후 50환씩 복용하면 된다.

【마늘】 마늘은 아침저녁으로 머리가 무겁고 어지러우며 가슴이 두근거리는 데 쓰인다. 먹는 방법은 재래종 마늘 50g에 참기름 150㎖를 넣고 마늘이 녹을 정도로 달여서 세 번에 나누어 식후 30분 있다가 복용하면 된다.

【만병초(두견화) 잎차】 만병초 잎을 차로 마시려면, 만병초잎 5~10개를 물 2되에 넣어 물이 한 되가 될 때까지 끓여서 한 번에 소주잔으로 한 잔씩 식 후에 마신다

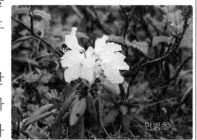

만병초

고 한다.

만병초잎에는 안드로메도톡신이라는 독이 있으므로 많이 먹으면 중독이 되며 한꺼번에 많이 먹으면 생명이 위태로울 수도 있으므로 주의해야 한다고 한다. 이 차를 오래 마시면 정신이 맑아지고 피가 깨끗해지며 정력이 좋아진다고 한다. 특히 여성들이 먹으면 불감증을 치료할 수 있다고 하며, 습관성이 없으므로 오래 복용할 수 있고 간경화, 간염, 당뇨병, 고혈압, 저혈압, 관절염 등에도 좋은 효과가 있다고 한다.

【메밀】 메밀이 무성하게 자랄 때쯤에 잎을 채취하여 말려두었다가 하루에 20~30g씩 물에 넣어서 달여 먹으면 효과가 매우 좋다. 메밀의 효능은 메밀 속에 유효성분인 루틴이 함유되어 있는데, 이것은 모세혈관의 취약성을 감소시켜서 정상적인 저항력을 회복시켜줌으로써 모세혈관 파열로 인한 출혈을 예방해준다.

【미나리】 미나리 채 500g을 물에 넣은 후 설탕을 조금 가미해 차대신 마시면 된다. 이밖에 미나리 채 250g과 대추 10개를 함께 달여서 마시고 대추도 복용하면 된다.

【버드나무와 익모초】 5~7월에 뜯은 버드나무 잎이나 가지 20g, 익모초 15g을 함께 넣어서 달인 후 식후 하루 2~3번에 나누어 복용하면 된다. 효능은 진정 및 혈압낮춤작용을 한다.

【쑥갓 귤즙】 쑥갓 5줄기, 귤 3개, 레몬즙 1큰 술, 물 1컵을 준비한다. 그 다음 쑥갓은 줄기를 제거한 잎만 골라서, 반으로 자른 귤과 함께 즙을 짜는 기구에 넣어서 즙을 내면 된다.

【시금치】 시금치를 깨끗한 물에 잘 흔들어서 씻은 다음에 프라이팬에 참기름 넣고 볶은 것을 복용하면 된다.

【오동나무(개오동나무)】 오동나무 꽃이 피기 전에 잎을 채취해서 그늘에 말렸다가 약한 불에 누르스름하게 볶은 다음 부드럽게 가루 내면 된다. 1회에 5~6g씩 소주한잔에 타서 하루에 세 번, 식전 30분 전에 복용하면 된다. 이밖에 오동나무 잎을 달여서 먹기도 하고, 말려서 담배처럼 피우기도 한다.

【완두콩 즙】 고혈압에는 삶은 완두콩을 즙으로 짜서 하루 2회, 한 번에 반잔정도를 따뜻하게 데워서 마시면 효과적이다. 더구나 이뇨작용을 원할 때는 약간의 소금을 넣고 삶거나 수프로 끓여서 먹으면 된다. 그렇지만 주의사항으로 콩은 성질이 차기

때문에 소화기관이 약해서 설사를 자주하는 사람은 먹어서는 안 되며, 감기에 걸렸거나 땀을 많이 흘리는 사람역시 많이 섭취하면 좋지 않다.

【진달래꽃】 그늘에 말린 것을 보드랍게 가루 내어 한번에 4~5g씩 하루 3번 먹는다.

【익모초】 하루 20~30g씩 물에 달여 3번에 나누어 끼니 뒤에 먹는다. 혈압을 내리고 오줌을 잘 나가게 한다.

【왜떡쑥】 풀 4~12g을 물에 달여 하루 3번에 나누어 먹는다.

【찔광이(산사)】 50g을 물에 달여 하루 3번에 나누어 끼니 뒤에 먹는다. 보드랍게 가루 내어 한번에 3~4g씩 하루 3번 먹어도 좋다. 혈압을 낮추며 핏속의 콜레스테롤양을 낮추는 작용이 있으므로 고혈압 및 동맥경화증 치료에 쓰인다. 강심작용이 있어서 심장쇠약증 때에도 쓴다.

【진교】 하루 10~15g씩 물에 달여 3번에 나누어 끼니 뒤에 먹는다. 보드랍게 가루 내어 한번에 3~4g씩 끼니 뒤에 먹어도 좋다. 혈압이 내려가게 한다.

【참대기름(죽력)】 한번에 3~4g씩 하루 3번 끼니 뒤 1~2시간 지나서 먹는다. 고혈압으로 뇌출혈이 생기려고 할 때 먹거나 후유증을 치료하기 위하여 쓴다.

【진달래어린아지, 익모초】 진달래어린아지 100g, 익모초 30g을 물에 달여 찌꺼기를 짜버리고 다시 물엿처럼 되게 졸여서 하루 3번에 나누어 먹는다.

【누리장나무(취오동)】 어린 나무줄기를 잘게 썬 것 10~15g을 물에 달여 하루 3번에 나누어 끼니 뒤에 먹는다. 잎과 줄기를 보드랍게 가루 내어 한번에 4~5g씩 하루 3번 끼니 뒤에 먹어도 좋다. 누리장나무 잎은 꽃 피기 전에 채취한 것이 꽃이 핀 다음에 채취한 것보다 혈압낮춤작용이 더 세다.

【두충】 두충나무껍질을 잘게 썬 것 15~20g을 물에 달여 하루 3번에 나누어 끼니 뒤에 먹는다. 또는 잘게 썬 것 100g을 40% 술 1ℓ에 15~20일 동안 담가두었다가 우려 낸 것을 한번에 15~20ml씩 하루 3번 끼니 뒤에 먹어도 좋다. 껍질은 약간 불에 볶은 것이 볶지 않은 것보다 혈압을 낮추는 작용이 2배나 더 세다.

【지렁이(구인), 알콜】 말린 지렁이 40g을 60% 알콜 100ml에 넣고 하루에 2~3번 잘 저으면서 72시간 담가두었다가 걸러낸 것을 한번에 15~20ml씩 하루 3번 끼니 전에 먹는다. 지렁이 한 가지를 가루 내어 한번에 1~2g씩 하루 3번 먹어도 된다.

【다시마(곤포)】 보드랍게 가루 내어 한번에 3g씩 하루 3번 먹는다. 혈압을 내리는 작

용이 있다.

【버드나무, 익모초】 5~7월에 뜯은 버드나무 잎 또는 가지 20g, 익모초 15g을 물에 달여 하루 2~3번에 나누어 끼니 뒤에 먹는다.

【저담즙, 검은콩】 저담즙 주머니에 검은콩을 삶아서 담즙에 잠기도록 가득 채워 넣고 10~15분 지나서 콩을 꺼내어 한 번에 5~10알씩 하루 3번 끼니 뒤에 먹는다.

【호프】 생달걀에 구멍을 내고 속에 호프 5~7이삭을 썰어 넣고 밥 가마에 쪄서 하루 1번씩 먹는다. 지나치게 혈압이 내리면 쉬거나 쓰는 것을 얼마간 중지하거나 양을 적당히 줄여서 쓴다.

고환에 염증이 생기는 고환염

증상의 특징은 고환이 불어나면서 아픈 것이다. 이 병을 앓은 뒤 고환이 위축되어 남자 불임증의 원인으로 되는 경우가 많다.

치료하는 방법과 약초

【홰나무열매(괴실)】 40g을 보드랍게 가루 내어 졸인 꿀에 반죽하여 한 알의 질량이 0.3g 되게 알약을 만들어 한번에 20알씩 하루 3번 더운 물로 끼니 사이에 먹는다.

【회향, 도꼬마리】 각각 15g을 물에 달여 하루 3번에 나누어 끼니 뒤에 먹는다.

【조피나무열매(산초), 다시마(곤포)】 조피나무열매(약간 볶은 것) 40g, 다시마 20g을 가루 내어 술로 쑨 풀에 반죽하여 한 알의 질량이 0.15g 되게 알약을 만들어 한번에 10알씩 하루 3번 더운 물로 먹는다. 음낭이 붓고 허리와 무릎까지 아픈 데 쓴다. 찜질한다. 식으면 갈아서 다시 한다.

결핵균이 골이나 관절에 침범하여 생길 때

 골관절결핵은 등뼈(45%), 넓적다리관절(24%), 무릎관절(17%)에 많이 오며 어린이, 20대의 젊은이(보통 15살 아래의 어린이)에게 많다. 증상이 심해지면 관절이 조여들며 관절면이 맞붙어서 곧아져 굽혔다 폈다 하지 못하게 되는 수가 있다.

치료하는 방법과 약초
【등대풀(택칠)】 풀을 물에 달여 찌꺼기를 짜버리고 다시 걸쭉해질 정도로 줄여서 약심지에 붙여 누공에 밀어 넣는다. 하루 1번씩 심지를 갈아 넣는다.
【대암풀뿌리】 보드랍게 가루 내어 멸균한 것을 결핵성 누공에 채워 넣는다. 약천심지에 약가루를 묻혀서 누공 안에 하루 한 번 또는 하루건너 한번씩 넣기도 한다.
【좀양지꽃】 전초를 12~20g을 물에 달여 하루 3번에 나누어 먹는다. 또는 술에 담가 우려먹어도 좋다.
【황경피나무껍질(황백피)】 보드랍게 가루 내어 꿀이나 와셀린에 개어 국소에 바른다.
【박주가리뿌리】 신선한 것 40~60g을 잘게 썰어 물에 달여 하루 2~3번에 나누어 약간의 술과 함께 먹는다.

골수염으로 뼛속이 곪을 때

 골수염은 흔히 피부화농성 질병 또는 중이염, 근염 등을 앓을 때 화농균들이 핏줄을 따라 뼛속에 들어가 생긴다. 처음에는 높은 열이 나면서 염증이 생긴 뼈 부위가 쏘고 점차 부어오르며 나중에는 살갗이 벌겋게 된다. 더 지나면 곪은 데가 터져 고름이 나오면서 열도 내리고 아픔이 덜해진다.

치료하는 방법과 약초
【살모사】 1마리를 산 채로 단지에 넣고 봉하여 솥에서 2시간 정도 중탕으로 끓여 뱀을 건져 버리고 기름을 2~3번에 나누어 먹는데 2~3마리를 해먹는다. 또는 뱀가죽을 벗기고 내장을 빼낸 다음 햇볕에 말려 대가리와 꼬리를 잘라버리고 잘게 썰어 불

에 볶아 가루 내어 한 마리를 하루 2~3번에 나누어 먹는다.

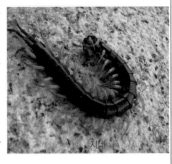
치네

【복숭아나무뿌리】 뿌리의 속껍질에 설탕가루나 꿀을 조금 섞어 잘 짓찧어 상처에 붙인다.

【독미나리뿌리, 달걀】 깨끗이 씻어 말려 보드랍게 가루낸 독미나리뿌리가루를 달걀 흰자위에 개어 하루 3~4번 아픈 곳에 바른다.

【왕지네(오공)】 대가리와 발을 떼버리고 약한 불에 말려 보드랍게 가루낸 것을 꿀에 반죽해서 한 알의 질량이 0.5g 되게 알약을 만들어 한번에 2알씩 하루 3번 끼니 뒤에 먹는다. 그리고 가루를 누공 안에 뿌려주거나 심지에 묻혀서 넣기도 한다.

【범싱아】 잘게 썬 것 100g을 70% 알코올 300ml에 14일 동안 담가 우려낸 다음 이 약액에 적신 약천심지를 소금물로 깨끗이 닦아낸 누공에 3일에 한 번씩 갈아 넣는다.

【달걀, 황경피나무껍질】 달걀 흰자위에 황경피나무껍질가루를 섞은 다음 식초를 넣고 개어서 기름종이에 발라 아픈 곳에 하루 3번 바꾸어 붙인다.

【다투라잎】 신선한 것을 뜯어 바늘로 잔구멍을 빽빽히 뚫고 끓는 물 또는 쌀 씻은 물에 담갔다가 건져내어 누공이 생긴 곳에 붙여둔다. 고름을 많이 빨아내야 할 때에는 앞의 뒷면이 상처면에 닿게 붙이고, 새살을 빨리 살아 나오게 해야 할 때에는 잎의 앞면이 상처면에 닿게 붙인 다음 약천을 덮어 싸맨다. 약은 하루 1~2번 갈아 붙인다.

골절로 뼈가 부러졌을 때

부러지는 데는 금만 간 것, 완전히 부러진 것, 상처가 있으면서 부러진 것 등 여러 가지다. 우선 뼈가 부러지면 부러진 팔다리의 모양이 달라지면서 움직일 때마다 몹시 아프다. 그리고 부러진 곳에서 뼈가 움직일 때 소리가 날 수도 있다. 뼈가 심하게 부러지면 아픔 때문에 쇼크에 빠질 때도 있다.

【지렁이(구인)】른 지렁이를 보드랍게 가루 내어 물로 반죽하여 녹두알 크기로 빚어서 마가루를 겉에 묻혀 한번에 6~8g씩 하루 2번 먹는다. 신선한 지렁이를 물에 담가서 먹은 것을 다 게우게 한 다음 설탕을 1/3 정도 넣고 1~2시간 있다가 짓이겨 약천에 고루 발라서 뼈 부러진 곳에 붙인다.

【상골】 샘물에 있는 벌레인데 생것으로 한번에 2~3마리씩 하루 3번 3일 동안 먹는다. 어린이는 한번에 1마리씩 먹어도 된다.

【딱총나무】 줄기와 가지를 15~20g을 잘게 썰어 물에 달여 하루에 2~3번 나누어 먹는다.

【게】 참게 50g을 짓찧어 술 200ml에 1~2일 동안 담근다. 이 술을 한번에 20~30ml씩 마시고 찌꺼기를 골절된 곳에 붙인다. 털게 또는 참게를 약한 불에 말려 보드랍게 가루 내어 한번에 10~20g씩 하루 3번 술에 타서 마신다.

【속단】 보드랍게 가루 내어 한번에 4~5g씩 하루 3번 끼니 뒤에 먹는다.

【자연동(산골)】

불에 달구었다가 식초에 담그기를 몇 번 반복한 다음 가루내서 한번에 1~1.5g씩 하루 3번 먹는다. 식초에 여러 번 담가야 효과가 있다.

관절염일 때

관절 안에 세균이 들어가 일어나는 염증이다.

【엄나무껍질(해동피)】엄나무의 겉껍질을 벗겨 버리고 속껍질을 잘게 썰어서 쓴다. 엄나무껍질 20~30g에 물 200~300ml를 넣고 달여서 절반 정도가 되면 찌꺼기를 하루 세 번에 나누어 끼니 30분 전에 먹는다.

【멧두릅뿌리, 참으아리뿌리】멧두릅뿌리 30g과 참으아리뿌리 20g을 깨끗이 씻어서 잘게 썰어 한데 섞고, 물 250~300ml를 넣고 달여서 절반쯤 되면 찌꺼기를 버리고 하

루 세 번에 나누어 끼니 30분 전에 먹는다.

【오가피나무껍질, 쇠무릎뿌리】 오가피나무껍질 20g과 쇠무릎뿌리 20g을 잘게 썰어 한데 섞어서 물 300ml를 넣고 두 시간 정도 달여 절반쯤 되면 찌꺼기를 짜 버리고 하루 세 번에 나누어 빈속에 먹는다.

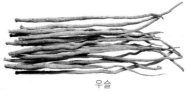
우슬

【마가목껍질, 황경피나무껍질】 황경피나무껍질과 마가목껍질을 잘게 썰어서 잘 말려 술에 담가 두었다가 껍질이 퍼지면 짓찧어서 아픈 부위에 붙인다. 매일 여러 번 반복하여 갈아 붙인다.

【쇠무릎뿌리, 멧두릅뿌리】 쇠무릎뿌리와 멧두릅뿌리를 각각 한 줌씩 섞은 다음 물 적당량을 넣고 달여서 찌꺼기를 짜 버리고 하루 세 번에 나누어 끼니 30분 전에 먹는다.

【멧두릅뿌리, 누룩】 멧두릅뿌리를 잘게 썰어서 단지에 넣고 숭늉을 적당히 넣은 다음, 누룩을 알맞게 넣어 감주가 될 때까지 두었다가 하루에 세 번, 끼니 30분 전에 한잔씩 먹는다.

【멧두릅뿌리】 머리가 아프고 허리와 무릎이 저리고 무거우며 사지가 오그라들면서 아플 때, 3~4월과 9월경에 뿌리를 캐어 햇빛에 말렸다가 쓰는데, 때로는 생채로도 쓸 수 있다. 멧두릅뿌리 적당량에 물을 넣고 달이다가 찌꺼기를 버리고, 그 물을 다시 엿이 되도록 달여서 아픈 곳에 하루에 두 번 정도 붙인다. 또는 멧두릅뿌리를 잘게 썰어서 단지에 넣어 물을 적당히 붓고 누룩을 넣어 감주가 될 때까지 두었다가 하루에 200ml를 세 번에 나누어 빈속에 먹는다.

【나팔꽃씨】 암자색 꽃이 피는 것은 씨가 흑갈색이므로 흑축이라 하고, 흰꽃이 피는 것은 씨가 좀 희므로 백축이라고 한다. 나팔꽃씨는 10월에 따서 쓰며, 잎과 줄기는 여름에 뜯어서 쓴다. 잎과 줄기를 각각 4g씩 물 200ml에 넣고 150ml 정도 되게 달여서 한번에 40~50ml씩 하루 세 번 먹는다. 씨는 한번에 0.1~0.3g을 넘지 말아야 한다. 양을 초과하면 오히려 심한 설사를 일으킬 수 있다.

【독사, 술】 신경통, 관절염에 한두 번만 먹으면 효과를 나타내며 몇 번 먹으면 신효하다. 7월 말경 메밀꽃이 피기 전에 독사 한 마리를 잡아서 산 채로 물을 넣은 병에 넣고 2일에 한 번씩 물을 갈아 넣어준다. 7~10일 가량 계속 하면 뱀이 먹은 오물을

다 토하게 된다. 그러면 60% 정도 되는 술에다 넣고 밀폐하여 뚜껑 틈새를 밀랍이나 양초로 때워서 6개월 이상 두었다가 한번에 30~40ml씩 하루에 세 번, 끼니 전에 먹는다.

【황철나무껍질, 느릅나무껍질】황철나무껍질과 느릅나무껍질을 같은 양씩 취한다. 여기에 물을 많이 넣고 달여서 푹 우러난 후에 찌꺼기는 짜 버리고, 그 물만 다시 끓여서 엿처럼 만든다. 이것을 아픈 곳에 발라준다. 한편 황철나무껍질과 느릅나무껍질 각각 한 줌씩에 물 두 사발을 넣고 절반이 되도록 달여서 찌꺼기는 짜 버리고 그 물을 한 번에 마시는데 하루에 세 번 정도씩 달여 마신다.

【자리공잎(상륙엽)】자리공잎을 짓찧어 붙이면 10분 후에 아픈 것이 멎는다. 2~3일간 계속 한다.

【무씨, 검은 수탉】검은 수탉을 잡아서 털을 뽑고 내장을 뺀 다음 그 속에 무씨 500g을 넣어 푹 삶거나 단지곰을 하여 무씨는 꺼내 버리고 고기만 먹는다.

【고추】빨갛게 익은 생고추의 씨를 뽑아서 오른쪽 다리가 아프면 왼쪽에, 왼쪽 다리가 아프면 오른쪽 발바닥 가운데에 약 20분간 붙인다.

【고비나물뿌리】3월과 9월에 뿌리를 캐어 햇빛에 말려 두고 쓴다. 말린 고비나물뿌리를 잘게 썬 것 20g 정도에 물을 적당히 넣고 달여서 찌꺼기는 짜 버리고 그 물을 한 번에 마신다. 하루에 세 번 끼니 전에 마신다.

【고삼뿌리벌레】고삼뿌리 벌레를 잡아서 술에 담가 두었다가 그 술을 마신다. 술한잔에 벌레 한 마리의 비례로 담가 매번 한잔씩 하루에 두 번 빈속에 먹고 땀을 내야 한다. 또는 고삼뿌리벌레를 말려서 가루 내어 술한잔에 벌레 한 마리분의 가루를 타서 한번에 먹는데, 하루에 세 번씩 끼니 뒤에 먹는다.

【선인장, 소금】선인장은 대체로 뼈마디가 부으면서 아플 때 쓰면 좋다. 선인장에 소금을 10:1의 비례로 넣고 즙이 나오게 짓찧어 아픈 곳에 붙인다. 하루에 서너 번 정도 갈아 붙인다.

【도마뱀】말린 도마뱀을 보드랍게 가루 내어 한번에 2g씩 하루에 세 번, 끼니 뒤 30분 있다가 소주에 타서 마신다.

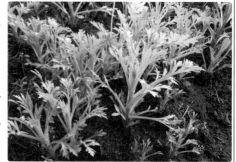

【제비쑥(초호), 명태】 제비쑥은 들판이나 밭둑에 나는데 5~6월에 뜯어다가 햇빛에 말려서 두고 쓴다. 말린 제비쑥 40g에 마른 명태 한 마리를 잘 두드려 넣고 적당량의 물을 넣은 다음, 약한 불에서 천천히 달여서 찌꺼기는 짜 버리고 한 번에 한잔씩(150ml) 하루에 두 번, 끼니 30분 전에 먹는다.

【문문이벌레】 모래에 살면서 모래를 오목하게 만들어 놓는다 하여 일부 지방에서는 오목이라고도 한다. 문문이를 여름철에 잡아다 말려서 가루 내어 한번에 1~2g을 작은 잔으로 한장 정도의 술에 타서 하루에 두 번 먹는다.

【지네, 고살뿌리벌레】 8~9월에 잡은 지네와 고삼뿌리벌레를 말려서 가루 내어 각각 같은 양씩 잘 섞어서 한번에 0.5g씩 하루에 세 번, 끼니 한 시간 전에 먹는다.

【지네, 쇠무릎뿌리, 달걀 흰자위】 깨끗이 씻어서 햇빛에 말린 쇠무릎뿌리와 지네를 가루 내어 2:1의 비례로 잘 섞어서 달걀 흰자위를 적당량 넣고 반죽하여 콩알 크기의 알약을 만들어 한번에 5~8알씩 하루에 세 번, 빈속에 먹는다.

【진달래꽃, 천남성, 꿀】 천남성은 3~4월 초와 10~11월 초순에 뿌리를 캐어 깨끗이 씻어서 마른생강을 우려낸 물에 담가 두었다가 햇빛에 말린 다음 가루 내어 쓴다. 3~4월에 채취한 진달래꽃 1kg과 천남성 가루 20g을 한돌기씩 격자로 펴고 30분간 증기에 쪄서 햇빛에 말렸다가 가루낸 다음, 꿀 500g을 넣고 콩알 크기의 알약을 만들어 어른은 한번에 5~7알씩, 하루에 세 번 끼니 30분 전에 먹는다.

【초오, 명태눈알】 놋젓가락풀과 명태눈알을 각각 가루 내어 1:10의 비례로 섞은 다음, 물을 적당히 넣고 세 시간 동안 달여서 80~90℃의 온도에서 짠다. 짜낸 찌꺼기에 다시 물을 처음보다 적게 넣고 두 시간 동안 달여 80~90℃의 온도에서 다시 짠 다음, 처음 짜낸 약물과 섞는다. 이것을 다시 졸여서 물엿처럼 만들고, 여기에 남은 찌꺼기는 잘 말려서 가루 내어 섞은 다음 한번에 3g씩 하루에 세 번 끼니 두 시간 전에 먹는다.

【난초】 5~6월에 뿌리를 캐어 그늘에 말려서 쓴다. 관절염으로 뼈마디가 몹시 아플 때, 잘게 썬 난초뿌리 10~20g에 물을 120ml 정도 넣고 달여서 절반의 되면 찌꺼기를 짜 버리고 한 번에 먹는다. 하루에 세 번씩 빈속에 먹는다.

【나팔꽃잎과 씨】 나팔꽃일 15g에 물 100ml를 넣고 달여서 절반쯤 될 때, 찌꺼기는 짜 버리고 하루 두세 번에 나누어 빈속에 먹는다. 임신부에게는 쓰지 말아야 한다.

【삽주뿌리, 황경피나무껍질】삽주뿌리를 쌀뜨물에 하룻밤 담가 두었다가 다시 쌀뜨물을 갈아 부어 하루 동안 담가 두었다가 겉껍질을 벗겨 버리고 햇빛에 말려서 두고 쓴다. 삽주 뿌리와 황경피나무껍질을 보드랍게 가루 내어 각각 같은 양씩 섞어서 한 번에 4~5g씩 하루에 세 번, 따뜻한 물에 먹는다.

【쇠무릎뿌리, 술】쇠무릎뿌리를 깨끗이 씻어서 잘게 썰어 잘 말려서 보드랍게 가루를 낸다. 이 가루를 한번에 4~5g씩 술한잔에 타서 먹는데, 하루에 두 번씩 먹는다.

【사시나무(백양나무)】사시나무껍질을 벗겨 깨끗하게 씻은 다음 잘게 썰어서 말려 두고 쓴다. 껍질을 진하게 달여서 찌꺼기는 버리고 한 번에 한잔씩 하루에 세 번, 끼니 30분 전에 먹는다. 또한 이 약물로 아픈 뼈마디를 자주 씻는다.

【율무쌀 산이라치씨】율무쌀 50g과 산이스라치씨 20g에 물을 적당히 넣고 절반쯤 될 때까지 달여서 찌꺼기는 버리고 하루 세 번에 나누어 빈속에 먹는다.

【백선뿌리껍질】백선뿌리껍질을 햇빛에 말려서 보드랍게 가루 내어 한번에 30g씩 하루에 세 번, 끼니 뒤 30분 있다가 따뜻한 물에 먹는다.

【참으아리뿌리】뿌리를 10월경에 캐서 그늘에 말렸다가 쓴다. 뿌리 20g에 물 120ml를 넣고 달여서 절반쯤 되면 찌꺼기를 짜 버리고 하루 세 번에 나누어 빈속에 먹는다. 또는 말린 뿌리를 가루 내어 한번에 2~3g씩 하루에 세 번, 끼니 30분 있다가 더운물에 먹는다.

【솔잎】급성 관절염에 쓰면 좋은 효과를 본다. 소나무 잎을 따서 천에 싼 다음 뜨겁게 하여, 아픈 뼈마디에 하루에 두 번 정도 갈아 붙인다. 몇 번 계속하면 아픈 느낌이 없어질 뿐만 아니라 부었던 것도 내린다.

【골담초】골담초는 뼈마디가 아플 때 쓰면 7~10일 후에는 아픈 것과 저린 감이 멎으면서 부종도 없어지기 시작한다. 한 달 동안 계속 쓰면 호전된다. 골담초의 대와 뿌리를 가을에 채취하여 말린 것 2kg에 물 4l를 넣고 2l가 되게 달여서 한번에 50~60ml씩 하루에 세 번 먹고 땀을 낸다.

【지네, 달걀 흰자위】8~9월에 지네를 잡아서 말려 두었다가 쓴다. 대가리가 검과 발이 빨간 것이 좋다. 지네 7~9마리를 대가리와 발은 떼 버리고 가루 내어 달걀 흰자위에 섞어서 하루 두세 번에 나누어 먹는다.

【느릅나무껍질】느릅나무껍질을 3일에 채취하여 햇빛에 말려서 두고 쓴다. 말린 느릅

나무껍질을 한번에 12g 정도의 분량을 먹을 수 있도록 적당히 담가두었다가 충분히 우러난 물을 다시 진하게 달인다. 그 물을 한 번에 한 잔 정도씩 하루에 세 번, 끼니 전이나 끼니 뒤에 먹는다.

【생지황】 생지황을 잘 씻고 짓찧어 즙을 내서 생지황 즙 두 종지에 따뜻한 물 반 종지를 타서 한 번에 마신 다. 하루에 세 번 정도 마신다.

【장군풀】 신선한 장군풀 잎을 뜯어서 붓고 아픈 곳에 대고 싸 매준다. 잎이 마르기 전에 자주 갈아 붙여주어야 한다. 하루나 이틀 후면 부은 것이 내리고 아픈 것도 낫는다.

구내염으로 잇몸 등의 염증이 있을 때

원인에 따라 입안점막이 약간 부어 있는 정도일 때도 있고 헐어서 피가 나며 궤양이 생기는 경우도 있다. 일반적으로 입안염 때에는 입 안에서 역한 냄새가 난다. 심한 경우에는 아픔 때문에 제대로 먹지도 못하고 말도 할 수 없게 된다.

치료하는 방법과 약초

【결명씨】 진하게 달여 한 모금 입 안에 물고 3~4분 정도 있다가 뱉어 버린다. 이렇게 2~3번씩 하루에 3~4번 하면 입 안이 헐었거나 두드러졌던 점막이 점차 가라앉으면서 낫는다.

【대황】 잘게 썬 것 40g에 물 300ml를 넣고 150ml되게 달여 하루에 4~5번씩 입 안을 가글하거나 약솜에 적셔 입 안을 자주 닦아준다.

【백반, 붕산, 곱돌(활석)】 구운백반 20g, 붕산 40g, 곱돌 25g을 보드랍게 가루 내어 하루에 3~4번 입 안에 바른다.

【황련, 속썩은풀(황금), 황경피나무껍질(황백)】 보드랍게 가루낸 것 각각 2g을 컵에 넣고

끓인 물을 부어 노랗게 우려낸 물로 하루 10번 정도 입가심한다.

【물레나물】 10g을 물 200ml에 달여서 한번에 20ml씩 하루 3~4번 끼니 뒤에 먹는다.

【고추나물】 10g을 물 200ml에 달여서 한번에 20ml씩 하루 3~4번 먹는다. 또한 신선한 것을 즙을 내어 입 안에 바르거나 입가심한다.

【족두리풀뿌리(세신), 속썩은풀(황금)】 족두리풀뿌리 30g, 속썩은풀뿌리 50g을 물 1l에 달여 찌꺼기를 짜버리고 하루 3~4번 양치한다.

【백반, 소금, 청밀】 구운 백반 20g과 보드라운 소금 10g을 적당량의 청밀에 개어서 하루 2번 입 안에 바른다.

【백반】 10g을 뜨거운 물 반 사발에 풀어 따뜻하게 하여 자주 입가심한다. 또는 잘 볶아서 보드랍게 가루낸 것을 한번에 0.1~0.2g씩 입 안에 뿌려주어도 좋다.

【가지꼭지】 거멓게 구워서 가루 내어 하루에 2~3번 정도 입 안의 헌곳에 바른다. 가지꼭지는 점막이 헌 것을 아물게 하며 궤양면에서 나오는 피를 멎게 한다.

【붉나무벌레집(오배자)】 보드랍게 가루 내어 하루에 2~3번 정도 헌곳에 뿌린다. 2~3일 쓰면 아픔이 멎고 염증이 가라앉으며 궤양이 아문다.

【황경피나무껍질(황백)】 황경피나무껍질의 누런 부분을 떼내어 진하게 달인 물을 하루에 3~4번 정도 헌곳에 바른다.

【백반, 저담즙, 인단】 각각 같은 양을 보드랍게 가루 내어 하루에 3~4번 정도 입 안에 바른다. 3~5일 정도 쓰면 효과가 있다.

구루병으로 비타민D 부족할 때

햇볕을 적게 쪼일 때에 비타민 D 부족이 올 수 있다. 피부에 있는 비타민 D 전단계 물질인 프로비타민 D는 자외선이 있어야 비타민 D로 되어 온몸에 퍼진다. 따라서 햇빛(자외선)을 적게 쪼이는 겨울에는 비타민 D 부족이 쉽게 올 수 있다.

【삽주(창출), 달걀껍질】 각각 같은 양을 보드랍게 가루 내어 고루 섞어 1살된 어린이에게 1.5~2g씩, 2~3살은 3~4g 씩 하루 3번 먹인다.

【만삼】 1살 된 어린이에게 만삼 6g을 하루 양으로 하여 물에 달여서 3번에 나누어 끼니 전에 먹인다.

【솔잎】 겨울철에 딴 솔잎 10g을 물에 우린 데다 설탕을 약간 풀어넣고 하루에 3~4번 마시게 한다.

【오징어뼈(오적골)】 불에 말려 가루를 낸 다음 같은 양의 설탕을 넣고 고루 섞어 1살 된 어린이에게 한번에 1g씩 하루 3번 먹인다.

【물고기뼈, 달걀껍질】 물고기뼈(식초를 발라 볶은 것)30g, 달걀껍질(볶은 것) 15g, 설탕 적당량을 보드랍게 가루 내어 고루 섞은 다음 1살 된 어린이는 한번에 0.6g씩 하루 3번 먹인다.

【달걀 노른자위, 암】 암가루 10g, 설탕가루 8g, 달걀 노른자위 1/4개, 물 120ml 암가루를 물에 골고루 풀어서 설탕가루를 넣고 끓인 다음 불에서 내려놓고 달걀 노른자위를 넣으면서 천천히 젓는다. 암이 따끈할 때 먹인다(7~8달 되는 젖떼기 어린이에게 먹인다).

【동태죽】 쌀 10g, 동태 30g, 간장 약간, 물 200ml 동태살을 잘게 다지고 물과 함께 끓이다가 쌀을 넣고 죽을 쑨다. 죽이 거의 다 되면 간을 맞춘다(10달 이후 젖떼기 어린이에게 먹인다).

【다시마, 땅콩】 땅콩 50g, 설탕 20g, 다시마 25g, 소금 약간, 땅콩 삶은 물 적당량 땅콩을 전날에 물에 불렸다가 그 물에 삶아서 뭉개어 쇠조리에 거른다. 거른 땅콩에 설탕, 다시마, 소금, 땅콩 삶은 물을 적당히 넣고 세지 않은 불에서 주걱으로 저으면서 끓인다. 작은 술잔이나 보시기에 꽁꽁 다져 넣고 먹인다(젖떼기 어린이들에게 간식으로 먹인다).

【간유】 겨울철에 태어난 조산아나 인공영양을 하는 어린이에게 나서 한 달 후부터 간유를 먹이는데 처음 1~2방울로부터 시작하여 매일 1~2방울씩 늘리면서 먹인다. 2달 반에 가서는 매일 5ml씩 먹이다가 일광욕을 하는 시기에는 그만 둔다.

【달걀껍질】 달걀껍질을 깨끗이 씻어 말려 보드랍게 가루내서 6달~1살까지는 한번에

0.5g, 1~2살까지는 1g씩 하루 2번 먹인다(비타민 A와 D를 같이 먹이면 효과가 더 좋다).

【소나무꽃가루, 명태가루】 각각 같은 양을 보드랍게 가루 내어 고루 섞는다. 1살 되는 어린이에게 한번에 1~1.5g씩 하루 3번에 먹인다.

구취로 입 안에서 냄새가 날 때

벌레 먹은 이빨이나 이빨 틈에 끼인 음식물 찌꺼기가 발효되거나 부패되면서 역한 냄새를 내는 경우와 위 질병이 있을 때 침분비가 장애되어 입 안이 마르며 이상 발효가 일어나 냄새가 난다.

치료하는 방법과 약초

【매화열매(오매)】 소금에 절이어 늘 입에 물고 있는다.

【노야기(향유)】 6~8g을 달여 하루 3번에 나누어 먹거나 입가심한다.

【범부채】 6~8g을 달여서 하루 3번에 나누어 먹는다.

【회향】 싹과 줄기로 국을 끓여 먹거나 생것을 먹는다.

【생당쑥】 말려 잘게 썬 다음 담배처럼 말아서 하루 2~3대씩 피우는데 연기를 빨아 머금고 1~2분 있으면 된다.

【익지인】 껍질을 버리고 먹거나 가루 내어 끓는 물에 타서 먹는다.

【족두리풀뿌리(세신)】 풀을 진하게 달여 뜨거운 것을 물었다가 식은 다음 뱉어 버린다. 주로 입에서 냄새도 나고 삭은 이가 아픈 데 좋다.

【궁궁이(천궁), 구릿대(백지)】 각각 30g을 가루 내어 졸인 꿀로 반죽해서 한 알의 질량이 1.5g 되게 알약을 만들어 한번에 4알씩 하루 3번 끼니 뒤에 먹는다.

【참외씨】 가루 내어 졸인 꿀로 반죽해서 한 알의 질량이 0.3g 되게 알약을 만든다. 아침마다 양치한 다음 한 알씩 물고 녹여 먹는다.

구토가 날 때

치료하는 방법과 약초

【감꼭지】 1~3살의 어린아이들이 젖을 먹고 곧 토하는 것들을 낫게 한다. 잘 익은 감꼭지를 세 개 정도 따서 깨끗하게 씻은 후 줄기를 떼 버리고 햇빛에 말린 다음 물을 30~40ml 정도 넣고 달여서 그 물을 한번에 2~3ml씩, 하루에 세 번만 먹이면 곧 낫는다.

【익모초】 몹시 무더운 여름철에 더위를 먹고 토하면서 설사할 때는 익모초를 짓찧어 즙을 내서 한 번에 한두 숟가락씩 자주 먹는다. 6~7월에 신선한 익모초를 채취하여 깨끗하게 씻어서 말려 두었다가 써도 좋다.

【산딸기나무(복분자) 잎과 뿌리, 질경이】 열이 나면서 설사가 있을 때는 산딸기나무 잎과 뿌리 한 줌에 질경이 뿌리 한 줌을 깨끗이 씻어서 함께 짓찧어 성긴 천에 짠 물을 한 번에 반 공기쯤 먹는데, 하루에 세 번씩 며칠 동안 계속 먹으면 낫는다. 어린아이들은 여기에 설탕을 약간 넣어서 하루에 여러 번 숟가락을 떠먹는다.

【마늘, 붉은 깻잎】 구토 설사가 심하면서 배가 비틀리는 것같이 아프고 구토 물에서 더운 기운이 나며 머리가 몹시 아플 때 쓴다. 붉은 깻잎을 크게 한 줌 깨끗이 씻어서 달인 물에 껍질을 벗긴 마늘 한 밑에 넣고 달여서 한 번에 먹는다.

【배나무잎】 더위를 먹어서 구토 설사를 할 때 쓴다. 배나무 잎 한 줌을 따서 깨끗이 씻은 다음, 짓찧어 낸 즙을 한 번에 한 숟가락씩 하루 세 번 빈속에 먹는다.

【솔잎】 구토 설사가 있으면서 열이 날 때 쓰면 좋다. 솔잎이나 푸른 솔방울, 또는 솔 뿌리를 짓찧어서 물을 약간 넣고 성긴 천에 짜거나, 혹은 진하게 달여서 빈속에 먹는다. 3~4살 어린아이는 한 번에 한 술잔씩, 어른은 작은 공기로 한 공기씩 먹는다.

【꿀, 재】 꿀의 종류에는 비파 꿀, 자운영 꿀, 메밀 꿀 등이 있는데, 그중 비파 꿀이 가장 좋고 메밀 꿀이 다음이다. 재는 주로 참나무를 태운 재를 쓰는데, 참나무는 일명 도토리나무, 또는 상수리나무라고도 한다. 꿀, 찬물, 재를 각각 반 잔 정도씩 섞어서 한번에 30~40g씩 하루에 두 번 먹는다.

【범부채 뿌리】 설사를 하지 않으면서 얼굴이 창백하고 손발이 찬 증상이 심할 때 쓴다. 깨끗이 씻은 범부채뿌리 4~5g에 적당량의 물을 넣고 달여서 한번에 먹는데, 하루에 두 번씩 달여 먹는다. 물에 담가 만문하게 한 후 잘라서 햇빛에 말려 쓰기도 한

다.

【이질풀, 함박꽃뿌리(작약)】 구토 설사가 심할 때 이질풀과 함박꽃뿌리 각각 100g에 물 1ℓ를 넣고 달여서 1주일분으로 나누어 하루에 세 번씩 먹는다. 이질풀은 수렴, 진통제로 쓰인다.

【달개비(압척초)】 열이 몹시 나면서 구토 설사를 할 때 쓴다. 달개비를 채취하여 깨끗이 씻은 다음 절구에 짓찧어 성긴 천에 짜서 그 즙을 마신다. 어른은 한번에 300~400ml씩 하루에 세 번 먹으며, 4~5세의 어린아이는 한번에 30~50ml씩 먹인다. 2~4시간 정도 지나면 구토 설사 횟수가 드물어진다.

【대추나무순】 대추나무순을 손으로 한 줌 쥐고 아래위를 잘라 버린 다음, 손에 쥐어진 부분을 적당량의 물에 넣고 달여서 한 번에 먹는다.

【마늘】 얼굴이 창백하며 이마에 땀이 나고 손발이 차가워지면서 조금도 안정하지 못하고 토하며 설사할 때 쓴다. 마늘 10~15통에 적당량의 물을 넣고 끓여서 식은 다음에 먹는다.

【오이, 마늘】 변질된 음식을 먹고 구토 설사가 계속될 때 쓴다. 오이 40g을 잘게 썰어서 마늘 5~10쪽과 함께 짓찧어서 짠 물을 적당량 먹는다.

구토(게우기)할 때

위 안에 있는 내용물이 식도를 거쳐 입을 통해 나가는 것을 구토라고 한다. 제일 심하게 게우는 것은 소화관이 막혔을 때인데 막힌 것이 입에서 가까울수록 더 자주 게우게 된다.

치료하는 방법과 약초

【차조기잎(자소엽)】 20g을 물에 달여 하루 3번에 나누어 먹는다.

【끼무릇(반하), 파, 보리길금】 끼무릇 10g, 파 3개, 보리길금 12g을 물 200ml에 넣고 절반이 되게 달인 것을 하루 3번에 나누어 먹는다. 또는 끼무릇 8g을 물에 달여 하루 3~4번에 나누어 먹어도 된다.

【갈뿌리(노근)】 30g을 물 200ml에 달여 하루 2~3번에 나누어 먹는다. 3살 아래 어

린이가 갈증이 있으면서 게울 때 쓰면 좋다.

【포도나무뿌리】 진하게 달여서 조금씩 마신다. 여러 가지 원인으로 게우는 데 두루 쓴다.

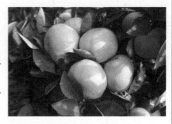

【오수유, 건강】 오수유를 끓는 물에 여러 번 씻어 불에 말려 법제한 건강과 같이 가루 내어 한번에 4~6g씩 더운 술에 타서 빈속에 먹는다.

【겨자】 가루 내어 졸인꿀로 반죽해서 0.3g 되게 알약을 만들어 한번에 7알씩 하루 2번 빈속에 물로 먹는다.

【귤껍질, 생강】 귤껍질 16g, 생강 32g을 같이 물에 달여 하루 2~3번에 나누어 끼니 뒤에 먹는다.

【흰솔풍령(백복령), 오수유】 각각 75g씩을 끓는 물에 씻어 거품을 없애고 말린다. 이것을 가루 내어 졸인꿀로 반죽해서 0.3g 되게 알약을 만들어 한번에 30알씩 끓는 물로 끼니 뒤에 먹는다.

【생강, 참대껍질(죽여)】 각각 25g을 물에 달여 하루 3~4번에 나누어 먹는다.

【약쑥(애엽)】 신선한 약쑥을 짓찧어 즙을 내어 한번에 50ml씩 하루 3번 끼니 전에 먹는다.

【끼무릇(반하), 생강】 끼무릇 12g, 생강 6g을 물에 달여 하루 3번에 나누어 먹는다. 또는 신선한 생강을 짓찧어 즙을 내어 한번에 3~4g씩 하루 3번 먹어도 된다. 특히 심한 입덧을 비롯하여 구토가 심할 때 쓴다.

【인삼, 달걀】 인삼 5~6g을 달인 물에 달걀 흰자위 한 개를 섞어 하루 2~3번에 나누어 먹는다. 몸이 허약한 3~4살 난 어린이가 자주 게우는 데 쓰면 좋다.

【구명수】 여러 가지 원인으로 오는 복통구토가 있을 때와 소화가 잘 되지 않을 때 쓴다.

【생강, 좁쌀】 생강 6~8g을 달인 물에 좁쌀 30~50g을 넣고 죽을 쑤어 하루 1~2번 먹는다.

【참대속껍질(죽여)】 8~12g을 물에 달여 끼니 전에 먹는다. 위열로 게우는 데 쓴다.

국수 먹고 체한 데

식체는 실증과 허증으로 나누는데 실증일 때는 가슴이 답답하고 배가 트지근하며 시간이 오래되면 썩은 냄새가 나는 트림을 하고 점차 배가 몹시 아프면서 메스꺼워 게우며 입맛을 잃고 심하면 음식냄새조차 꺼리며 머리가 아프고 설사를 하는 수도 있다.

치료하는 방법과 약초
【생강】 생강즙을 내어 술에 타서 끼니 뒤에 먹는다.

고구마 먹고 체한 데

식체는 실증과 허증으로 나누는데 실증일 때는 가슴이 답답하고 배가 트지근하며 시간이 오래되면 썩은 냄새가 나는 트림을 하고 점차 배가 몹시 아프면서 메스꺼워 게우며 입맛을 잃고 심하면 음식냄새조차 꺼리며 머리가 아프고 설사를 하는 수도 있다.

치료하는 방법과 약초
【된장】 콩으로 만든 된장 반 숟가락을 물 한 사발에 풀어서 한번에 마신다.
【생무】 채판에 쳐서 즙을 내어 한 컵씩 자주 먹는다.
【백반】 10~20g을 따뜻한 물 1l에 풀어서 한번에 한 컵씩 2~3번 먹는다.
【배】 1~2알을 한번에 먹거나 즙을 내어 한 컵씩 마신다.

귀에 이물이 들어갔을 때

귀에 이물이 들어가면 잘 들리지 않고 귓속에서 잡소리가 난다. 심한 경우에는 머리가 무겁고 어지럼증이 날 때도 있다.

• 방 안에 불을 다 끄고 어둡게 한 다음 갑자기 전등불을 켜고 귓속에 비치면 귓속에 들어갔던 벌레가 불빛을 따라 밖으로 나온다.

• 벌레가 귓속에 들어갔을 때에는 먹는 기름을 귓구멍에 몇 방울 떨군다. 좀 있다가 그쪽 귀를 아래로 가게하고 손바닥으로 귀를 몇 번 두드리면 죽은 벌레가 나온다. 담배연기를 귓속에 조용히 불어 넣어도 벌레가 나온다.

• 돌이나 유리조각이 들어가서 잘 나오지 않을 때 기름을 넣고 그쪽 귀를 아래로 하고 몇 번 두드리면 빠져 나온다.

• 귓속에 작은 돌이나 모래가 들어갔을 때 종이심지 끝에 송진이나 초를 녹여 붙이고 그것이 굳어지기 전에 귓속에 밀어 넣어 이물에 닿게 한 다음 송진이나 초가 굳어지는 것을 기다렸다가 가만히 끌어낸다.

• 쇠조각이 귓속에 들어갔을 때에는 자석을 귓속 깊이까지 이물에 닿도록 집어넣고 잘 유도하면 이물이 끌려 나온다.

• 콩이 귓속에 들어갔을 때에는 솜에 알코올(70%)을 묻혀서 귓속에 넣고 조금 있으면 콩이 졸아든다. 이때 종이심지에 송진이나 접착물질을 발라서 그것을 귓속에 있는 이물에 닿도록 넣었다가 심지를 빼면 콩이 붙어 나온다.

• 지렁이 한 마리를 파 잎 속에 싸서 녹인 물을 귀에 넣으면 벌레가 물이 되어 나온다.

근무력증으로 근육이 피로해질 때

병은 천천히 진행되는데 주로 뇌신경이 지배하는 근육들의 긴장도가 낮아지고 무력해지는데 특히 눈까풀이 처지고 씹는 운동과 삼키기 운동이 장애된다. 병이 더 진행되면 팔다리 또는 온몸이 맥이 없고 나른해진다. 이때 호흡장애, 운동장애가 온다.

치료하는방법과약초

【절국대】 12g을 물에 달여 하루 3번에 나누어 먹는다.

【녹용】 보드랍게 가루 내어 한번에 2g씩 하루 3번 먹는다.

【두충】 보드랍게 가루 내어 한번에 3~4g씩 하루 3번 술에 타서 먹는다.

【쇠무릎풀, 은조롱, 새삼씨】 쇠무릎풀 8g, 은조롱, 새삼씨 각각 6g에 물 1ℓ를 넣고 달여 150ml 되게 졸인 것을 하루 3번에 나누어 끼니 전에 먹는다.

급성콩팥염, 급성신염일 때

주로 편도염이나 감기를 앓고 난 다음 일정한 기간(1~6주일 정도) 지나서 병이 온다. 그 밖에 중이염, 화농성 피부염, 류머티스 등을 앓은 다음에 잘 생긴다. 몸을 차게 하는 것은 급성 신장염을 일으키는 중요한 조건으로 된다. 얼굴 특히 눈까풀이 붓고, 숨가쁨, 요통 등의 증상과 함께 오줌 량이 적어지면서 피오줌 또는 단백오줌이 섞여 나오고 혈압도 오른다.

치료하는 방법과 약초

【띠뿌리(모근)】 신선한 것 250g을 물에 달여 하루 3~4번 나누어 끼니 뒤에 먹는다. 또는 띠뿌리 15g, 율무쌀 10g을 물에 달여 하루 3번에 나누어 끼니 뒤에 먹는다.

【띠뿌리(모근), 수박껍질】 신선한 띠뿌리 60g, 말린 수박껍질 40g을 물에 달여 하루 3번에 나누어 끼니 뒤에 먹는다.

【강냉이수염】 신선한 것 100~200g을 물에 달여 하루 2~3번에 나누어 먹는다. 1~3일 쓰면 오줌 량이 많아지고 부은 것이 내리며 오줌 속의 단백량이 줄어든다.

【양젖 또는 염소젖】 하루 500ml를 3~4번에 나누어 덥혀 먹는다.

【담배풀】 신선한 풀 40~60g에 설탕가루나 소금을 조금 넣고 함께 짓찧어 배꼽을 중심으로 직경 6cm 정도의 크기로 붙인다. 하루에 한 번씩 갈아 붙이는데 4~7일 동안 붙인다.

【한삼덩굴(율초)】 신선한 풀을 깨끗이 씻어 잘게 썬 다음 5~8% 정도 되게 소금을 넣고 잘 짓찧어 숫구멍 부위에 붙이고 붕대를 감아 3일 동안 두었다가 뗀다. 다음에는 명치끝 부위에 8~10g을 붙였다가 떼고 다시 아랫배에 같은 양을 붙였

율초

다가 3일 지난 다음에 뗀다. 이런 방법으로 2~3번 거듭한다.

【익모초】 신선한 것 150~200g을 물에 달여 하루 3번에 나누어 끼니 뒤에 먹는다. 급성 신장염으로 몸이 붓고 혈압이 높은 때에 쓴다.

익모초

【호박, 택사, 꿀(봉밀)】 2~3kg 되는 잘 익은 호박을 꼭지를 도려내고 속을 파낸 다음 꿀 400~600g, 택사 15~20g을 같이 넣고 꼭지를 덮어서 시루에 쪄서 호박 안에 고인 꿀물을 한번에 80~100ml씩 마신다.

【달걀, 후추】 달걀 한쪽 끝에 구멍을 뚫고 후추 7알을 넣은 다음 구멍을 봉하여 증기에 삶는다. 이렇게 한 것을 하루에 어른은 2알, 어린이는 1알씩 먹는다. 10일 동안 먹고 3~4일 쉬었다가 다시 10일 동안 먹는다.

【우엉씨(대련자), 개구리밥(부평초)】 각각 같은 양을 보드랍게 가루 내어 한번에 4~5g씩 하루 3번 끼니 뒤에 먹는다.

【버들옻(대극)】 뿌리를 캐어 깨끗이 씻어 겉껍질을 긁어버리고 잘게 썬 것 500g에 소금 15g을 넣고 고루 섞은 다음 약한 불에 볶아 보드랍게 가루낸 것을 한번에 1~1.5g씩 하루 2번 갓풀갑에 넣어 먹고 하루 지나 또 먹는다. 이런 방법으로 6~9번 먹는다.

【자리공, 쇠고기】 자리공뿌리 4g과 쇠고기 100g을 함께 끓여 하루 3번에 나누어 끼니 사이에 먹는다. 그러나 자리공은 독성이 있으므로 양을 초과해서 쓰거나 오래 쓰지 말아야 한다.

【옹굿나물】 풀 12~20g을 물에 달여 하루 3번에 나누어 먹는다.

급성위염으로 급성 염증이 생길 때(체기)

지나치게 많이 먹는 것, 차거나 뜨거운 음식물을 급히 먹는 것, 굳거나 잘 익지 않은 과일을 먹는 것, 변질된 음식, 세균에 오염된 음식을 먹는 것 등이다. 체기를 받으면 밥 먹은 뒤 몇 시간 지나서부터 갑자기 명치끝 부위가 트직하면서 아프고 메슥메슥하며 트림이 난다. 심해지면 게우며 입 안에서는 냄새가 난다. 얼굴은 창백해지고 식은땀이 나며 손발이 차다. 변질된 음식 또는 세균에 오염된 음식물을 먹고 체기가 있을 때에는 열이 몹시 나며 허탈상태에 빠지는 경우가 있다.

치료하는 방법과 약초

【칡뿌리(갈근)】 짓찧어 즙을 내어 한번에 50ml씩 하루 3번 끼니 뒤에 마신다. 마른 칡뿌리를 한번에 30~40g씩 하루 3번 물에 달여 끼니 뒤에 먹는다.

【녹두】 닦아서 한번에 30g씩 하루 3번 물에 달여 끼니 뒤에 먹는다.

【보리길금(맥아), 조피열매(산초), 건강】 보리길금200g, 조피열매 40g, 건강 120g을 함께 가루 내어 한번에 6~8g씩 하루 3~4번 끼니 뒤에 미음에 타서 먹는다.

【회향, 생강】 회향 80g, 생강 160g을 함께 하룻밤 두었다가 약한 불에 누렇게 닦아서 가루낸다. 이것을 술로 반죽하여 0.2g되게 알약을 만든다. 한번에 30~40알씩 하루 3번 끼니 뒤에 먹는다.

【백반】 보드랍게 간 것 4~5g을 한번 양으로 하여 끓는 물에 타서 먹는다.

【사과】 즙을 짜서 먹거나 그냥 먹는다.

【닭위 속껍질】 보드랍게 가루 내어 한번에 3~4g씩 술에 타서 하루 3번 끼니 뒤에 먹는다.

【마늘, 꿀(봉밀)】 마늘 40g을 잘 짓찧어 꿀 한 숟가락과 섞어 끓인 다음 한번에 15g씩 하루 3번 끼니 뒤에 먹는다. 또는 마늘 40g을 물 300ml에 넣고 100ml가 되게 달여서 한번에 30ml씩 하루 3번 끼니 뒤에 먹어도 좋다.

【귤껍질(진피)】 잘게 썰어서 한번에 10~15g씩 하루 3번 물에 달여서 끼니 뒤에 먹는다.

【소금, 식초】 소금 10g과 식초 30g을 끓여서 한 번에 먹는다.

【알돌나무】 풀 15~20g을 물에 달여 하루 2~3번에 나누어 끼니 뒤에 먹는다.

【보리길금(맥아)】 약한 불에 누레지도록 볶아서 보드랍게 가루 내어 한번에 4~5g씩 하루 3번 더운물에 타서 끼니 뒤에 먹는다.

【무즙】 생무를 짓찧어서 짜낸 즙을 200~300ml씩 하루 2~3번 끼니 뒤에 먹는다. 또는 무씨를 약한 불에 볶아서 보드랍게 가루 내어 한번에 4~5g씩 하루 3번 먹어도 좋다.

【생강즙】 생강을 짓찧어 짜낸 즙을 한번에 4~5ml씩 술에 타서 끼니 뒤에 먹는다.

【삽주(창출), 약방동사니】 2:1의 비로 섞어서 보드랍게 가루 내어 한번에 4~5g씩 하루 3번 끼니 뒤에 먹는다.

【목향】 10~12g을 물에 달여 하루 2~3번에 나누어 끼니 뒤에 먹는다. 보드랍게 가루 내어 한번에 2~3g씩 하루 3번 끼니 뒤에 먹어도 된다.

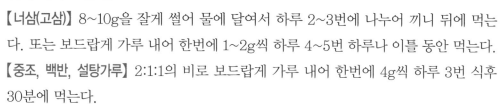

삽주

【너삼(고삼)】 8~10g을 잘게 썰어 물에 달여서 하루 2~3번에 나누어 끼니 뒤에 먹는다. 또는 보드랍게 가루 내어 한번에 1~2g씩 하루 4~5번 하루나 이틀 동안 먹는다.

【중조, 백반, 설탕가루】 2:1:1의 비로 보드랍게 가루 내어 한번에 4g씩 하루 3번 식후 30분에 먹는다.

【찔광이(산사)】 쪄서 햇볕에 말린 것을 한번에 30~40g씩 물에 달여 먹거나 보드랍게 가루 내어 한번에 6~8g씩 하루 3번 더운 물에 타서 끼니 뒤에 먹는다.

【약누룩】 약간 닦아서 한번에 20~30g씩 물에 달여 먹거나 또는 보드랍게 가루 내어 한번에 4~6g씩 하루 3번 더운 물에 타서 끼니 뒤에 먹는다.

【계내금, 보리길금(맥아)】 각각 같은 양을 부드럽게 가루 내어 고루 섞어 한번에 6g씩 하루 3번 끼니 사이에 먹는다.

기관지염일 때

감기를 앓다가 기관지염으로 되는 수가 있고 갑자기 찬바람을 맞아 생기는 수도 있다. 또는 먼지나 가스, 담배 등이 유인으로 되는 경우도 있다. 급성 기관지염 때에는 중등도의 열이 나면서 마른기침을 하다가 점차 가래가 생기고 가래 끓는 소리가 난다. 만성 기관지염 때에는 열이 나거나 가슴소견에서 특별한 것은 없으나 찐득찐득한 가래가 목에 붙어서 잘 떨어지지 않으며 양은 적다.

치료하는 방법과 약초

【오미자】20~30g을 물에 달여 하루 3번에 나누어 끼니 뒤에 덥혀서 먹는다.

【백부, 도라지(길경)】백부 40g, 도라지 20g을 물에 진하게 달여 설탕을 달달할 정도로 풀어 넣고 하루 2~3번에 갈라 먹는다.

【오미자, 달걀】오미자 250g에 물을 붓고 약 30분 끓여 충분히 식힌데다 달걀 10알을 7일 동안 담가둔다. 이것을 매일 아침에 한알씩 따끈한 술로 먹는다.

【뽕나무껍질】뽕나무껍질에 꿀을 발라 노랗게 되도록 구워서 작게 썬 것 50g에 물 500ml를 넣고 250ml가 되게 달여 먹는다.

【살구씨(행인), 복숭아씨(도인)】각각 같은 양을 보드랍게 가루 내어 밀가루풀로 반죽해서 알약을 만들어 한번에 4~5g씩 하루 3번 끼니 뒤에 먹는다.

【오미자, 족두리풀】오미자 8g, 족두리풀뿌리(세신) 3g을 물에 달여 하루 3번에 나누어 끼니 뒤에 먹는다.

【물달개비, 꿀(봉밀)】옹근풀 30g을 물에 달여 찌꺼기를 짜버린 다음 꿀 15~20g을 넣고 다시 5분 동안 달여서 한 에 먹는다. 하루에 2번 끼니 사이에 먹는다.

【백부】8~12g을 물에 달여 찌꺼기를 짜버리고 꿀을 적당히 타서 하루 2번에 나누어 끼니 뒤에 먹는다.

【도라지(길경), 율무쌀(의이인)】도라지 20g, 율무쌀 30g을 물에 달여 설탕가루를 적당히 넣어서 하루 3번에 나누어 끼니 뒤에 먹는다.

【길짱구(차전초)】풀을 깨끗이 씻어 물에 달여 찌꺼기를 짜 버리고 다시 약엿이 되게 졸인 다음 약한 불에 말려 0.5g 되게 알약을 만들어 한번에 20알씩 하루 3번 끼니 뒤에 먹는다.

【생강, 살구씨(행인), 꿀(봉밀)】얇게 썬 생강 3쪽과 살구씨 40g에 물 300ml를 넣어 150ml가 되게 달인 다음 꿀 20~30g 을 넣고 잘 섞는다. 이것을 한번에 50ml씩 하루 3번 끼니 전에 먹는다.

【냉이(제채)】냉이의 뿌리를 캐어 잘 씻어서 햇볕에 말린 것을 불에 태워 보드랍게 가루낸다. 이것을 한번에 3~5g씩 하루 3번 끼니 뒤에 먹는다.

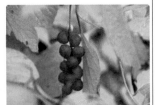

【오미자, 마늘즙, 꿀, 술】150ml의 물에 오미자 100g과 짓찧은 마늘 10g을 약 24시간 담가둔 다음 꿀 20g, 술 10ml을 넣고

고루 섞어서 한번에 50ml씩 하루 3~4번 끼니 뒤에 먹는다.

【달걀, 식초】 생달걀을 식초에 1~2일 동안 담가두었다가 그대로 한번에 한 알씩 하루 2~3번 끼니 뒤에 먹는다.

【배, 설탕】 배에 구멍을 뚫고 설탕을 맞춤하게 넣어 물에 적신 종이로 싸서 구워 먹는다. 한 에 한 알씩 먹는다.

【돼지고기, 꿀(봉밀)】 돼지고기 150g을 삶아 잘게 썬 데다 꿀을 200g 정도 넣고 잘 섞어서 하룻동안 두었다가 한 숟가락씩 하루 4~5번 끼니 전에 먹는다.

【애기땅꽈리】 풀 100g에 5배 되게 물을 붓고 달여 찌꺼기를 짜버리고 다시 졸여 엿을 만들고 여기에 설탕을 넣어서 탕도가 60% 되게 한다. 한번에 50ml씩 하루 3번 10일 동안 먹고 3~4일 쉬었다가 다시 먹는다.

【은행씨(행인), 차조기잎(자소엽)】 각각 같은 양을 보드랍게 가루 내어 꿀에 반죽해서 알약을 만들어 한번에 5~6g씩 하루 3번 끼니 뒤에 먹는다.

【비누풀뿌리】 3 6g을 물 200ml에 달여 한번에 15ml씩 3~4번 끼니 뒤에 먹는다. 가래를 삭이며 기침을 멈춘다.

【돼지비계, 설탕가루, 들깨】 돼지비계 2kg, 설탕가루 1kg, 들깨 0.5kg을 가지고 약을 만드는데 돼지비계를 잘 탕쳐서 남비에 넣고 약한 불에 끓여서 기름을 낸 다음 고기 조각이나 녹지 않은 것은 건져낸다. 여기에 설탕가루를 조금씩 뿌려 넣으면서 녹이되 타지 않게 잘 젓는다. 이렇게 하여 설탕가루가 기름에 다 녹으면 냄비를 내려놓고 약한 불에 약간 볶아 보드랍게 가루낸 들깨가루를 뿌리면서 잘 섞은 다음 넓은 그릇에 성냥갑 높이로 펴서 식힌다. 그러면 묵처럼 되는데 칼로 성냥갑 절반만큼씩 벤다. 이것을 잘 보관하고 한 에 한 개씩 하루 3번 끼니 전 30분마다 먹는다.

【살구씨(행인), 설탕가루】 각각 같은 양을 한데 짓찧어서 한번에 8~10g씩 하루 3번 끼니 뒤에 먹는다.

【마황, 살구씨(행인), 감초】 마황 4g, 살구씨 6g, 감초 4g을 물에 달여 하루 2~3번에 나누어 끼니 뒤에 먹는다.

【두부, 설탕】 두부 한 모의 속을 파고 그 안에 설탕가루 10~15g을 넣어 가마에 쪄서 하루에 3번 한 번에 한 모씩 먹는다.

【산꼬리풀】 풀 8~12g을 물 200ml에 달여 하루 3번 끼니 뒤에 먹는다.

【마가목열매】 짓찧어서 2배 량의 물을 붓고 100℃에서 4~6시간 끓인 다음 찌꺼기를 짜버리고 다시 물엿 정도로 졸인다. 이것을 한번에 5~8g씩 하루 3번 끼니 뒤에 먹는다.

【물엿, 마늘】 물엿에 마늘 짓찧은 것을 너무 맵지 않을 정도로 넣고 끓여서 먹는다.

【꿀(봉밀), 마늘】 꿀에다 마늘을 맵지 않을 정도로 다져 넣어 두고 한 번에 한두 숟가락씩 먹는다.

【물엿, 돼지기름(저지), 건강】 물엿 150g과 돼지기름 170g을 함께 졸이다가 짓찧은 건강 40g을 넣고 다시 졸여서 한번에 한 숟가락씩 하루 3번 끼니 뒤에 먹는다.

【닭, 엿(이당), 배】 닭을 잡아 내장을 버리고 그 속에 엿 0.5kg과 배 2알을 넣고 실로 배를 꿰매어 푹 고아서 먹는다.

【천남성, 끼무릇(반하), 생강】 불에 약간 구운 천남성과 생강즙에 법제한 끼무릇(반하)을 각각 같은 양으로 보드랍게 가루낸 것 8~10g에 물을 20ml 넣고 달여서 하루 2번에 갈라 끼니 뒤에 먹는다.

【호박, 마늘즙, 오미자, 꿀(봉밀)】 호박, 꿀 각각 1 kg, 마늘즙 100g, 오미자 500g을 한데 잘 섞어 따뜻한 구들목에 3~4일 동안 두었다가 한번에 2~3 숟가락씩 하루 3번 끼니 뒤에 먹는다.

기관지 천식일 때

주로 밤에 일어나는데 목에서 쌕쌕소리(가르랑소리)와 함께 기침이 난다. 이때 환자는 누워 있지 못하고 앉아 모대기며 숨을 내쉬기 힘들어 한다. 발작이 심하면 식은 땀을 흘리며 입술, 코끝, 뺨이 창백해지거나 파래진다. 숨소리는 약하고 거칠다.

치료하는 방법과 약초

【마늘】 한 번에 5~6쪽씩 불에 구워 먹는다.

【방울풀열매(마도령), 감초】 2:1의 비율로 보드랍게 가루 내어 하루 10g씩 약천에 싸서 물에 달여 2번에 나누어 식후에 먹는다.

【마황, 감초】 각각 4g씩 물에 달여 하루 2번에 나누어 식후에 먹는다.

【복숭아씨(도인), 살구씨(행인), 뽕나무뿌리껍질(상백피)】 먼저 복숭아씨와 살구씨를 보드랍게 가루내고 뽕나무뿌리껍질은 꿀을 발라 구워서 쌀 씻은 물에 하룻밤 담가 두었다가 말려 가루낸 다음 각각 같은 양으로 섞어서 꿀로 알약을 만들어 한번에 5~6g씩 하루 3번 식후에 먹는다.

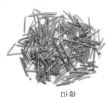

마황

【독말풀(양금화)잎】 태우면서 그 연기를 코에 쏘인다. 독말풀잎을 부스러뜨려 담배처럼 말아서 피워도 좋다.

【참두릅나무열매, 꿀】 9~10월에 딴 열매를 보드랍게 가루낸 데다 5배량의 꿀을 고루 섞어서 15살 아래의 어린이에게는 6g, 16살 이상에게는 10g씩 하루 3번 식후에 먹는다.

【꽃다지씨(정력자)】 불에 볶아 보드랍게 가루 내어 한 알의 질량이 1g 되게 알약을 만들어 한번에 5알씩 하루 3번 끼니 뒤에 먹는다. 이 약은 진해작용과 거담작용이 있으므로 기관지천식에 쓴다.

【꽃다지씨(정력자), 대추】 각각 10g을 물에 달여 하루 2~3번에 나누어 끼니 뒤에 먹는다. 가슴이 답답하고 기침이 나며 숨이 찬 데 쓴다.

【은행씨(백과), 감초, 마황】 은행씨, 감초 (볶은 것) 각각 6g, 마황 8g을 물에 달여 하루 3번에 나누어 끼니 뒤에 먹는다.

【살구씨(행인), 호두】 각각 같은 양을 보드랍게 가루 내어 꿀에 반죽하여 생강 달인 물로 한번에 4g씩 하루 3번 끼니 뒤에 먹는다. 몸이 허약한 사람들이나 늙은이의 오래된 천식에 효과가 있다.

【오리, 율무쌀(의이인), 살구씨(행인)】 오리 한 마리를 푹 고아서 뼈를 골라내고 율무쌀 200g과 살구씨 40g을 짓찧어 물에 같이 넣고 죽을 쑤어 하루 3~6번씩 4일 동안 먹는다.

【마가목열매】 1kg을 물에 달여 찌꺼기를 짜버리고 걸쭉해지도록 졸여서 한번에 10~15g씩 하루 3번 끼니 뒤에 먹는다.

【주염나무열매(조협)】 보드랍게 가루낸 것을 졸인 꿀로 반죽하여 콩알 크기의 알약을

만들어 한번에 2~5알씩 하루 2~3번 끼니 뒤에 먹는다. 가래를 삭이고 기침을 멈춘다.

【아카시아나무껍질】 물에 달인 다음 찌꺼기를 짜 버리고 다시 엿처럼 되게 졸여서 한 번에 2~3g씩 하루 3번 빈속에 먹는다.

【밤송이】 하루 30g씩 물에 달여 3번에 나누어 식후에 먹는다.

【반하, 생강】 반하를 가루 내어 한 번에 2~3g씩 생강즙으로 먹는다. 반하 3~4g, 생강 2~3g을 함께 물에 달여 먹어도 된다. 목에서 가래가 끓을 때 좋다.

【단삼】 거칠게 가루 내어 하루에 8~10g씩 물에 달여 2~3번 나누어 먹는다.

【독말풀꽃, 원지, 감초】 독말풀꽃 7g, 원지 70g, 감초 50g을 함께 보드랍게 가루 내어 꿀로 알약을 만들어 한 번에 2~3g씩 하루 3번 식후에 먹는다.

【호두육, 개암풀열매】 호두육 200g(짓찧는다), 개암풀열매 100g(술에 축여 찐것)을 보드랍게 가루내서 꿀에 개어 한 번에 10~15g씩 하루 2~3번 식사 전에 먹는다.

【관동꽃(관동화), 술】 100g을 60% 알콜 또는 40%의 술 100ml에 7~10일 동안 담가 우려서 한 번에 5~6ml씩 하루 3번 빈속에 먹는다.

뽕나무 뿌리 껍질(상백피): 15~20g씩 물에 달여 하루 2번에 나누어 식후에 먹는다.

【영지버섯】 8~10g을 잘게 썰어 물에 달여서 하루 2~3번에 나누어 먹는다.

【쉽싸리(택란)】 신선한 전초를 하루 30~60g씩 물에 달여 2~3번에 나누어 빈속에 먹는다.

【백반, 과루인씨, 무】 백반 100g, 과루인씨 200g을 함께 태워 가루 내어 한 번에 8~10g씩 시루에 찐 무 2~3개에 발라 먹는다.

발작이 일어나는 순간에 39~40도의 따뜻한 물에 팔다리를 담그고 찜질하면 발작이 멎는다.

【마황, 도라지(길경)】 마황 4g, 도라지 8g을 물에 달여 설탕을 적당히 타서 하루 2번에 나누어 끼니 뒤에 먹는다.

【족두리풀뿌리(세신), 마황】 족두리풀뿌리 10g, 마황6g을 물에 달여 하루 3번에 나누어 끼니 뒤에 먹는다.

【살구씨(행인), 들깨】 살구씨 10g, 들깨 1g을 가루 내어 한데 섞어 한번에 6~8g씩 하루 3번 끼니 뒤에 먹는다. 늙은이들의 천식성 기침에는 꿀에 개어 먹는 것이 좋다.

【동백나무열매, 돼지폐】 익은 동배나무열매 100g과 돼지폐 한 개를 물에 삶아서 1~2번에 나누어 먹는다. 설탕을 넣고 같이 삶아 먹으면 좋다.

【아카시아나무씨】 볶아서 보드랍게 가루 내어 한번에 0.5g씩 하루 3번 끼니 뒤에 먹는다. 또는 아카시아나무껍질을 물에 달여 찌꺼기는 건져 버리고 계속 졸여 물엿처럼 만들어 한번에 2~3g씩 하루 3번 끼니 사이에 먹는다. 기관지천식 초기에 쓰면 가래를 잘 삭이고 기침을 멎게 한다.

【옹굿나물】 풀 또는 뿌리 15~20g을 물에 달여 하루 2~3번에 나누어 끼니 뒤에 먹는다. 기침과 가래를 없애며 숨가쁨을 낮게 한다.

【사후란】 암꽃술 8~10개를 뜨거운 물에 담갔다가 우린 물을 하루 3번 끼니 뒤에 먹는다.

【무씨, 주염나무가시(조각자), 생강즙】 무씨(쪄 익힌것), 주염나무가시(거멓게 태운 것) 각각 같은 양을 보드랍게 가루낸 다음 생강즙고 졸인 꿀을 반죽해서 알약을 만들어 한 번에 5~6g씩 하루 3번 식후에 먹는다.

【살구씨(행인), 갗풀(아교), 꿀】 살구씨 1킬로g에 물을 조금씩 치면서 짓찧은 다음 물을 두 사발 정도 약한 물에서 80% 정도되게 졸인다. 여기에 갗풀120g을 넣어 녹인 다음 꿀을 달게 섞어 한 번에 한 숟가락씩 하루 3번 식사 전에 먹는다.

【무, 꿀】 생무의 꼭지를 자르고 속을 파낸 다음 그 속에 꿀을 두 숟가락 정도 넣고 꼭지를 덮어서 찐다. 이것을 하루 1개씩 먹는다.

【선인장, 보리길금(맥아), 꿀】 선인장 100g(짓찧는다), 보리길금 50g(가루낸다), 꿀 500g을 함께 고루 섞어서 한 번에 40~50g씩 하루 3번 식후에 먹는다.

【오미자, 꿀, 참배, 도라지(길경), 양귀비꽃열매깍지(앵속각)】 오미자 80g, 꿀 100g, 참배(속씨를 파버린다) 5개, 도라지 6g, 아편꽃 열매깍지(꿀을 발라 구운 것) 40g을 물 2리터에 넣고 절반이 되도록 달여서 한번에 40~50ml씩 하루 3번 끼니 사이에 먹는다.

【질경이(차전초), 꿀】 신선한 길짱구 전초 100g을 물에 달인 다음 찌꺼기를 짜 버리고 꿀을 15~20g을 타서 하루 2~3번에 나누어 식후에 먹는다.

【송진】 보드랍게 가루 내어 한 번에 2g씩 하루 2번 먹는다.

【오징어뼈, 설탕가루】 1:2의 비율로 섞어서 한 번에 10~15g씩 하루 3번 식후에 먹는다.

【달걀, 제비둥지】 물 1l 제비둥지를 털어서 끓이다가 달걀 6알을 넣고 삶아서 1~2알씩 하루 3번 먹는다.

【참새, 오미자】 참새의 내장을 버리고 거기에 오미자를 가득 채워 넣은 다음 종이로 한 겹 싸고 진흙을 발라서 불에 굽는다. 흙을 털어버리고 함께 보드랍게 가루 내어 한 번에 한 마리씩 하루 2번 따끈한 물로 먹는다.

【오리, 율무쌀(익이인), 살구씨(행인)】 깨끗이 손질한 오리 한 마리의 배 안에 율무쌀 100g, 살구씨 30g을 넣고 푹 고아서 싱겁게 양념을 하여 먹는다.

【돼지 허파, 살구씨(행인)】 돼지허파 하나를 칼로 저민 다음 그 속에 살구씨 40g을 넣고 끓여서 하루 2~3번에 나누어 먹는다.

【뱀, 술】 황구렁이를 40도 술 500ml에 넣어서 50일 정도 두었다가 한 번에 한 잔씩 하루 2~3번 마신다.

기관지 폐렴일 때

증상은 원인균의 종류, 병든 자리, 그 범위 등에 따라 각이하다. 일반적으로 발열, 기침, 가래, 숨 가쁨 등이 증상으로 나타난다.

치료하는 방법과 약초

【인동덩굴꽃(금은화), 개나리열매】 각각 12g을 물에 달여 하루 2번에 나누어 끼니 뒤에 먹는다.

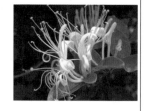

【마늘】 100g을 짓찧어 즙을 낸 다음 물을 타서 전량이 100ml가 되게 한 것을 한번에 15~20ml씩 하루 4~5번 끼니 뒤에 먹는다.

【주염나무열매(조협)】 보드랍게 가루낸 것을 한번에 6~8g씩 하루 3번 끼니 뒤에 먹는

다.

【선인장】 짓찧어서 낸 즙에 꿀 또는 설탕가루를 적당히 섞어
한번에 20ml씩 하루 3번 끼니 뒤에 먹는다.

【범싱아(호장)】 30~50g을 물에 달여 하루 3~4번에 나누어
끼니 뒤에 먹는다.

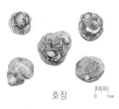

호장

기관지 확장증일 때

계절이 바뀌는 때(특히 늦은 가을부터 이른 겨울 또는 늦은 겨울부터 이른 봄)나 갑자기 날씨
가 차지는 때에 기침을 하면서 많은 양의 역한 냄새가 나는 고름가래나 피가래가 나온다. 가
래가 나오지 못하고 기관지에 차 있으면 열이 나면서 식은땀을 흘린다.

치료하는 방법과 약초

【천남성, 끼무릇(반하)】 불에 약간 구운 천남성과 생강즙으로 법제한 끼무릇 각각 같
은 양을 보드랍게 가루낸 것 8~10g에 물 200ml를 넣고 달여서 하루 2번에 나누어
끼니 뒤에 먹는다.

【백부】 8~10g을 물에 달여 하루 2~3번에 나누어 끼니 뒤에 먹는다.

【뽕나무뿌리껍질(상백피)】 꿀을 발라 앞뒤가 노래지도록 구워서 잘게 썬 것 20~30g을
물에 달여 하루 2~3번에 나누어 끼니 뒤에 먹는다.

【개미취】 뿌리 6~9g을 물 200ml에 달여 하루 3번에 나누어 끼니 뒤에 먹는다. 가
래가 걸쭉해서 잘 나오지 않을 때에 쓴다.

【살구씨(행인), 복숭아씨(도인)】 각각 같은 양을 보드랍게 가루 내어 밀가루 풀로 반죽
해서 알약을 만들어 한번에 4~5g씩 하루 3번 끼니 뒤에 먹는다.

【차조기씨(자소자), 무씨(나복자), 겨자】 각각 8~10g을 약한 불에서 약간 볶아서 거칠게
가루 내어 물에 달여서 하루 3번에 나누어 끼니 뒤에 먹는다.

【오미자, 달걀】 오미자 250g에 물을 넣고 약 30분 끓여서 충분히 식힌 다음 그 물에
달걀 10알을 7일 동안 담가두었다가 매일 아침마다 한 알씩 따끈한 물로 먹는다.

【두꺼비(섬소), 저담즙, 밀가루】 두꺼비를 약한 불에 말려 가루낸 것 70g에 말린 돼지열물과 밀가루를 각각 15g씩 고루 섞어 한번에 2g씩 하루 3번 끼니 뒤에 먹는다.

기미가 있을 때

기미는 이마, 뺨, 목, 잔등, 겨드랑이 등에 많이 생기는데 여성들에게서 더 많은 비중을 차지하며 햇빛을 받으면 더욱 뚜렷해진다.

치료하는 방법과 약초

【달걀, 술】 달걀 3개를 깨서 흰자위만 술 100ml에 담그고 뚜껑을 잘 막아서 4~7일 동안 두었다가 하루에 여러 번 기미에 바른다.

【우유, 분꽃씨】 잘 여문 분꽃씨 10알을 보드랍게 가루 내어 소젖 3숟갈에 섞어 자기 전에 기미에 바른다. 기미가 없어질 때까지 계속 발라야 한다.

【둥굴레(위유)】 그늘에 말려 꿀을 발라 약간 누렇게 볶아서 보드랍게 가루 내어 한번에 2g씩 하루 3번 끼니 뒤에 먹는다.

【역삼】 7~8월에 1kg을 베어다 잘게 썰어 약 4시간 정도 달여서 찌꺼기는 버리고 그 물로 하루에 여러 번 얼굴, 손, 잔등의 기미를 문지른다.

【소석회, 찹쌀(나미)】 소석회 100g에 같은 양의 나무재를 섞어 짓이겨 조금 굳은 진흙 덩어리 모양으로 만든 다음 그 안에 찹쌀 20알을 넣어 하루 동안 따뜻한 곳에 놓아 둔다. 그러면 찹쌀이 투명하게 불어난다. 이것을 골라내어 유리판 위에서 부스러뜨리면서 짓이겨 풀처럼 만들어 나을 때까지 매일 기미 위에 붙인다. 그러면 얼마 동안은 아픔과 가려움이 있다. 이때 약이 기미 둘레 피부에 닿지 않도록 주의하여야 한다. 기미가 딱지로 되어 떨어지면 그 위에 바셀린, 돼지기름을 바른다.

【곶감】 살을 걸쭉하게 개어 자기 전에 기미에 바르고 잔다. 아침에 씻어내고 다시 바르는 방법으로 반복하면 검은 색소가 점차적으로 없어진다.

기운목일 때

잠을 자고 난 뒤에 목의 근육이 켕기면서 아파 돌리지도, 숙이지도 못하며 감기, 외상, 기타 감염성 질병으로 목이 아파서 움직이지 못하는 등 목아픔을 주증상으로 하는 병이다.

치료하는 방법과 약초

【생강】 강판에 갈아서 그대로 아픈 곳에 비벼댄다. 생강의 매운 성분이 피부를 자극하여 혈액순환을 좋게 한다. 몇 번 비벼주면 효과가 있다.

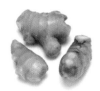

【미꾸라지】 배를 갈라 살쪽을 아픈 곳에 붙여두면 아픔이 멎는다.

기침(해수, 해소)이 심할 때

해소는 가래가 섞여 나는 습한 기침과 가래가 없이 나는 마른기침이 있다. 마른기침이 나는 경우는 주로 늑막염인데 기침할 때마다 병이 생긴 쪽 가슴이 더 아파오는 것이 특징이다. 습한 기침은 감기, 폐렴, 기관지염, 기관지확장증, 폐결핵 때 볼 수 있다. 이때 기침은 병이 심하면 많은 가래가 나오며 병이 나아가면 가래도 점차 적게 나온다.

치료하는 방법과 약초

【오미자】 20~30g을 물에 달여 하루 2~3번에 나누어 끼니 뒤에 먹는다. 오미자 100g에 더운 물 1ℓ를 부어 10시간 이상 우린 물을 한번에 30ml씩 하루 3번 먹어도 좋다.

【도라지(길경), 율무쌀(의이인)】 도라지 20g, 율무쌀 30g을 물 400ml에 달여 절반 양으로 졸여서 하루 3~4번에 나누어 먹는다. 또한 도라지 12g을 물에 달여 하루 3번에 나누어 먹어도 된다.

【방울풀열매】 볶아서 가루낸 것을 한번에 2~4g씩 하루 3번 끼니 뒤에 먹는다. 꿀에 담기었다가 볶으면 더 좋다.

【들깻잎, 살구씨(행인)】 들깻잎 20g, 살구씨 10g을 물에 달여 하루 2~3번에 나누어

먹는다.

【두릅나무열매, 꿀(봉밀)】 두릅나무열매를 보드랍게 가루 내어 한번에 3~4g씩 꿀에 재워서 먹는다.

【선인장, 설탕가루】 선인장(가시를 뜯어낸 것)을 잘 말려 보드랍게 가루낸 데다 같은 량의 설탕가루를 섞어 한번에 5g씩 하루 3번 먹는다.

【배, 꿀】 배 속을 파내고 꿀을 그 속에 넣은 다음 쪄서 먹는다.

【배, 후추】 배 한 알에 구멍을 뚫고 후추 50알을 넣은 다음 밀가루 반죽한 것으로 배를 싸서 구워 후추를 버리고 먹는다.

【끼무릇, 생강】 한번에 각각 20g을 물에 달여 하루 3번에 나누어 먹는다.

【앵속각, 귤껍질】 앵속각 80g, 귤껍질 20g을 거칠게 가루 내어 한번에 12g씩 오매 한 개를 넣고 물에 달여서 하루 2~3번에 나누어 먹는다.

【꿀, 마늘】 꿀에다 맵지 않을 정도로 마늘을 다져 넣어서 기침이 날 때마다 1~2 숟가락씩 마신다.

【돼지비개, 꿀】 삶은 돼지비계를 얇게 썰어 꿀에 일주일 동안 재웠다가 식사 전에 3~5점씩 먹는다.

【돼지허파, 오미자】 오미자 20~30g과 돼지허파로 국을 끓여 먹는다.

【곰보배추】 신선한 곰보배추 80g에 물 한 되를 붓고 물이 3분지 1이 되게 달여서 하루 2~3번에 나누어 마신다.

【황매화】 꽃 12~20g을 물 200ml에 달여 하루 3번에 나누어 먹는다.

【살구씨(행인)】 물에 20~30분 담그었다가 속껍질을 벗겨 버리고 짓찧은 것 10~15g을 물에 달여 하루 2~3번에 나누어 기침이 심하게 날 때 먹는다.

【살구씨(행인), 도라지(길경)】 각각 20g에 물 600ml를 넣고 200ml 될 때까지 달여 하루 3번에 나누어 먹는다. 오랫동안 기침이 심하게 나는 데 쓴다.

【복숭아씨(도인)】 2배 양의 술에다 1~2일 동안 담그었다가 건져내어 말린 다음 가루 내어 한번에 3g씩 하루 3번 먹는다.

【검은콩(흑두)】2컵을 깨끗이 씻어 하룻밤 물에 담가 두었다가 물 2배 양을 넣고 2시간 삶는다. 그 다음 바구니에 콩을 건져 놓고 물을 받아 그 물에 설탕을 적당히 넣고 기침이 날 때마다 한 번에 한 컵씩 마신다. 또는 검은 콩에 물 2배 가량 타서 만만해질 때까지 삶는다. 거기에 설탕을 적당히 넣고 더 삶은 다음 불을 끄고 하룻밤 둔다. 이것을 한번에 2숟가락씩 기침이 날 때마다 먹는다.

복분자

【금불초꽃, 총백(파흰밑)】신선한 금불초꽃 한 줌과 총백(파흰밑) 3개를 물에 달여 한 번에 먹는다.

【속썩은풀, 끼무릇】속썩은풀, 끼무릇 각각 같은 양을 가루 내어 생강즙을 넣고 쏜 풀로 반죽해서 0.15g 되게 알약을 만든다. 한번에 70알씩 하루 3번 생강 달인 물로 먹는다.

【천남성(법제한 것), 끼무릇】천남성(법제한 것), 끼무릇(끓는 물에 여러 번 씻어 미끈미끈 한 것을 없앤 것) 각각 40g을 거칠게 가루 내어 고루 섞는다. 한번에 8g씩 하루 3번 생강 5쪽을 넣고 물에 달여 끼니 뒤에 조금씩 먹는다.

【오미자(닦은 것), 복분자, 삼지구엽초】오미자(닦은 것), 복분자, 삼지구엽초 각각 40g을 가루 내어 졸인 꿀로 반죽해서 알약을 만들어 한번에 6~9g씩 하루 2~3번 생강 달인 물로 끼니 전에 먹는다.

【현호색, 백반】현호색 40g, 백반(구운 것) 12g을 가루 내어 한번에 7~8g씩 하루 2~3번 엿물이나 꿀물에 타서 먹는다.

【끼무릇(뜨거운 물에 씻은 것), 백반(구운 것)】끼무릇(뜨거운 물에 씻은 것) 60g, 백반(구운 것) 160g을 가루 내어 생강즙을 넣고 쏜 풀로 반죽해서 알약을 만들어 한번에 2~3g씩 하루 3번 끼니 전에 따뜻한 술로 먹는다.

【엿, 건강가루】엿 600g을 녹인 데다 건강가루 160g을 넣고 반죽해서 한번에 8~12g씩 하루 3번 끼니 전에 먹는다.

근육이 나른할 때

 몸이 나른하다는 것은 여러 가지 증상과 함께 생기는 수도 있고 다른 증상은 없이 몸이 나른할 때도 있다. 힘에 부치게 일을 하거나 오랜 시간 여행을 하거나 잠을 자지 못하였을 때도 일시적으로 몸이 나른해진다. 미열이 있으면서 몸이 나른한 것은 결핵 때이며 이 밖에 간염, 콩팥염, 만성 편도염 때도 나른해진다.

치료하는 방법과 약초

【오미자】 보드랍게 가루 내어 한번에 1~3g씩 하루 3번 따뜻한 물에 타서 먹는다.

【마(산약)】 10g을 물 200ml에 달여서 한 번에 먹는다.

【가시오갈피】 뿌리를 보드랍게 가루 내어 한번에 2~3g씩 하루 2~3번 물에 타서 먹는다.

【둥굴레(위유)】 6~8월에 채취하여 그늘에 말린 것을 가루 내어 한번에 10g씩 하루 3번 먹는다.

【만삼 가루 내어 한번에 5g씩 하루 3번 먹는다. 만삼 60g과 둥굴레 10g을 가루 내어 꿀에 재웠다가 하루 5g씩 먹으면 좋다.

난소결핵일 때

 다른 장기결핵 특히 폐결핵, 결핵성 늑막염과 복막염 때 혈행성 임파행성으로 2차적으로 감염되어 생긴다.

치료하는 방법과 약초

【함박꽃뿌리(작약), 생강】 함박꽃뿌리 80g, 마른생강 20g을 잘게 썰어 물 600ml에 넣고 약한 불에 절반이 되게 달여서 찌꺼기는 짜버리고 한번에 6~8ml씩 하루 2번 끼니 사이에 먹는다.

【부들꽃가루(포황)】 한번에 2~3g씩 하루 3번 끼니 뒤에 먹는

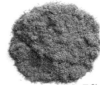

포황

다. 난소결핵 때 쓴다.

【익모초, 당귀, 약방동사니】 익모초 60g, 당귀와 약방동사니 각각 40g을 보드랍게 가루 내어 졸인꿀로 반죽하여 알약을 만들어 한번에 5~6g씩 하루 3번 끼니 사이에 먹는다.

【목화씨】 12~15g씩 물에 달여 하루 2~3번 나누어 먹는다. 난소결핵 때 쓴다.

냉병으로 몸이 찰 때

식물신경실조에 의한 혈관운동신경의 조절장애증상이다. 이 병에 걸리면 몸의 일부에 혈액순환이 나빠져 피가 잘 돌지 못하게 되는 관계로 찬감을 느끼게 된다. 여성들에게서 흔히 보는 냉병은 손발이 차고 아랫배가 싸늘하면서 아픈 것이 주증상이다.

치료하는 방법과 약초

【생강, 설탕가루】 생강 30g, 설탕가루 600g을 25% 술 1ℓ에 넣어 한 달 동안 두었다가 자주 마신다.

【마른지황(건지황)】 30g을 꿀 100g에 재워서 한번에 한 숟가락씩 하루 3번 끼니 사이에 먹어도 된다.

【익모초】 물에 달여 찌꺼기를 짜버리고 다시 진하게 졸여 팥알 크기로 알약을 만들어 한번에 10알씩 하루 3번 끼니 사이에 먹는다.

【함박꽃뿌리(백작약), 건강】 함박꽃뿌리(볶은 것)20g, 건강(볶은 것)5g의 비로 섞어서 보드랍게 가루 내어 한번에 3~4g씩 하루 2번 미음에 타서 먹는다.

【약방동사니】 20g을 닭의 내장을 빼버리고 그 속에 넣어 물 적당한 양을 넣고 고아서 몇 번에 나누어 먹는다.

【냉초】 10~15g을 물 200ml에 달여 하루 2~3번에 나누어 끼니 뒤에 먹어도 좋다.

【냉초, 익모초, 깜또라지】 각각 같은 양을 물에 달여 찌꺼기를 짜버리고 다시 물엿처럼 되게 졸인 다음 팥알 크기의 알약을 만들어 한번에 5알씩 하루 3번 끼니 사이에 먹는다.

【매자기뿌리】20g을 물에 달여서 하루 2번에 나누어 아침저녁 끼니 전에 먹는다.

【삼지구엽초】신선한 것 70g을 잘게 썰어 술(25%)을 한잔 넣고 잘 짓찧은 다음 생즙을 짜내어 끼니 전에 먹는다.

【양기석(천연산 석면 광석의 한 종류)】불에 벌겋게 달구어 술에 담갔다가 가루 내어 한번에 1~2g씩 하루 3번 끼니 뒤에 먹는다.

농가진(헌데)으로 생기는 피부병일 때

처음에는 얼굴, 목, 머리, 팔 등 땀이 많이 나고 좀 더러워지기 쉬운 곳에 생겨 점차 콩알 크기의 투명한 물집으로 된다. 때로는 온몸에 퍼질 수도 있다. 물집은 점차 곪아서 고름집으로 된다. 고름집이 터져서 고름이 흘러나와 다른 부위에 옮겨지면 거기에 또 물집과 고름집이 생긴다.

치료하는 방법과 약초

【백반(명반)】절반은 불에 구운 것, 절반은 그대로 섞어서 술에 개어 하루에 1~2번씩 물집이나 고름집이 터진 곳에 바른다.

【호이초】잎을 따서 깨끗이 씻어 물기를 없앤 다음 즙을 낸다. 여기에 분가루를 조금 넣고 묽은 고약으로 만들어 농가진 위에 하루 2~3번 바른다.

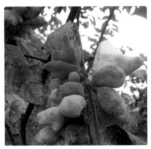
오배자

【붉나무벌레집(오배자)】불에 볶아 보드랍게 가루낸 것을 아침 저녁으로 바른다. 균억누름작용이 있다.

【꿀, 아연화, 녹말】꿀 100g, 아연화가루 10g, 녹말 20g을 고루 섞이게 개어서 국소에 바른다.

120

뇌막염일 때

뇌와 척수를 둘러싸고 있는 막에 병원체가 침투하여 생기는 염증이다 갑자기 오한과 고열이 나고, 심한 두통과 구토를 하기도 하다가 의식이 혼탁해지며, 경련을 일으키거나 의식장애를 나타낸다.

치료하는 방법과 약초

【결명자】 뇌막염환자가 대변이 잘 배설되지 않으면 병치료에 지장이 있으므로 결명 자로 차를 끓여 자주 먹인다. 그래도 대변이 통하지 않으면 대황을 약간 섞어서 달여 먹인다.

【닭의장풀】 유행성 볼거리의 병발증으로 생긴 뇌막염에 닭의장풀을 하루에 80g씩 진하게 달여 하루에 3~4번 먹인다.

뇌졸중, 뇌출혈로 일어난 중풍일 때

뇌혈관장애에 의한 급격한 신경장애로서 전신이나 반신, 또는 한 국부가 마비되는 병이다. 일부에서는 두개내출혈의 경우만을 말하나, 폐색성 혈관병변을 포함하는 경우도 있다.

치료하는 방법과 약초

【솔잎】 깨끗한 푸른 솔잎 100g을 짓찧어 즙을 내어 술 500ml에 넣어 하룻밤 더운 곳에 놓아두었다가 한번에 50ml씩 하루 3번 빈속에 먹고 약간 땀을 낸다. 중풍으로 입과 눈이 비뚤어진 데 쓴다.

【살모사】 술에 넣고 약 7일 동안 놓아두었다가 그 술을 한번에 20~30ml씩 빈속에 마신다. 그 뱀을 말려 가루낸 다음 한번에 4g씩 그 술에 타서 끼니 사이에 먹는다. 중풍으로 입과 눈이 비뚤어진 데 쓴다.

【삼지구엽초】 600g을 성근 천주머니에 넣고 술에 5~7일 동안 담그었다가 삼지구엽 초는 건져내고 그 술을 한번에 40~50ml씩 하루 3번 빈속에 먹는다. 한쪽 손발을 잘 쓰지 못하는 데 쓴다.

【기러기기름】하루 한 숟가락씩 더운 술에 타서 빈속에 먹는다. 몸 절반을 잘 쓰지 못하며 혈기가 잘 통하지 않으며 저리고 아픈 데 쓴다.

【복숭아씨(도인)】500g을 꺼풀과 뾰족한 끝을 버리고 술에 20여일 동안 담그었다가 건져내어 햇빛에 말린 다음 가루를 내어 물로 반죽해서 2g 되게 알약을 만든다. 한번에 3~4알씩 하루 3번 끼니 뒤에 약을 담그었던 술로 먹는다. 한쪽 팔다리를 잘 쓰지 못하는 데 쓴다.

【살구씨(행인)】꺼풀을 벗기지 않고 생것으로 한번에 7알씩 하루 3번 끼니 뒤에 먹는다. 살구씨를 먹어서 다른 증세가 없으면 점차 양을 늘여도 된다. 한쪽 팔다리를 잘 쓰지 못하고 말을 잘하지 못하는 데 쓴다.

【주염열매, 무】주염열매 1개, 무 3개를 쪼개서 함께 물에 달여 하루 1~2번에 나누어 끼니 사이에 먹는다.

【측백잎(측백엽), 총백(뿌리째로)】각각 150g을 물에 달여 4~5번에 나누어 아무 때나 덥혀 먹는다. 풍을 맞아 의식이 없고 가래가 끓으며 이를 악물고 말을 못하는 데 쓴다.

【흰삽주(백출)】120g에 물 540ml를 넣고 180ml가 되게 달여 한번에 50ml씩 술을 약간 타서 하루 3번 먹는다. 풍에 맞아 입을 다물고 정신을 차리지 못하는 데와 풍병으로 몸과 팔다리가 저리고 아픈 데 쓴다.

【백강잠】가루 내어 한번에 6~8g씩 하루 3번 술에 타서 빈속에 먹는다. 중풍으로 말을 못하는데, 모든 풍병, 어린이의 경풍에 쓴다.

【황기, 방풍】각각 10g을 물에 달여 하루 2~3번에 나누어 끼니 사이에 먹는다. 땀을 흘리고 맥이 없어 하면서 말을 잘하지 못하는 데 쓴다.

【배】즙을 내어 한번에 150~200ml씩 하루 3번 빈속에 먹는다. 중풍으로 목이 쉬어 말을 못하며 가슴이 답답해 하는 데 쓴다.

【박하】즙을 내어 한번에 10~15ml씩 하루 3번 끼니 사이에 먹거나 가루 내어 한번에 10~15g씩 하루 3번 물에 달여 먹는다. 중풍으로 목이 쉬고 말을 못하며 열이 나고 번조해 하는 데 쓴다.

【석회】1500g에 술을 약간 넣고 볶으면서 잘 이겨 눅눅하게 된 것을 입과 눈이 비뚤어진 반대쪽에 붙인다. 천을 한 겹 펴고 그 위에 올려놓는 것이 좋다. 한번에 4~5분

하루 4~5번 갈라붙인다.

【피마주】속씨를 잘 짓찧어 입과 눈이 비뚤어진 반대쪽에 붙인다.

【독활】중풍으로 정신이 혼미한 데는 독활 30g을 술로 달여서 하루에 2번 나누어 먹는다.

【백반, 소금】중풍으로 갑자기 입을 꼭 다문 채 침을 흘리며 인사불성일 때에는 백반과 소금을 반반 섞어 가루 내어 이빨에 문지르면 입을 벌리게 된다. 그리고 배를 갈아 즙을 내서 마시게 한다.

【겨자씨】중풍으로 온몸이 마비된 경우에는 겨자씨 달인 물을 꼭 짜서 마신다. 또는 가루를 식초에 개어 온몸에 바른다. 피부가 약하면 물을 섞어서 발라도 된다. 신체의 일부분이 마비된 데는 겨자씨를 갈아 식초에 섞어 장기간 마비된 부위에 바른다.

【자소】온몸이 마비된 데는 자소 75g을 짓찧은 데 물 5.4l를 넣어 즙을 짜내고 그 즙으로 멥쌀 360ml를 끓여 죽을 쑤어 파와 후추, 생강을 섞어 먹는다.

【회화나무】중풍으로 전신 또는 신체 일부가 마비된 데는 회화나무가지를 잘게 썰어 푹 삶은 물에 술을 타서 마신다. 마시는 양은 차잔 하나씩 공복에 마신다. 몸이 굳은 데는 회화나무껍질을 잘게 썰어 짓찧어 술로 달인 물을 수시로 마시고 또 그 물을 환부에 바른다.

【콩술】중풍으로 팔다리가 마르고 등이 굳어지는 데는 검은콩 9l를 볶아 술 28.8l에 넣어 밀봉하여 두었다가 콩은 버리고 술만 자주 마신다.

【귤나무껍질(진피)】중풍으로 몸이 뻣뻣해진 데는 잘게 썬 귤나무껍질 1.8l 가량을 술 3.6l에 섞어 하루 밤 놓아두었다가 이튿날 덥혀 수시로 마신다. 한번 먹어 낫지 않으면 여러 번 되풀이한다.

【백반】혀가 뻣뻣하게 굳어 백약이 무효인 데는 같은 양의 백반과 계심을 함께 가루 내어 혀 밑에 넣는다.

【오계】중풍으로 혀가 굳은 데는 수오계 한 마리에 총백(파흰밑)을 한 줌 썰어 넣고 푹 끓여 즙을 공복에 먹으면 낫는다.

【부자】만성화된 경풍에는 배꼽을 딴 부자를 가루 내어 큰 지렁이 몸이 덮일 정도로

뿌려준 다음 지렁이 몸에 묻은 부자가루를 긁어서 쌀알 크기의 환약을 만들어 한번에 10알씩 미음으로 먹는다.

【파마주기름, 솔】 피마주기름 60ml, 술 100ml를 고루 섞어 끓인 다음 한번에 15ml씩 하루 3번 빈속에 따뜻하게 하여 먹는다. 팔다리를 잘 놀리지 못하고 뒤가 굳은 데 쓴다.

【개구리밥(부평초)】 아랫면에 자줏빛이 도는 것 500g을 햇빛에 말려 가루낸 다음 졸인꿀로 반죽하여 3g 되게 알약을 만든다. 한번에 5알씩 하루 3번 끼니 사이에 쓴다. 모든 풍증과 반신불수, 파상풍 등에 쓴다.

【가을국화】 16~20g을 물에 달여 2번에 나누어 끼니 사이에 먹는다. 모든 풍증과 풍병으로 오는 두통과 어지럼증에도 쓴다.

【누리장나무잎】 30~50g을 물에 달여 2번에 나누어 끼니 사이에 먹는다. 풍병으로 머리가 어지럽고 아픈 데, 팔다리가 저린 데 쓴다. 혈압을 낮춘다.

【오갈피】 보드랍게 가루 내어 한번에 4~6g씩 하루 3번 끼니 사이에 먹는다. 풍병으로 팔다리가 저리고 뻣뻣하며 감각이 둔한 데 쓴다.

【총백】 푸른잎과 잔뿌리는 뜯어버리고 깨끗하게 씻은 것 2줌을 물에 달여 하루 2번에 나누어 끼니 뒤에 먹는다. 중풍으로 열이 나면서 얼굴이 부석부석한 데 쓴다.

【진교】 9~10월에 뿌리를 캐어 그늘에서 말린 다음 썰어 10~15ml를 물에 달여 2번에 나누어 끼니 사이에 먹는다. 중풍으로 팔다리를 쓰지 못하거나 입과 눈이 비뚤어진 데 쓴다. 약을 쓰는 도중 가슴이 답답하면서 두근거리는 증세가 있거나 혈압이 갑자기 떨어지면 그 양을 줄이거나 끊는다. 혈압을 낮추는 작용이 있다.

【천마싹】 10~15g을 물에 달여 2번에 나누어 끼니 사이에 먹는다. 풍으로 머리가 어지럽고 아프며 경련이 자주 일어나는 데 쓴다.

【겨자떡】 머리의 피를 아래로 유도하기 위하여 겨자떡을 아랫배 및 양쪽 넓적다리와 장딴지에 붙인다. 붙이는 시간은 10분 정도가 좋다. 겨자떡은 겨자와 밀가루를 반반 섞어서 더운 물로 반죽하여 3mm 두께로 창호지 사이에 넣어 붙인다.

【식초】 숯불을 피우고 그 위에 식초를 뿌려서 올라

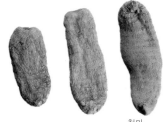
천마

오는 식초의 김을 코와 입 속으로 들어가게 한다. 이 방법은 산후의 기절에도 잘 든는다.

【백반가루와 생강즙】 중풍으로 인사불성이 되고 목에서 가래가 끓는 증세에는 백반가루 8g을 생강즙에 타서 천천히 입에 떠넣어 삼키게 하면 깨어난다.

【방풍, 백금, 강잠】 방풍, 백금, 강잠 8g을 보드랍게 가루 내어 생강즙에 개어 고약처럼 만들어 비뚤어진 쪽의 반대쪽 얼굴에 헝겊에 발라 붙인다.

【웅황과 형개수】 웅황과 형개수를 반반 섞어 가루를 내어 콩술 (검은콩을 연기가 나도록 볶아 즉시 같은 양의 맑은 술에 넣어 우려 나온 것)로 7.5g씩 먹는다.

【세신가루】 중풍에 세신가루를 코에 불어 넣는다.

【파두, 쑥 연기】 중풍으로 말을 못하면 파두 한 알을 껍질을 벗기고 그 2배 가량의 쑥과 함께 짓찧어 태운 연기를 코에 쐬면 곧 정신을 차리고 말을 한다.

【조협과 명반】 중풍으로 인사불성이 되어 입을 벌린 채 있거나 침을 흘리고 있거나 매우 위급할 때 조협(검은 줄거리는 버림)과 명반을 반반 섞어 보드랍게 가루 내어 한번에 4g씩 더운물로 천천히 삼키게 한다.

【지렁이】 중풍으로 말을 못할 때 큰 지렁이(대가리가 흰색인 것) 3~4마리를 불로 바싹 말려 가루 내어 물로 마신다. 중풍으로 눈과 입이 비뚤어진 데는 지렁이 피를 반대쪽 구각에 발라준다. 혀가 뻣뻣해지고 아픈 데는 지렁이 한 마리를 소금으로 덮어두면 녹아 물이 되는데 이물을 혀에 바른다.

【오매】 먼저 오매로 입을 문질러 입을 열게 한 다음 담소리가 들리면 백반가루 3.8g을 생강즙에 타서 입속에 넣고 담소리가 없으면 검은콩을 연기가 나도록 볶아 맑은 술에 급히 넣어 그 즙을 입 속에 한 컵 정도 떠넣는다.

【무밥】 무를 잘게 썰어 살짝 데쳐서 밥에 섞어 그것을 주식으로 먹으면 1년 이내에 낫는다.

【백반과 꿀】 중풍으로 가래가 끓는 증세에 백반 40g을 물 한사발을 넣고 끓여 반이 되면 꿀 20g 넣고 다시 끓여 마신다. 토하면 즉시 낫는다. 토하지 않으면 다시 한다.

【수박술】 중풍으로 손이 떨리고 중풍기가 있으면 수박꼭지를 도려내고 수박속을 휘저어 놓은 다음 소주를 가득 채우고 꼭지를 닫고 질그릇에 담아 중탕으로 익혀 꼭

짜서 마신다.

【피마주】 피마주껍질을 벗기고 짓찧어 볼이 오른쪽으로 비뚤어지면 왼손바닥 중심에 붙이고 왼쪽으로 비뚤어지면 오른손바닥 중심에 붙인다. 그리고 뜨거운 물이 담긴 컵을 그 위에 놓아 뜨끈뜨끈하게 해준다. 얼굴이 바로잡히면 곧 피마주를 씻어버린다.

【쑥】 말을 못하거나 수족이 마비된 사람에게는 마른 쑥 한 줌을 540ml의 물로 절반이 되게 달여 3번에 나누어 타 마신다.

【방풍의 뿌리】 방풍뿌리 한 줌을 540ml의 물로 반이 될 때까지 달여서 하루에 다 먹는다. 이렇게 오래 계속하면 효험이 뚜렷하다.

【종려나무】 중풍으로 갑자기 쓰러진 사람에게 종려나무의 세 잎을 새까맣게 태워서 즉시 먹인다. 묵은 잎을 달여서 차 대신 마시면 중풍을 예방할 수 있다.

【흰오리피】 중풍이 재발하여 생명이 위험할 때는 흰오리의 피를 한번에 한 마리씩 먹는다. 4~5일 건너 또 피를 먹으면 두 달 후에는 산책을 할 수 있는 정도로 회복된다. 환자가 남자면 암컷, 여자면 수컷이 좋다.

【생부자와 식초】 중풍으로 열이 높고 정신이 혼미하고 말을 못하며 다리가 찬 경우에는 생부자를 짓찧어 식초로 반죽하여 발바닥의 용천혈에 붙인다. 염부자도 좋다.

【병들어 죽은 누에】 중풍으로 말을 못하는 데는 병들어 절로 죽은 누에를 찹쌀뜨물에 하루 밤 담그었다가 약한 불에 구워 가루를 내어 한번에 5g씩 술로 먹는다.

【석창포, 단삼】 중풍으로 말을 못하는 데는 석창포 5g, 단삼 10g, 길경 7.5g, 감초 5g을 물로 달여서 하루에 2번 먹는다.

【사람의 젖과 청주】 중풍으로 말을 할 때는 사람의 젖과 청주 반반을 섞어 한 컵씩 2~3번 마시면 말을 할 수 있다. 또 묵은 된장에 같은 분량의 사람의 젖을 고루 섞어 헝겊으로 싸서 그 국물을 수시로 먹는다.

【밤(건율)】 중풍으로 다리를 못 쓰는 데는 매일 끼니 전 아침에 양쪽이 납작한 밤 2개를 누운 자세로 천천히 자꾸 씹어 물이 되면 배꼽 밑으로 넣는 기분으로 삼킨다.

【생강】 갑자기 중풍으로 인사불성이 된 데는

생강을 많이 짓찧어 환자의 이마와 코 밑 그리고 눈 옆에 바르고 열심히 문지르는 한편 생강즙을 안각(남자는 왼쪽)에 떨어뜨린다.

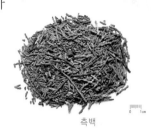

측백

【측백나무, 총백(파흰밑)】 중풍으로 입이 굳게 닫힌 데는 측백나무줄기 한 줌과 총백(파흰밑)을 뿌리째 한 줌을 합해 짓찧어 맑은 술 1.8ℓ에 넣어 푹 끓여 그 국물을 덥게 하여 마신다.

【형개수】 중풍으로 말을 못하는 데는 적당한 양의 형개수를 가루 내어 한번에 10g씩 하루에 3번 더운물로 먹는다.

【백반, 참기름】 중풍으로 말을 못하는 데는 백반 40g을 가루 내어 참기름 120g에 섞어 빨리 휘저어 환자의 입 속에 주입한다. 몇 분 이내에 가래가 나오면 말을 하게 된다.

【내복자, 아조, 반하, 천남성】 중풍으로 말을 못하고 가래가 많이 나오는 데는 내복자 15g, 아조 15g, 반하 15g, 천남성 15g을 물로 달여서 하루에 3번 나누어 더운 것을 먹는다.

【대나무기름】 중풍으로 말을 목하는 데는 참대를 한 자 길이로 잘라 중간을 불로 태우면 양쪽 끝에서 기름이 흘러 나오는데 이것을 받아 조금씩 먹인다.

【백강잠】 중풍으로 목이 쉬고 말을 못하는 데는 백강잠 7마리를 말려 가루 내어 술 한 숟가락에 타서 하루에 2번 먹는다.

【백반, 생강】 중풍으로 말을 못하고 인사불성일 때 풍담을 토하고 하는 데는 백반가루 70g을 2.7ℓ의 생강 끓인 물에 넣어 짜서 3번에 나누어 조금씩 먹인다.

【마늘】 중풍으로 말을 못하면 큰 마늘을 짓찧어 잇몸에 붙이거나 자주 문질러 준다.

【검은콩】 검은콩을 진하게 삶은 물을 마시게 하면 구급이 된다. 이런 증세가 있는 사람은 검은콩 삶은 물을 평시에 차 대신 마신다.

【백반, 아조각】 중풍으로 목에서 가래가 끓고 기관지가 막힌 경우에는 백반 40g과 아조각 10g을 함께 가루 내어 약 4g씩 더운물로 먹는다. 막힌 가래가 나오면 중지한다.

【아조협】 중풍에 담이 끓는 증세에는 백반 38g과 아조협 18.8g을 섞어 가루를 내어

더운물로 1돈씩 먹는다. 담을 토하면 즉시 낫는다.

【참기름, 생강즙】 중풍으로 목에 걸린 가래를 뱉지 못하는 데는 참기름 한 컵에 생강즙 반 컵을 섞어 천천히 입에 떠 넣는다. 또 달걀 흰자위 한 개와 참기름 40g을 섞어 먹어도 좋다.

【백지, 꿀】 중풍으로 머리가 어지럽고 아픈 데는 백지 120g을 가루 내어 꿀로 반죽하여 콩알 크기로 환을 지어 한번에 3알씩 하루에 3번 끼니 뒤 30분 후에 형개 적당한 양을 달인 물로 먹는다.

【지렁이】 중풍으로 눈이 붉어지고 아픈 데는 지렁이를 불에 구워 가루 내어 한번에 10g씩 차물로 먹는다.

【참깨, 뽕잎】 반신불수에는 참깨 12g, 뽕칠 12g을 가루 내어 막걸리로 먹는다. 이것은 두 번에 먹는 양으로서 하루에 2번씩 매일 먹는다.

【송두주】 반신불수 및 뼈골이 쑤시는 데는 잘게 썬 관솔(송진이 엉킨 소나무가지) 150g, 검은콩 1,800㎖, 백밀 600g을 함께 배갈 또는 소주 28.8ℓ에 담그고 푹 끓여 식힌 다음 양껏 마신다. 술을 못하는 사람은 물에 타서 마셔도 된다. 장복한다.

【부평초】 반신불수에는 부평초 300g을 말려 낸 가루를 꿀에 개어 새끼손가락 굵기만큼 환을 지어 저녁마다 두 알씩 씹어 먹고 땀을 낸다.

【목화씨, 유향, 몰약】 목화씨 160g을 볶아 껍질을 버리고 유향 160g, 몰약 160g과 함께 보드랍게 가루 내어 꿀에 개어 환약 7개를 만들어 매일 1개씩 물에 타서 마신다. 반신불수의 특효약이다.

【상백피】 반신불수, 고혈압에는 상백피 5kg, 감초 1kg을 물 20ℓ를 녜고 엿처럼 달여서 한번에 5g씩 하루에 3번 끼니 사이에 먹는다.

【흰봉선화】 반신불수에는 그늘에서 말린 흰봉선화 160g을 술 600g으로 끓여 꼭 짜서 조금씩 마신다.

【달걀 흰자위, 참기름】 반신불수에는 신선한 달걀 한쪽에 구멍을 내고 노란자위를 빼버리고 흰자위만 남겨두고 그 속에 참기름을 가득 채워 불 위에 놓는다. 안의 것이 끓으려 할 때 마신다. 계속 3개를 마신다.

【복숭아씨(도인)】 반신불수에는 껍질을 벗긴 복숭아씨를

도인

0   1cm

소주에 1개월간 담가두었다가 꺼내어 말려 보드랍게 가루 내어 꿀에 갠 후 녹두알 크기로 환약을 만든다. 한번에 50알씩 하루 3번 끼니 사이에 먹는다. 술을 못하는 사람은 물을 타서 먹는다. 신경통에도 쓴다.

【황기, 당귀미, 적작, 지룡, 천궁, 도인, 홍화】 반신불수가 되고 머리가 어지러우며 입과 눈이 비뚤어지고 혈압이 높지 않은 데는 황기 50g, 당귀미 5g, 적작 15g, 지룡 15g, 천궁 10g, 도인 10g, 홍화 15g을 물로 달여서 하루에 2번 나누어 더운 것을 먹는다.

【겨자씨, 식초】 반신불수에는 겨자씨 가루를 식초에 개어 마비된 쪽의 몸에 바르고 한잠을 잔다.

【천오, 오령지, 천남성, 용뇌, 사향】 반신불수가 된 데는 천오 150g, 오령지 150g, 천남성 100g, 용뇌 1.5g, 사향 1.5g을 가루 내어(사향은 따로 가루낸 다음 한데 섞는다) 물로 반죽하여 오동씨 크기에 환약을 만들어 한번에 10알씩 하루에 2번 더운물로 먹는다.

【당귀, 천마, 전갈】 반신불수가 된 데는 당귀 60g, 천마 15g, 전갈 12g을 가루 내어 한번에 15g씩 하루에 2번 먹는다.

【도인】 중풍으로 반신불수가 된 데는 적당한 양의 도인(뾰족한 부분을 떼어버린다)을 술에 며칠간 담가두었다가 말려 쌀물로 오동씨 크기로 환을 만들어 한번에 20알씩 하루에 2번 황주로 먹는다.

【닭똥, 검은콩】 중풍,마비, 반신불수에는 닭똥 흰 것과 검은콩을 반반 섞어 누렇게 볶아 그 2배의 소주로 반이 되게 달인 후 짜서 한 컵씩 마신다.

【수탉, 엄나무껍질, 금은화】 중풍으로 몸을 움직이지 못하는 데는 수탉 한 마리를 잡아서 내장을 버리고 그 속에 엄나무껍질과 금은화 각각 250g을 넣고 꿰맨 다음 단지에 넣고 물 다섯 사발을 넣는다. 다음 가마에다 물을 적당히 두고 단지를 그 가마 속에 넣고 끓인다. 단지 안의 물이 절반쯤 준 다음 닭의 배 속의 약을 버리고 닭고기와 그 물을 3번에 나누어 끼니 사이에 먹는다.

뇌졸중일 때

뇌의 핏줄이 터지거나 막혀서 갑자기 의식을 잃고 혼수 또는 반신불수를 비롯한 여러 가지 신경마비증상을 나타내는 것을 말한다. 뇌졸중은 전구증상이 나타난다. 뇌출혈이 생기기 전에 뒷머리가 아프고 어지럽고 게우며 코피가 날 때도 있다. 뇌출혈이 되기 시작하면 갑자기 의식을 잃고 손발이 늘어지며 입이 비뚤어진다. 심해지면 얼굴색이 벌개지고 눈에 핏발이 서며 때로는 얼굴색이 새하얘지기도 한다. 환자는 코를 골면서 자는 경우도 있다.

치료하는 방법과 약초

【오갈피(오가피), 쇠무릎풀(우슬)】 오갈피 25g, 쇠무릎풀 15g을 한데 가루 내어 한번에 2g씩 하루 3번 먹는다. 오갈피는 보약일 뿐 아니라 힘줄과 뼈가 약하여 다리를 쓰지 못하거나 아플 때에 쓴다.

【홰나무꽃(괴화)】 하루 15~20g씩 물에 달여 2~3번에 나누어 먹는다. 홰나무열매도 쓸 수 있다. 열매는 약간 볶아서 가루 내어 한번에 2~3g씩 하루 3번 먹는다.

【생열귀나무열매】 가루낸 것을 한번에 2~5g씩 하루 3번 먹는다. 열매의 비타민 C와 플라보노이드는 모세혈관의 투과성을 낮추며 핏줄의 견딜성을 높여주기 때문에 뇌출혈의 예방과 치료에 쓰인다.

【천마】 끓는 물에 데쳐서 햇볕에 잘 말려 가루낸 것을 한번에 2g씩 하루 3번 끼니 뒤에 물에 타서 먹는다.

【사향】 의식이 있을 때에는 사향을 보드랍게 가루 내어 0.2~0.3g을 참깨기름 또는 콩기름 등에 풀어서 먹이며, 의식이 없을 때에는 사향가루를 콧구멍에 불어 넣는다.

【참깨, 은조롱, 쇠무릎풀】 은조롱과 쇠무릎풀을 쪄서 말린 것과 참깨 각각 같은 양을 보드랍게 가루 내어 꿀로 반죽해서 알약을 만들어 한번에 6~8g씩 하루 3번 끼니 뒤에 먹는다.

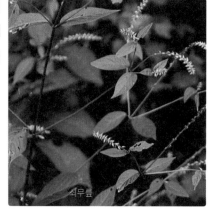

쇠무릎

눈 다래끼일 때

속눈썹 털주머니와 피지선이 곪는 병이다. 눈까풀 기슭에 벌겋고 뜬뜬한 보리알 크기의 고름주머니가 만져진다. 누르면 몹시 아프다. 보통 4~7일 지나면 스스로 고름주머니가 터진다. 바깥 눈곱에 생기면 눈까지 붓고 벌개지며 아프다. 완전히 곪은 때에는 절로 터져 고름이 나오면 곧 낫는다.

치료하는 방법과 약초

【달개비】 줄기 한 개를 손으로 40℃ 경사지게 쥐고 알코올 불로 윗부분에 불을 붙이면 아래 끝에서 거품이 섞인 즙이 흘러 나오는데 이것을 받아 눈다래끼가 난 부위에 바르고 눈에도 넣는다. 이렇게 1~2일 동안 치료하면 효과가 있다.

【길짱구(차전초)】 잎을 깨끗이 씻어 불에 쬐어 따뜻할 때 눈다래끼에 붙인다. 이것을 2~3일 반복하면 고름이 나오고 낫는다. 곪기 전에 붙이면 빨리 삭아지게 한다.

【뱀허물(사퇴), 식초】 뱀허물을 식초에 5~7일 동안 담가두었다가 건져내어 5x8mm 크기로 잘라 다래끼가 생긴 곳에 붙이고, 그 위에 식초에 적신 약솜을 덮어 고정해 두었다가 24시간 지나서 뗀다. 나을 때까지 계속한다.

【물푸레나무껍질, 대황】 물푸레나무껍질 12g, 대황 8g을 물에 달여 하루 2~3번에 나누어 끼니 사이에 먹는다.

【참깨기름】 눈다래끼의 끝을 소독한 침으로 찔러 약하게 눌러 고름을 뺀 다음 참깨기름을 발라준다.

눈에 이물질이 들어갔을 때

눈에 이물이 들어가면 눈을 뜰 수 없으며 눈알을 움직일 때마다 눈물이 나오고 아프다. 이물이 눈까풀과 눈알에 붙어 있으면 꺼내도 별로 후과가 없으나 이물이 눈알 검은자위에 박힌 경우에는 눈알에 병균이 들어갈 수 있으므로 병원에 가서 빼내야 한다.

• 깨끗한 물을 그릇에 담아 놓고 얼굴을 그릇 안에 담근 다음 눈을 떴다 감았다 한다. 그래도 나오지 않을 때에는 손으로 눈까풀을 잡아당기면서 눈을 떴다 감았다 한다.

• 깨끗한 손으로 눈까풀을 뒤집고 약솜이나 부드러운 천으로 가볍게 티를 묻혀낸다. 이때 지나치게 무리하게 하면 눈의 흰자위나 검은자위를 다칠 수 있다.

• 물에 끓이거나 알코올솜으로 소독한 머리카락으로 눈알을 가볍게 훑어 이물을 뽑아낸다. 이물이 눈까풀에 있으면 눈까풀을 가볍게 훑어낸다. 이 방법은 이물이 눈자위, 눈까풀에 붙어서 잘 떨어지지 않을 때 한다. 눈알에 박혔을 경우에는 이물을 빼내고 2% 빨간약 한방울을 눈에 넣어준다.

• 박하를 눈까풀에 바르면 눈물이 심하게 나오는데 눈물과 함께 티가 나올 수 있다.

늑간신경통(갈빗대 사이의 신경통)일 때

늑막염(가슴막염), 폐결핵, 갈비뼈 부러지기, 가슴타박, 척주결핵, 종양 등에 의하여 오는 경우가 많은데 기침, 재채기, 힘쓰기, 심호흡 등을 할 때에 아픔이 더해지곤 한다. 아픈 곳을 중심으로 지각이 예민해지는 것도 이 병의 특징의 하나이다.

치료하는 방법과 약초

【오갈피, 두충】 각각 같은 양을 보드랍게 가루 내어 술로 쑨 풀에 반죽하여 한 알의 질량이 0.3g 되게 만들어 한번에 15~30알씩 하루 3번 먹는다.

【살모사】 한 마리를 잡아 하루 동안 물에 담가두었다가 60% 알코올 500ml(60% 술)에 넣고 5~6달 동안 뚜껑을 잘 막아둔다. 이렇게 하여 우러난 술을 한번에 30~40ml씩 하루 2~3번 먹는다. 또한 살모사의 껍질을 벗겨 버리고 구워서 말린 다음 보드랍게 가루낸 것 30g을 소주 500ml가 든 병에 넣고 약 1주일 동안 두었다가 한번에 30ml씩 하루 3번 끼니 뒤에 먹는다.

【참바구지】 신선한 참바구지 풀을 짓쳐서 제일 아픈 곳 2~5군데를 찾아 팥알 크기만

큼씩 붙인다. 1~4시간 정도 지나 자극감을 세게 느끼는
때에 뗀다.

【잇꽃(홍화)】 햇볕에 말려 보드랍게 가루낸 것을 한번에
5g씩 자기 전에 따뜻한 물에 타서 먹고 땀을 낸다. 다쳐
서 가슴과 함께 늑간신경통이 심하게 아플 때 먹는다.

【초오환】 여러 가지 신경통에 쓰면 아픔을 멎게 한다.

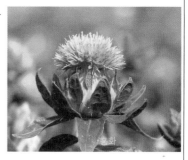

늑막염일 때

늑막염에는 물이 고이는 습성 늑막염과 물이 고이지 않는 건성 늑막염이 있는데 일반적으로
처음에는 중등도의 열이 나면서 오슬오슬 춥고 숨을 깊이 들이쉬거나 기침을 할 때 가슴이 심
하게 아프고 결린다. 숨이 차고 기침과 가래가 많아지면서 식은땀이 난다.

치료하는 방법과 약초
【강냉이수염, 길짱구씨(차전자)】 강냉이수염 1kg과 길짱구씨 50g에 물 1.5를 넣고 절반
이 되게 달여 한번에 100ml씩 하루 3~4번 끼니 뒤에 먹는다.

【은행나무껍질, 인동덩굴꽃】 은행나무껍질 15g, 인동덩굴꽃 20g을 물에 달여 하루 3
번에 나누어 끼니 뒤에 먹는다.

【민들레(포공초), 인동덩굴꽃(금은화)】 각각 20g에 물 500ml를 붓고 절반량이 되게 달
여서 하루 2~3번에 나누어 끼니 뒤에 먹고 찌꺼기는 덥게 하여 아픈 곳에 대고 찜
질한다.

【황금, 연교】 대황 10g, 황금 15g, 연교 25g, 길경 15g, 감초 10g을 물로 달여서 하
루에 2번 먹는다.

【정력자, 소자】 정력자와 소자를 각각 같은 양을 가루 내어 한번에 5g씩 밤중에 먹는
다.

【은시호, 과루피, 황금 등】 은시호 15g, 과루피 25g, 황금 15g, 모려 15g, 모려 15g, 감

초 5g을 물로 달여서 하루에 2번 먹는다.

【천남성】 적당한 양의 신선한 천남성을 짓찧어 아픈 부위에 붙인다. 마른 것은 물에 축여 짓찧어 붙인다.

【차전초근, 창포뿌리】 차전초근 4g, 창포뿌리 4g을 물로 달여서 한번에 다 먹는다. 하루에 2번 달여 먹는다.

【선인장】 신선한 선인장 100g을 짓찧어 짜낸 즙에 꿀 15g을 섞어 3번에 나누어 끼니 전에 먹고 찌꺼기는 약천에 싸서 아픈 곳에 대고 찜질한다.

【선인장, 꿀(봉밀)】 선인장 100g을 짓찧어서 낸 즙에 꿀 15~20g을 섞어 하루 3번에 나누어 먹고 그 찌꺼기를 아픈 쪽 옆구리에 붙인다.

【꽃다지씨(정력자)】 볶은 것 6~12g을 물에 달여서 하루 3번에 나누어 끼니 뒤에 먹는다.

【선인장, 뽕나무가지(상지)】 각각 같은 양으로 잘게 썰어 짓찧어 앓는 쪽에 붙인다. 옆구리가 몹시 결리고 아픈 때에 쓴다.

【감초】 화학약제를 쓰는 기간 감초가루 2~4g을 하루 양으로 하여 2~3번에 갈라 끼니 뒤에 먹는다.

【민들레(포공초)】 갓 뜯은 민들레의 잎과 뿌리를 짓찧어 짜낸 즙을 한번에 5~10ml씩 하루 2~3번 끼니 뒤에 먹는다.

【밍크껍질】 밍크껍질의 살쪽을 더운 물로 부드럽게 해서 환부에 넓게 붙여 증세가 호전될 때까지 며칠이고 놔둔다.

【우엉】 우엉의 껍질을 긁어내고 썬 것 한줌을 360ml의 물로 180ml되게 달인다. 하루에 3번 나누어 복용한다.

【질경이】 질경이를 진하게 달여서 한번에 한 컵씩 하루 3번 마신다.

【산수유 잎과 씨, 감초】 산수유 잎과 씨 각각 10g, 감초 5g을 물로 달여서 하루에 2번 먹는다.

【시호, 황백, 포공영, 어성초, 감초】 시호 15g, 황백 15g, 포공영 15g, 어성초 25g, 감초 5g을 물로 달여서 하루에 2번 먹는다.

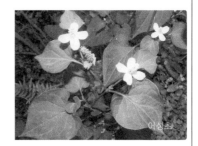
어성초

다한증으로 땀이 많이 날 때

땀이 많이 나는 증상을 말하는데 땀이 온몸에서 많이 나는 것과 어느 한 부위에서만 많이 나는 것이 있다. 또한 일시적으로 땀이 나는 것과 오랫동안 계속 나는 것이 있다.

치료하는 방법과 약초

【단너삼(황기)】 12g을 물 200ml에 달여서 하루 3번에 나누어 먹는다. 또는 보드랍게 가루 내어 한번에 4g씩 하루 3번 먹는다.

【흰삽주(백출), 단너삼(황기)】 각각 12g을 물에 달여 하루 3번에 나누어 먹는다. 또는 보드랍게 가루 내어 한번에 4~6g씩 하루 3번 먹어도 된다. 흰삽주를 하루 24g씩 물에 달여 3번에 나누어 먹어도 좋다.

【흰솔뿌리혹(백복령)】 보드랍게 가루 내어 한번에 4g씩 약쑥 달인 물에 타서 하루 3번 먹는다. 또는 흰솔뿌리혹을 보드랍게 가루 내어 한번에 8g씩 물에 타서 먹기도 한다.

【방풍】 하루에 12g씩 물에 달여 3번에 나누어 먹는다.

【굴조가비(모려)】 20g에 물 200ml를 넣고 달여서 저녁에 2번에 되풀이하여 먹는다.

단독(급성 염증)일 때

얼굴, 다리, 목에 잘 생기는데 코 및 인두점막에 생길 때도 있다. 단독은 경과가 빠르고 중독한 전신증상을 나타낸다. 단독이 생기면 피부가 새빨갛게 되는데 그 경계가 뚜렷하고 퍼지는 속도가 매우 빠른 것이 특징이다.

치료하는 방법과 약초

【쇠비름(마치현)】 신선한 것 60g을 짓찧어 즙을 내어 하루 3번에 나누어 먹고 찌꺼기는 국소에 붙인다.

【제비꽃】 신선한 풀 60g을 짓찧어 즙을 내어 하루 3번에 나누어 먹고 찌꺼기는 덥게

하여 국소에 붙인다.

【달개비】 신선한 풀 60g을 물에 달여 하루 3번에 나누어 먹으면서 신선한 것을 짓찧어 국소에 바른다.

【콩】 삶아서 보드랍게 갈아 병난 곳에 바른다.

【지렁이(구인), 설탕가루】 하룻밤 물에 담가 흙을 게우게 한 산 참지렁이와 설탕가루를 5 : 1의 비로 섞어 물을 약간 넣고 짓이겨 하루 2~3번 아픈 곳에 바른다.

【지렁이(구인), 백반(명반)】 지렁이를 잡아 하룻밤 물에 담가 흙을 다 게우게 한 다음 깨끗이 씻어서 잘 짓찧은 후 백반가루와 3:1의 비로 섞어 아픈 부위에 자주 붙인다. 지렁이는 8~9월에 알을 낳는데 이때에는 독성이 있으므로 잡아 쓰지 않는다.

【미꾸라지】 미꾸라지의 배를 가르고 뼈를 발라낸 다음 껍질 쪽이 아픈 쪽에 가게 붙이고 비닐박막으로 싸맨다. 완전히 마르기 전에 새 것과 바꾸어 붙이는 방법으로 3~4번 갈아붙이면 염증이 더 심해지지 않고 빨리 낫는다.

【속썩은풀(황금)뿌리, 치자(산치자)】 각각 같은 양을 보드랍게 가루 내어 물에 개어서 단독이 생긴 부위에 바른다.

【느릅나무껍질, 달걀】 느릅나무껍질을 보드랍게 가루 내어 달걀 흰자위에 개어서 바르고 비닐박막으로 싸맨다.

【쪽잎, 참대진】 쪽잎즙 5g, 참대진 1g의 비율로 고루 섞어 국소에 자주 바른다.

단순포진(수포성 바이러스)일 때

포진은 입술, 코, 음부점막 등에 잘 생긴다. 포진은 잘 낫지만 흔히 다시 감염된다. 피부의 어느 한 곳에 국한되어 좀 붉어지고 그 위에 수포가 하나 또는 여러 개가 생긴다. 수포의 내용물은 맑다. 막은 얇고 잘 터진다. 터지면 미란이 생기고 약간의 진물이 나오며 며칠이 지나면 딱지가 생기고 아문다.

치료하는 방법과 약초

【버드나무】 껍질을 벗겨 달인 물을 바르고 문지른다.

136

【명태껍질】명태껍질을 벗겨 침에 발라 물집이 생긴 곳에 붙여준다.

【달걀속껍질】달걀의 속껍질을 벗겨 물집이 생긴 곳에 펴서 붙인다. 감염을 막고 창면을 보호한다.

담낭염일 때

증상은 오른쪽 갈비뼈 아래가 계속 둔하게 아프기도 하고 찌르는 듯한 아픔이 발작적으로 나타나기도 한다. 아픔이 오른쪽 어깨로 퍼질 때도 있다. 열은 38~39℃로 오르고 오슬오슬 춥고 떨리고 차츰 황달이 나타난다. 담즙이 십이지장으로 잘 흐르지 못할 때에는 담낭이 커지고 나중에는 터져서 담즙복막염이 올 수도 있다.

치료하는 방법과 약초

【봉출, 약쑥잎(애엽)】봉출 4g, 약쑥잎 15g을 400ml의 물에 달여서 하루 2~3번에 나누어 먹는다.

【젖풀】5~10g을 물 200ml에 달여서 하루 3~4번 나누어 먹는다.

【병꽃풀】6~10g을 물 200ml에 달여 하루 3번에 나누어 먹는다.

【수레국화꽃】5g을 물 200ml에 달여 하루 3번에 나누어 먹는다.

【금잔화꽃】10~15g을 물에 달여 하루 3번에 나누어 끼니 뒤에 먹는다.

【황경피나무껍질(황백피)】15g을 물 200ml에 달여서 하루 3번에 나누어 먹는다.

【독말풀잎(만타라잎)】보드랍게 가루 내어 한번에 0.03g씩 하루 3번 먹는다.

【강황】보드랍게 가루 내어 한번에 2~6g씩 하루 3번 먹는다.

【장미열매】20g을 물 150ml에 달여 하루 2~3번에 나누어 먹는다.

강황

담석증일 때

증상은 심한 아픔발작, 발열, 황달(3대 증상)과 열이 없는 경우도 적지 않게 있다. 아픔발작은 갑자기 시작되며 밤에 자주 일어난다. 명치끝으로부터 오른쪽 옆구리에 걸쳐 견디지 못할 정도로 아픈데 흔히 그 아픔이 오른쪽 어깨와 팔에도 뻗친다. 심한 경우는 아픔 때문에 허탈에 빠지는 수도 있다.

치료하는 방법과 약초

【강황】 보드랍게 가루 내어 한번에 3~4g씩 하루 2~3번 먹는다.

【집함박꽃뿌리(백작약), 감초】 집함박꽃뿌리 10g, 감초 6g을 물에 달여 하루 2~3번에 나누어 끼니 사이에 먹는다.

【금잔화꽃】 10~15g을 물에 달여 하루 3번에 나누어 끼니 뒤에 먹는다.

【우담, 대황】 우담즙 100g에 대황가루 7g을 섞어 반죽하여 0.5g 되게 알약을 만들어 한번에 3~4알씩 하루 3~4번 먹는다.

【울금, 백반, 감초】 울금과 감초를 각각 10g, 백반 16g을 보드랍게 가루 내어 한번에 3~4g씩 하루 3번 먹는다.

【누런 설탕가루】 더운 물에 농도가 좀 진하게 풀어서 한 컵 (150~200ml)을 마시고 2분 정도 지나서 다시 한 컵 마시면 아픔이 멎는다.

달걀 먹고 체한 데

식체는 실증과 허증으로 나누는데 실증일 때는 가슴이 답답하고 배가 트지근하며 시간이 오래되면 썩은 냄새가 나는 트림을 하고 점차 배가 몹시 아프면서 메스꺼워 게우며 입맛을 잃고 심하면 음식냄새조차 꺼리며 머리가 아프고 설사를 하는 수도 있다.

치료하는 방법과 약초

【식초】1~2 숟가락을 한 번에 먹는다. 그러면 곧 배가 시원해진다.

【마늘】생마늘을 적당한 양 씹어 먹는다. 어린이는 마늘을 삶아낸 물을 자주 먹인다.

당뇨병일 때

온몸의 나른한 감, 갈증, 오줌을 많이 누는 것(특히 밤에), 많이 먹는 것, 몸이 수척해지는 것 등이다. 피부는 마르고 거칠어지며 누런색을 띤다. 몸이 자주 가렵고 뾰루지가 잘 생기며 일단 뾰루지가 잘 낫지 않는다. 여성인 경우는 음부가 가렵고 월경장애가 온다. 혈당량은 빈속 때 130mg/㎗ 이상으로 높아지며 오줌에 당이 섞여 나온다.

치료하는 방법과 약초

【머루덩굴】물 1사발에다가 물이 어른 머루덩굴 30g을 넣어서 충분히 달인 다음 찌꺼기는 짜서 버리고 하루 3번 식전에 복용하면 되는데, 15~20일간 계속해서 복용하면 효과가 있다.

【하눌타리 뿌리】하눌타리 뿌리는 초겨울에, 칡뿌리는 초여름에 채취하여 햇볕에 말려서 곱게 가루를 만들어 반반씩 잘 섞어서 한번에 2g씩 하루에 3번 따뜻한 물에 타서 식전에 복용하면 된다.

【삼백초와 황련】물에 삼백초 15g에 약간의 황련을 넣어 진하게 달여서 식사 30~60분전 하루에 3번 복용하면 된다. 황련은 위를 보호하기 위한 것인데, 이 방법을 사용하면 10일 만에 당이 그친 예가 있다.

【백작약과 감초】물 2홉에 백작약 2돈과 감초 1돈을 물 2홉으로 넣어 물이 반이 되게 달여서 이것을 하루 분으로 정해 3번으로 나누어 복용하면 된다. 이것은 예로부터 10년 묵은 고질일지라도 완쾌한다는 방법이다.

【하눌타리뿌리, 까치콩】하눌타리뿌리와 까치콩 각각 12g을 물에 달여서 3번을 나누어 복용한다. 하눌타리뿌리는 혈당량을 낮추고 까치콩은 갈증을 멈추는 작용을 한다.

【으름덩굴과 감초】 물 1홉에 으름덩굴 2돈과 감초 5돈을 넣어서 물로 반쯤 되게 달여서 이것을 하루 분으로 정해서 몇 번을 나누어 복용하면 당뇨에 특효이다.

【향등골나물과 연전초】 제조방법은 물 3홉에 향등골나물과 연전초를 각각 한줌씩 섞어 넣어 물이 반쯤 줄어들게 달여서 차대신 마시면 당뇨병에 잘 든다.

향등골나물만을 달여서 복용해도 효과가 있다. 물 2홉에 향등골나물의 잎 3돈을 넣어 물 반이 되게 달여서 차대신 복용하면 된다.

연전초만을 달여서 복용해도 효과가 있다. 제조방법은 물 3홉에다가 연전초 잎 2냥을 넣어 2홉이 되게 달여서 하루 3회에 나누어 2주간을 복용하면 당뇨가 낫는다.

【생마, 산마】 생마를 푹 쪄서 식사 전에 100g씩 장기복용하면 당뇨병으로 약해진 몸을 튼튼히 하며, 남성인 경우 성생활도 가능케 한다. 생마는 시장에서 살 수도 있다. 또 산약(마) 12g, 연자육 8g, 메주콩 20g, 현미 20g을 물에 넣어 큰 대접 1대접으로 죽을 끓여 식후 1시간 후 하루 2번 복용하기도 한다.

【동아】 동아는 이뇨를 촉진해서 부종을 치유하는 작용과 열을 내리는 작용을 한다. 물에다가 동아 말린 것과 맥문동을 각각 30~60g과 황련 9g을 넣어 달여서 복용하면 된다. 특히 오줌이 잦은 사람과 갈증을 느끼는 사람에게 효과가 있다.

【아욱뿌리】 갈증이 심하여 물을 많이 마시지만 오줌은 안나오는 증세에 아욱의 뿌리가 좋다. 아욱을 물에 넣어 푹 삶은 후 그 국물을 마시면 효과를 볼 수가 있다.

【참마】 참마 60g을 1일 3회로 나누어 복용한다. 참마 100g과 돼지췌장 1개로 스프로 만들어 2주간 매일 복용하면 혈당치가 내려간다. 여기에 황저 30g을 가미해서 복용하면 더욱 큰 효과를 기대할 수가 있다.

【율무】 율무 30~60g을 쌀에 섞어서 율무죽을 만들어 1일 1회씩 복용하면 된다.

【수박, 동아껍질, 천화분(괄루근)】 수박껍질 15g, 동아껍질 15g, 천화분 12g을 함께 넣어 달여서 복용하면 효과가 좋다.

【수박】 수박의 흰살부분 60g에 물 3컵을 넣고 중간 불에서 물이 반으로 줄때까지 끓여서 이용한다. 식후에 물대신 장기적으로 마시면 갈증해소에 좋다.

【산딸기(복분자)】 물 한말에 짧게 자른 뿌리와 가지 3근을 넣어서 달이는데, 물이 반으로 줄면 건더기를 건져내고 엿기름을 약간 넣어서 다시 뭉긋한 불로 달여 조청을 만든다. 이것을 두고두고 매일 몇 차례씩 백비탕(생수를 팔팔 끓인 물)에 타서 마시

면 된다.

【생지황】 짓찧어서 즙을 내어 한 번에 한 숟가락씩 하루 3번 복용한다. 지황에 있는 테흐마닌, 당, 골라본은 혈당량을 낮추는 작용을 한다.

【칡뿌리】 짓찧어 즙을 내서 한번에 한 숟가락씩 하루 3번 복용한다. 또는 칡뿌리와 총백(파흰밑)등 각각 10g을 물에 달여 하루 2번에 나누어 먹어도 좋다. 칡뿌리에는 녹말, 다이드진, 다이제인 등이 들어 있는데 이것들은 혈당량을 낮추는 작용을 한다.

갈근

【인삼】 하루 8~10g씩 물에 달여서 2번에 나누어 복용하면 된다. 또는 가루로 만들어 한번에 2~3g씩 하루 3번 먹어도 좋다. 인삼성분 가운데는 사포닌, 파나센, 파낙스산 등이 있는데 이것은 혈당량을 낮추거나 조절을 한다.

【인삼, 지모, 석고】 인삼, 지모를 각각 8g, 석고 6g을 물에 넣어서 달인 후 하루 2번에 나누어 끼니사이에 복용하면 된다. 지모에는 아스포닌, 석고에는 많은 양의 칼슘이 들어 있는데, 이것들은 모두다 혈당량을 낮추는 작용을 한다. 이 세 가지 약들을 배합하면 그 작용이 더욱 증진된다.

【생지황, 황련】 생지황 50~100g, 황련 5~8g을 한번 양으로 물에 달여서 하루 3번 복용하면 된다. 생지황과 황련을 같이 쓰면 혈당을 낮추는 작용이 강화된다.

【우엉뿌리】 우엉뿌리 20g을 잘게 썰어 물에 달여서 하루 3번에 나누어 끼니 뒤에 복용한다. 뿌리에는 물질대사를 자극하며 오줌을 잘 나가게 하는 성분이 들어있다.

【뽕나무가지(상지)】 뽕나무가지를 잘게 썬 것 40~60g을 물에 달여서 하루 4~6번에 나누어 목이 심하게 마를 때마다 마시면 해소된다.

【개구리밥(부평), 하눌타리뿌리(과루근)】 마른 개구리밥과 하눌타리뿌리를 같은 양으로 가루로 만들어 골고루 섞어서 소젖을 이용해 1.5g정도의 알약으로 만든다. 한번에 20알씩 하루 3번 빈속에 복용한다. 소갈로 번열감이 심하고 찬물이 당기는 데 사용된다.

【맥문동】 20~40g을 물에 달여서 하루 3번에 나누어 끼니 뒤에 복용한다. 소갈로 물이 당기고 가슴이 답답하며 피부가 마르는 데 쓴다.

【찹쌀(나미)과 뽕나무껍질】 씻은 찹쌀과 뽕나무껍질 각각 20g을 함께 물에 넣어 달여서 시도 때도 없이 복용하면 된다. 상소로 목이 마르고 가슴이 답답한 데 사용된다.

【칡뿌리(갈근), 인삼】 칡뿌리(갈근)와 인삼을 2:1의 비율로 가루로 만들어 잘 섞은 다음 한번에 12g씩 하루 2~3번 물에 달여서 끼니 뒤에 복용하면 된다. 칡뿌리와 인삼은 혈당을 낮추는 작용을 한다. 특히 소갈로 심하게 목이 마르고 온몸이 나른할 때 사용된다.

【지골피, 석고, 밀】 지골피, 석고, 밀을 4:2:3의 비율로 가루로 만들어 잘 섞은 다음 한번에 12g씩 하루 2~3번 물에 달여서 끼니 사이에 복용하면 된다. 잘게 썬 지골피 15~20g을 물에 넣어 달여서 하루 2~3번에 나누어 끼니 뒤에 복용해도 된다. 이것 역시 소갈로 찬물이 당기고 속이 답답한 데 사용된다.

【연뿌리(우절)】 생 연뿌리를 짓찧어 즙을 낸 다음 꿀을 조금 타서 한번에 100㎖씩 하루 2~3번 복용하면 된다. 이것은 소갈로 목이 마르고 심하게 배가 고픈 데 쓴다.

【갈뿌리(노근)와 지모】 생 갈뿌리 120g, 지모 20g을 물에 넣어 달여서 하루 2~3번에 나누어 끼니 뒤에 복용하면 된다. 소갈로 심하게 목이 마르거나 배고프고 번열이 나는 데 쓰면 좋습니다. 지모는 혈당을 낮추는 작용을 한다.

【인삼, 하눌타리뿌리(과루근)】 인삼과 하눌타리뿌리(과루근)를 같은 양으로 가루로 만들어 졸인 꿀로 반죽해서 0.3g이 되게 알약을 만든 다음 한번에 30알씩 하루 2~3번 맥문동 달인 물로 끼니 뒤에 복용한다.

【생 띠뿌리(백모근)】 생 띠뿌리를 잘게 썬 것 100~150g을 물에 넣어 달인 다음 하루 4~5번으로 나누어 복용하면 된다. 이것은 오줌을 잘 나가게 하며 갈증을 멈춰준다.

【마른지황(건지황), 지모】 마른지황(건지황)과 지모 각 10g을 물에 넣어 달여서 하루 2번에 나누어 복용한다.

【녹두】 물에 녹두를 넣고 삶아서 그 물을 먹거나 또는 즙을 짜서 복용한다.

【콩(대두)】 비지를 만들어 항상 먹는다.

【호박껍질】 수박껍질 15g, 늙은 호박껍질 15g, 천화분12g을 함께 물에 넣어 하루 한번씩 달여서 2회로 나누어 복용하면 되는데, 12일간 계

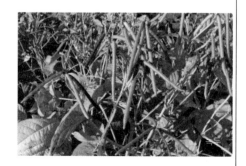

속 복용하면 효과를 볼 수가 있다. 효능은 열을 내리며, 음을 보호하고 조를 윤택케 하여, 갈증이 나고 물을 많이 마시며 대변이 딱딱한 당뇨병을 치료한다.

【검은 목이버섯과 편두】 바싹 말린 검은 목이버섯과 편두를 같은 양으로 가루로 만들어 매회 92g씩 하루 2회 더운물로 복용하는데 일주일간 지속적으로 해야 한다.

【감자생즙】 감자 큰 것이면 2~3개, 중간 것이면 3~4개를 준비한 후 감자의 새순과 껍질의 푸른 부분은 잘라버린다. 손질된 감자를 껍질 채로 강판에 간 다음 약수건으로 받쳐서 즙어 이 생즙을 날마다 식사 30~60분 전 공복 때 복용하면 되는데, 생즙을 냈으면 곧바로 마셔야 하며 날마다 꾸준히 복용하는 것이 중요하다. 복용하기가 거북하면 효소나 사과즙이나 벌꿀을 조금 타서 마셔도 좋다.

【호박】 설탕을 넣지 말고 찌든가, 삶든가, 장을 끓여서 매일 복용하면 3~4주 지나면 당뇨병이 낫는 수가 있다. 호박을 상시에 먹어도 건강에 좋다.

【무즙과 황련】 누른 암탉을 삶아서 탕으로 마시거나, 돼지 위속에 황련을 채워 넣고 솥에 푹 쪄서 짓찧은 다음 조금씩 미음으로 먹거나, 무즙을 달여서 꿀 탕에 섞어 서 마시면 당뇨에 효과가 있다.

【향등골나물】 향등골나물을 달여서 복용해도 효과가 있다. 제조방법은 물 2홉에 향등골나물의 잎 3돈을 넣어 물 반이 되게 달여서 차대신 복용하면 된다.

【화살나무】 잎이 돋기 전 4월 중순에 채취한 화살나무의 햇가지를 하루 30~40g씩 물에 달여서 2~3번에 나누어 식후에 복용하면 좋은 효과를 볼 수 있다. 혈당을 낮추는 작용과 인슐린의 분비를 늘리는 작용이 있으며 당뇨병, 무 월경, 해산 후 복통이 있을 때도 사용된다. 이와 같은 방법으로 당뇨병 환자 18명이 40~45일 동안 치료한 결과 자각증상이 16명이 없어졌고 혈당도 뚜렷하게 내렸으며, 유효율이 86.1%였다는 임상보고가 있다.

【고련나무뿌리】 고련나무뿌리의 백피를 한줌 잘게 썰어서 불에 굽는다. 그 다음 사향 약간과 함께 물에 넣어 끓여서 그 물을 공복에 마시면 효과를 볼 수 있다.

소자(차조기 씨앗)와 당근 씨

제조방법은 소자와 당근 씨 반반을 섞어 약간 볶은 다음 가루로 만들어 3돈은 상백피 끓인 물과 함께 복용하면 된다. 이것은 당뇨병이 악화되어 부종이 생겼을 때 효과가 있다.

【현미】 현미도 동아처럼 갈증해소작용이 강하다. 따라서 현미를 스프로 만들어 자주 복용하면 효과를 거둘 수가 있다.

【호박가루】 호박을 잘게 썰어 햇빛에 바싹 말려서 가루로 만든 다음, 하루에 약 20g씩 장기복용하면 당뇨병이 근치된다고 한다. 이것은 일본의 하도야마수사의 주치의인 데이와 의학박사가 수상의 당뇨병을 고친데서 나온 방법이다. 이밖에 신장병이나 심장병에도 좋은데 자연식으로 상품화를 하면 좋을 것이다.

【마늘】 적당한 물에 마늘 250g을 넣어 물이 완전히 증발되도록 1시간 정도 끓이면 마늘이 흐물흐물해질 때 계란노른자 1개를 넣고 함께 으깬 다음에 녹말가루로 동그랗게 환을 만들어 복용하면 된다.

【두릅나무뿌리】 물 4홉에다가 말려서 잘게 썬 두릅나무뿌리 2~3돈을 4홉의 물을 넣어서 2.5홉이 될 때까지 천천히 달인 물을 하루의 양으로 정해서 쉬지 않고 복용하면 차츰 오줌 속의 당분이 적어진다.

【무화과열매】 물 3홉에다가 그늘에 말린 무화과열매 2~3개를 넣어 2/3량으로 달여서 차 대신에 복용하면 된다. 끓인 물은 달콤하여 먹기에도 편하고 당분 또한 차츰 오줌으로 섞여 나오면서 당분이 적어진다.

【주목껍질과 잎】 물 3홉에 벗긴 주목껍질 3돈을 3홉의 물을 넣는다. 물이 반이 되게 달여서 차대신 하루에 3~4번 나누어 복용하면 된다.

이때 식사는 채식위주(녹말이 많은 것은 피한다)로 하면서 과식을 피하고, 설탕을 멀리 하고, 소금도 줄여야 한다. 주목껍질을 먹기 시작한지 20일경이면 안색이 좋아지고 40일이 지나면 완쾌된다. 이처럼 나무껍질도 좋지만 가지와 잎은 더더욱 좋다. 잎은 10g을 하루 분으로 정해 달여서 복용하면 된다.

【금은화】 금은화(인동꽃)말린 것 30g에 물 500㎖를 붓고 반으로 줄어들 때까지 약한 불로 달여서 하루 세 번으로 나누어 식 전에 먹는다. 3개월 이상 꾸준히 복용하면 큰 효험이 있다.

【생지황】 짓찧어 즙을 내서 한번에 한 숟가락씩 하루 3번 먹는다. 지황에 있는 테흐마닌, 당, 골라본은 혈당량을 낮추는 작용을 한다.

【칡뿌리(갈근)】 짓찧어 즙을 내서 한번에 한 숟가락씩 하루 3번 먹는다. 또는 칡뿌리와 총백(파흰밑) 각각 10g을 물에 달여 하루 2번에 나누어 먹어도 좋다. 칡뿌리에는

녹말, 다이드진, 다이제인 등이 들어 있는데
이것들은 혈당량을 낮추는 작용을 한다.

【인삼】 하루 8~10g씩 물에 달여 2번에 나누어
먹는다. 가루 내어 한번에 2~3g씩 하루 3번
먹어도 좋다. 인삼 성분 가운데서 사포닌, 파
나센, 파낙스산 등은 혈당량을 낮춘다.

【인삼, 지모, 석고】 인삼, 지모 각각 8g, 석고 6g

인삼

을 물에 달여 하루 2번에 나누어 끼니 사이에 먹는다. 지모에는 아스포닌, 석고에는
많은 양의 칼슘이 들어 있는데 이것들은 다 혈당량을 낮춘다. 이 세 가지 약들을 배
합하면 그 작용이 더 세진다.

【칡뿌리(갈근), 인삼】 2:1로 가루 내어 잘 섞어서 한번에 12g씩 하루 2~3번 물에 달여
끼니 뒤에 먹는다. 칡뿌리, 인삼은 혈당을 낮추는 작용이 있다. 소갈로 심하게 목이
마르고 온몸이 나른한 데 쓴다.

【지골피, 석고, 밀】 4:2:3의 비로 가루 내어 잘 섞어 한번에 12g씩 하루 2~3번 물에
달여 끼니 사이에 먹는다. 소갈에 쓴다. 구기탕이라고도 한다.

【굴조개】 생으로 식초와 양념감을 넣고 회를 쳐서 100~200g씩 먹는다. 소갈로 목
이 마르고 배가 고프며 온몸이 나른한 데 쓴다.

【연뿌리(우절)】 생연뿌리를 짓찧어 즙을 내서 한번에 100ml씩 하루 2~3번 꿀을 조
금 타서 먹는다. 소갈로 목이 마르고 심하게 배가 고픈 데 쓴다.

【갈뿌리(노근), 지모】 생갈뿌리 120g, 지모 20g을 물에 달여 하루 2~3번에 나누어 끼
니 뒤에 먹는다. 소갈로 심하게 목이 마르거나 배고프고 번열이 나는 데 쓴다. 지모
는 혈당을 낮추는 작용이 있다.

【지골피】 잘게 썬 것 15~20g씩 물에 달여 하루 2~3번에 나누어 끼니 뒤에 먹는다.
소갈로 찬물이 당기고 속이 답답한 데 쓴다.

【인삼, 하눌타리 뿌리(과루근)】 각각 같은 양으로 가루 내어 졸인꿀로 반죽해서 0.3g
되게 알약을 만들어 한번에 30알씩 하루 2~3번 맥문동 달인 물로 끼니 뒤에 먹는
다. 소갈로 찬물이 당기며 온몸이 나른한 데 쓴다.

【생띠뿌리】 잘게 썬 것 100~150g을 물에 달여서 하루 4~5번에 갈라 먹는다. 오줌

을 잘 나가게 하며 갈증을 멈춘다.

【팥, 돼지기레】 싹을 내어 말린 팥 120g과 돼지기레 1개를 함께 끓여서 먹는다. 비타민 B2, PP, 단백질, 당질, 기름 등이 들어 있다.

【생지황, 황련】 생지황 50~100g, 황련 5~8g을 한번 양으로 물에 달여 하루 3번 먹는다. 생지황과 황련을 같이 쓰면 혈당을 낮추는 작용이 더 세진다.

【석고】 보드랍게 가루 내어 하루에 20g을 입쌀과 함께 달여 2번에 나누어 먹는다. 혈당을 낮추는 작용이 있으며 갈증이 심한 것을 멈춘다.

【하눌타리뿌리(과루근)】 하루 40g씩 물에 달여 3번에 나누어 먹는다. 또는 보드랍게 가루 내어 한번에 3~4g씩 하루에 3번 먹어도 좋다. 뿌리에 들어 있는 많은 양의 사포닌은 혈당량을 낮추는 작용과 갈증을 멈추는 작용이 있는데 예로부터 당뇨병에 써온 약이다.

【하눌타리뿌리(과루근), 까치콩(용규)】 각각 12g을 물에 달여 3번에 나누어 먹는다. 하눌타리 뿌리는 혈당량을 낮추고 까치콩은 갈증을 멈추는 작용이 있다.

【우엉뿌리(우방근)】 20g을 잘게 썰어 물에 달여 하루 3번에 나누어 끼니 뒤에 먹는다. 뿌리에는 물질대사를 자극하며 오줌을 잘 나가게 하는 작용이 있다.

【화살나무】 어린아지 4.5~10g을 물에 달여 하루 3번에 나누어 먹는다. 혈당을 낮추는 작용, 인슐린의 분비를 늘리는 작용이 있으며 당뇨병, 무월경, 해산 후 복통에도 쓴다.

【뽕나무가지(상지)】 잘게 썬 것 40~60g을 물에 달여 하루 4~6번에 나누어 목이 심하게 마를 때마다 마신다.

【개구리밥(부평), 하눌타리뿌리(과루근)】 마른 개구리밥과 하눌타리뿌리를 같은 양으로 가루 내어 고루 섞어서 소젖으로 1.5g 되게 알약을 만든다. 한번에 20알씩 하루 3번 빈속에 먹는다. 소갈로 번열감이 심하고 찬물이 당기는 데 쓴다. 부평원이라고도 한다.

뽕나무

【참대잎(죽엽)】 20~40g을 물에 달여 하루 3번에 나누어 끼니 뒤에 먹는다. 가슴이

답답하고 찬물이 당기는 상소에 쓴다.

【맥문동】 20~40g을 물에 달여 하루 3번에 나누어 끼니 뒤에 먹는다. 소갈로 물이 당기고 가슴이 답답하며 피부가 마르는 데 쓴다.

【찹쌀(나미), 뽕나무껍질】 닦은 찹쌀과 뽕나무껍질 각각 20g을 함께 물에 달여 아무 때나 먹는다. 상소로 목이 마르고 가슴이 답답한 데 쓴다.

【마른지황(건지황), 지모】 각각 10g을 물에 달여 하루 2번에 갈라 먹는다.

【조개, 굴】 날 것대로 회를 쳐서 먹거나 국을 끓여 먹는다.

【돼지취장】 약한 불에 말려 보드랍게 가루낸 것을 한번에 4~6g씩 하루 3번 끼니 뒤에 먹는다.

【녹두】 물을 넣고 삶아서 그 물을 먹거나 또는 즙을 짜서 먹는다.

【소젖】 소젖으로 쌀죽을 쑤어 늘 먹는다.

【감】 잘 익은 감을 새참으로 늘 먹는다.

대하(이슬)가 있을 때

건강한 여성들의 경우에도 적은 양의 분비물은 있다. 이때의 분비물은 맑고 묽은 액체이다. 그러나 병적으로 자궁에서 분비가 항진되거나 만성 염증이 있을 때에는 희끄무레한 이슬이 생기며, 트리코모나스질염이 있을 때에는 흰색의 거품이 생긴다. 또한 자궁에 세균 또는 이물이 있을 때에는 고름이 섞인 붉은 이슬이 흐른다. 붉은 이슬은 주로 자궁과 질에 피가 나오는 질병이 있을 때 생긴다. 이와 같은 병으로 생기는 이슬은 양이 많을 뿐 아니라 그 냄새가 아주 역하다.

치료하는 방법과 약초

【범고비】 뿌리줄기를 물에 씻어 말린 다음 바늘 모양의 털을 긁어버리고 식초를 바르면서 불에 볶아 가루 내어 한번에 4g씩 하루 3번 끼니 뒤에 먹는다.

【율무】 뿌리 60g을 물에 달여 하루 2~3번 나누어 먹는다. 율무뿌리 성분인 코익솔

은 진통작용이 있으므로 여러 가지 염증을 낮게 하는 작용이 있다.

【약쑥(애엽), 달걀】약쑥 15~20g을 물에 넣고 달인 물에 달걀 2알을 넣고 삶아서 약쑥 달인 물과 함께 먹는다. 5일 동안 계속해 먹으면 효과를 본다.

【쇠비름(마치현)】신선한 것 100g을 물에 달여 한번에 30ml씩 하루 3번 먹는다. 아랫배가 아프면서 이슬이 많을 때 먹으면 효과가 있다.

【굴조가비(모려), 가중나무뿌리껍질(저근백피)】1 : 2의 비로 섞어 보드랍게 가루 내어 꿀에 반죽해서 알약을 만들어 한번에 5~6g씩 하루 3번 끼니 뒤에 먹는다.

【익모초】보드랍게 가루 내어 한번에 5~7g씩 하루 3번 끼니 전에 물에 타서 먹는다. 익모초엿을 만들어 알약을 지어 계속 먹어도 좋다.

【뱀장어】국을 끓여 먹든지 구워 먹어도 좋다. 이슬에 쓴다.

【꽈리풀】그늘에 말려 가루 내어 한번에 8g씩 하루 2~3번 끼니 전에 먹는다.

【찔광이(산사)】100g을 물에 달여 하루 2~3번에 갈라 끼니 전에 먹는다.

【오이풀뿌리(치유)】120g을 식초 1l에 넣고 10여 번 끓여서 끼니 전에 50ml씩 먹는다.

【구릿대(백지), 오징어뼈(오적골)】구릿대 40g과 오징어뼈 2개를 태워서 함께 가루 내어 한번에 8g씩 끼니 전에 먹는다.

【흰삽주(백출), 백미, 황백】흰삽주(약간 구운 것) 40g, 백미 10g, 황백(약간 구운 것) 50g을 보드랍게 가루 내어 한번에 8g씩 끼니 전에 먹는다.

【말냉이(석명자)】풀을 하루 20~30g씩 물에 달여 2~3번에 나누어 빈속에 먹는다.

【문모초】신선한 것 80~100g씩 물에 달여 하루 2~3번에 나누어 빈속에 먹는다.

【가중나무뿌리껍질(저근백피)】하루에 20g을 물에 달여 2~3번에 나누어 끼니 사이에 먹는다. 보드랍게 가루 내어 졸인 꿀에 반죽해서 알약을 만들어 한번에 4~6g씩 하루 3번 먹어도 좋다.

【향나무】잘게 썬 것 500g에 물 2를 넣고 약 30분 동안 달여서 찌꺼기를 짜버리고 그 물로 질강을 하루에 한번씩 며칠간 세척해준다. 그러면 염증이 나아지면서 이슬이 줄어든다.

【산죽】1kg에 물 5l를 넣고 달여서 찌꺼기를 짜버리고 다시 전체 양이 1l가 되게 졸인 것을 솜뭉치에 적셔 질강에 하루 한 번씩 8시간 동안 넣어둔다.

【할미꽃뿌리(백두옹)】1kg을 물 5l에 달여서 찌꺼기를 짜버리고 다시 전체 양이 1l가

되게 졸여서 외용약으로 쓴다. 염증으로 이슬이 많을 때 특히 트리코모나스질염으로 생긴 이슬 때 소독된 솜뭉치에 이 약물을 묻혀 질강 안에 하루에 한번씩 5~8시간 동안 넣어둔다.

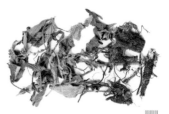

짚신나물

【붉나무벌레집(오배자), 녹말】 약한 불에 볶은 붉나무벌레집을 보드랍게 가루 내어 같은 양의 녹말을 섞은 다음 약솜에 묻혀서 질강 안에 밀어 넣는다.

【백부】 100g에 물 1ℓ를 넣고 600ml가 되게 달인 것으로 질강을 하루에 2~3번씩 씻어준다.

【짚신나물(용아초)】 풀 200g을 물에 달여 찌꺼기를 짜버리고 100ml가 되게 졸인 것을 약솜에 묻혀 질강 안에 하루 3번씩 밀어 넣는다. 1주일 정도 치료하면 가려움이 멎고 이슬이 뚜렷하게 줄어든다.

【송이풀】 뿌리 20g을 물에 달여 하루 3번에 나누어 먹는다.

【무】 깨끗이 씻고 알코올 약솜으로 잘 닦은 다음 짓찧어 즙을 내서 한번에 1~2 숟가락씩 소독된 약천에 싸서 질강 안에 넣는다.

【뱀도랏열매(사상자)】 50~60g에 물 1ℓ를 넣고 30분 동안 끓여서 찌꺼기를 짜버린 다음 그 물로 질강을 자주 씻는다.

【뱀도랏열매(사상자), 구운 백반】 각각 같은 양으로 가루 내어 식초를 넣고 쑨 밀가루풀로 반죽하여 약을 만들어 약솜에 싸서 질강 안에 넣어 둔다.

【가중나무껍질(저근백피)】 20g을 물에 달여 2번에 나누어 끼니 전에 먹는다. 가루 내어 졸인꿀로 반죽해서 알약을 만들어 먹기도 한다.

【집함박꽃뿌리(백작약), 측백잎】 집함박꽃뿌리(노랗게 닦은 것) 10g과 측백잎(약간 구운 것) 40g을 함께 가루 내어 한번에 8g씩 끼니 전에 따뜻한 술에 타서 먹는다.

【뱀도랏열매(사상자), 구릿대(백지)】 각각 같은 양을 가루 내어 한번에 8g씩 미음에 타서 끼니 전에 먹는다.

더위를 먹었을 때

치료하는 방법과 약초

【칡뿌리(갈근)】 칡뿌리를 캐다가 깨끗이 씻어서 절구에 짓찧어 즙을 내서 한번에 50~60ml씩 하루에 세 번 빈속에 먹는다. 또는 칡덩굴을 땅에서 30cm 위를 자르고 끝에 병을 매달아 두면 물이 흘러서 병 속에 고인다. 이것을 한번에 50~100ml씩 마셔도 좋다.

【결명자, 솔잎】 결명자 100g에 물 1l를 넣고 한 시간 달여서 찌꺼기는 버리고, 50~60℃의 온도에 솔잎을 썰어서 담갔다가 우려낸 다음, 찌꺼기는 성긴 천에 짜서 버리고 얻은 약물을 한번에 한 잔씩 하루에 서너 번 마신다.

【머루덩굴】 머루덩굴을 땅에서 30~40cm 위에서 자르고 자른 끝에 깨끗한 병을 매달아 놓는다. 하룻밤 자고 나면 병 속에 물이 고이는데, 이 물 한 잔에 오미자 가루 4g을 타서 한번에 마신다.

【약쑥(애엽), 백화】 약쑥 15g, 백화 7.5g을 물로 달여서 하루에 2번 먹는다.

【마치현, 마늘】 마치현 10g, 마늘 한대가리의 비례로 짓찧어 물을 약간 두고 짜낸 즙을 한번에 50ml씩 하루에 3번 끼니 뒤 30분 후에 먹는다.

【참외꼭지】 참외꼭지 27개를 물 1.8l로 절반이 되게 달여 단번에 마신다.

【차전초, 꿀】 신선한 차전초의 잎과 줄기를 짓찧어 낸 즙에 꿀을 적당히 두고 한번에 한 컵씩 하루에 3번 빈속에 먹는다.

【포공영, 마치현】 포공영 50g, 마치현 50g, 홍탕 적당한 양을 물로 달여서 끼니 후에 먹는다.

【부추】 더위를 먹어 졸도하고 인사불성인 데는 적당한 양의 부추를 짓찧어 낸 즙을 한번에 한 컵씩 먹인다.

【반하, 복령, 감초】 제반하 15g, 복령, 감초 각각 10g을 물로 달여서 한번에 먹인다.

【메밀가루】 더위로 인한 심한 갈증에 메밀가루 한 줌을 노랗게 볶아 물에 달여 마시거나 녹두깍지를 진하게 달여서 마신다.

【활석, 감초, 페란 등】 더위를 먹어 메스껍고 갈증이 나는 데는 활석 30g, 감초 5g, 페란 15g, 곽향 15g, 죽엽 5g을 물로 달여서 하루에 2번 먹는다.

【생청호】 더위를 먹고 구토 설사하는 데는 생청호 25~50g을 물로 달여서 하루에 2번 먹는다.

【곽향, 향유, 인진】 더위를 먹고 구토 설사하는 데는 곽향, 향유, 인진 각각 10g을 물로 달여서 하루에 2번 먹는다.

【박하풀】 박하풀의 잎과 줄기를 깨끗이 씻어서 짓찧어 즙을 내서 한번에 30~50ml씩 하루에 세 번, 끼니 한 시간 전에 마신다. 또는 박하잎에 5~8배의 물을 넣고 절반이 되도록 달여서 찌꺼기는 짜 버리고 한번에 150~200ml씩 꿀을 타서 마신다.

【질경이, 꿀】 신선한 질경이 잎과 줄기를 채취하여 여러 번 씻어서 짓찧어 즙을 낸 다음, 꿀을 적당량 넣고 한번에 한 잔씩 하루에 세 번 빈속에 마신다.

【쇠비름, 마늘】 쇠비름은 잎이 작고 줄기와 뿌리가 가는 것을 채취하여 여러 번 씻어서 뿌리는 버리고 쓴다.

쇠비름 10g과 마늘 한 통의 비례로 짓찧어 물을 약간 넣고 짜서 즙을 내어 한번에 50ml씩 하루에 세 번, 끼니 뒤 30분 후에 마신다. 임신부는 쓰지 않는 것이 좋다.

【복숭아나무잎, 솔잎】 더위를 먹어서 머리가 아프고 설사가 날 때 쓴다. 신선한 복숭아나무 잎과 솔잎을 각각 같은 양씩 섞은 다음, 물을 약간 넣고 짓찧어 즙을 내서 한번에 50~70ml씩 하루에 세 번 빈속에 마신다.

151

【선인장 땅딸기(사모)】 땅딸기는 일명 뱀딸기라고도 한다. 가시를 없애고 잘게 썬 선인장에 두 배 정도의 땅딸기를 넣고 물을 축이면서 짓찧어 즙을 내서 한번에 30~50ml씩 하루에 서너 번 먹는다. 또는 선인장을 말려서 가루 내어 한번에 3g씩 하루에 세 번 땅딸기즙에 먹기도 한다.

【갈뿌리(노근), 녹두, 입쌀】 깨끗하게 씻은 갈뿌리 20g을 잘게 썰어서 물 200ml를 넣고 세지 않은 불에 한 시간쯤 달여서 찌꺼기는 버리고, 그 물에 녹두 50g, 입쌀 50g을 씻어 넣고 죽을 쑤어 한번에 먹는다. 하루에 세 번씩 2~3일간 먹으면 잘 낫는다.

【상추, 배추】 신선한 상추와 배추를 여러 번 씻어서 각각 같은 양에 물을 약간 넣고 짓찧어 즙을 낸다. 여기에 설탕이나 꿀을 적당히 넣어서 한번에 50~100ml씩 하루에 4~5회 마신다.

【곽향, 연교, 반하 등】 더위를 먹어 머리가 어지럽고 아프며 메스껍고 토하는 데 곽향 10g, 연교 10g, 반하(법제한 것) 10g, 진피 7.5g을 물로 달여서 하루에 2번 먹는다.

【파】 삼복에 더위를 먹었을 때 총백(파흰밑) 4개를 6cm 길이로 썰어서 두 귀와 코

를 막는다. 또 장딴지를 세게 지압하거나 발 뒷꿈치의 근육이나 손가락 끝을 깨물거나 손을 반복해서 깨문다.

【참개구리】 여름을 타는 데는 참개구리를 불에 까맣게 태워 가루 내어 한 마리 분량을 하루 3번에 나누어 끓인 물로 매일 먹는다.

【오이】 일사병에 걸리면 처음에는 땀을 심하게 흘리기 때문에 몸에 수분이 부족하게 되고 머리가 타듯이 열이 나며 입 속이 마르고 현기증이 나고 구토를 한다. 이때는 오이를 씹어 먹으면 훨씬 편해진다. 인사불성이 되었을 때는 오이를 잘게 썰거나 강판에 갈아서 발바닥에 붙인다. 오이에 소금을 섞으면 더욱 효과적이다. 일사병 환자는 서늘한 곳에 머리를 높여서 눕히고 물수건으로 전신을 닦아서 몸을 식혀준다. 일사병의 초기에 참외를 많이 먹이면 쉽게 나을 수 있으며 오래된 일사병에는 칡뿌리 한 토막을 540ml의 물로 달여서 360ml 되면 3번에 나누어 먹는다.

독말풀 중독일 때

독말풀은 농약으로 많이 쓰이는 약재이다. 독말풀은 양을 많이 썼을 때 중독이 일어난다. 중독증상은 먹고 1~3시간 지나서부터 나타난다. 처음에는 입 안이 마르고 타는 듯한 감이 있다. 점차 목이 쉬고 넘기기 힘들어 하며 숨이 차한다. 이와 함께 머리가 아프고 어지러우며 심장이 두근거리면서 빨리 뛴다.

치료하는 방법과 약초

【생강】 즙을 내어 조금씩 여러 번 먹는다.

【감초】 감초를 잘게 썬 것 10~15g을 물 600ml에 넣고 절반이 될 때까지 달여서 하루 2~3번에 나누어 먹는다.

【말벌집(노봉방), 감초】 각각 같은 양을 솥에 넣고 밀기울과 함께 누렇게 볶은 다음 밀기울을 버리고 보드랍게 가루낸 것을 한번에 6~8g씩 물에 달여서 먹는다.

동맥경화증일 때

증상은 어느 장기의 동맥이 더 많이 굳어졌는가에 따라 차이가 있다. 심장동맥경화(관상동맥경화) 때에는 심장부의 아픔을 주증상으로 하는 협심증 심근경색을 일으킬 수 있고, 뇌동맥경화증 때에는 두통, 기억력장애, 귀울이가 있으며 머리가 몹시 무겁다.

치료하는 방법과 약초

【메밀(교맥)】 메밀 200g으로 묵을 만들어 하루에 1~2번씩 두 달 동안 먹는다. 루틴이 많이 들어 있어 핏줄을 부드럽게 하고 핏속의 콜레스테롤 양과 인지질 양을 줄이는 작용이 뚜렷하므로 동맥경화의 예방 및 치료에 좋은 것으로 알려졌다.

【찔광이(산사)】 하루 30~50g을 물에 달여 하루 2~3번에 나누어 끼니 사이에 먹는다. 찔광이의 스테로이드, 사포닌 성분은 콜레스테롤 함량을 낮추고 심장핏줄을 넓히는 작용을 한다.

【찔광이, 다시마】 각각 같은 양을 보드랍게 가루 내어 꿀에 재어 알약을 만들어 한번에 3~4g씩 하루 3번 끼니 전에 먹는다. 동맥경화증, 고혈압의 예방과 치료에 쓴다.

【감나무잎】 햇볕에 잘 말린 것을 한번에 10g을 끓는 물 한 컵에 넣고 우려서 마신다. 감나무 잎을 물에 적셔서 밀가루를 묻혀 기름에 튀겨서 먹어도 된다. 잎에 들어 있는 성분 비타민 C와 P는 핏속의 콜레스테롤 양을 낮추는 작용이 있으므로 고혈압과 동맥경화증을 치료하는 데 쓴다.

【잇꽃(홍화)】 씨를 가루 내어 하루에 3~6g을 2~3번에 나누어 먹는다. 씨에는 리놀산이 75% 정도 들어 있으므로 핏속의 콜레스테롤 양을 낮추는 작용이 세다. 또한 잇꽃은 관상동맥을 넓혀 주는 작용이 있으므로 관상동맥(심장동맥)경화가 왔을 때 쓰면 더 좋다.

【참대기름(죽력)】 참대기름을 하루에 20~30ml씩 3번에 나누어 끼니 뒤에 먹는다. 유효 성분은 알려진 것이 없고 핏속의 콜레스테롤 양을 낮추는 작용은 뚜렷하지 않으나 동맥경화를 방지하며 치료 작용도 있다.

【마늘】 100g을 짓찧어서 찌꺼기는 짜버리고 물을 부어 전량이 100ml 되게 하여 한번에 10~15ml씩 하루 2~3번 먹는다. 성분 가운데 알리피드는 심장박동을 느리게 하고 심장수축력을 세게 하며 가는 핏줄을 넓힌다. 피 안에서 콜레스테롤 농도를 낮추며 핏줄벽에 콜레스테롤과 지방질의 침착을 막는 작용, 이뇨작용을 하므로 동맥

경화증에 좋다.

【콩】 하루 20~30g씩 짓쳐서 물에 달여 1~2번에 갈라 빈속에 먹는다. 핏속의 콜레스테롤 양을 낮춘다.

【영지】 보드랍게 가루 내어 졸인 꿀로 반죽해서 알약을 만들어 한번에 5~7g씩 하루 3번 먹는다. 핏속의 콜레스테롤 양을 낮추고 혈압을 내리며 동맥경화증을 낮게 한다.

【결명씨(결명자)】 하루 10~15g씩 물에 달여서 2~3번에 나누어 먹는다. 눈을 밝게 하며 핏속의 콜레스테롤 양을 낮추며 혈압도 낮추게 하는 작용이 있다.

【다시마(곤포), 검은콩】 다시마 20g, 검은콩 20알을 볶아 물에 넣고 달여 하루 2~3번에 나누어 끼니 뒤에 먹는다. 라미나린 성분은 핏속의 콜레스테롤 양을 낮추고 동맥경화를 막는 작용과 혈압을 내리게 하는 작용을 한다.

【쌀기름】 쌀기름을 한번에 2~6ml씩 하루 한 번 먹는다. 쌀 기름에는 리놀산, 리놀렌산이 많이 들어 있으므로 핏속의 콜레스테롤을 녹이는 작용이 있다. 동맥경화증의 예방 및 치료 목적으로 여러 달 먹으면 좋다.

【미나리뿌리, 대추】 미나리뿌리 10개와 대추 10알을 짓찧어 물 200ml와 함께 달여서 찌꺼기를 짜버리고 하루 2번에 나누어 끼니 뒤에 먹는다.

【솔잎, 설탕】 큰 병에 물 800ml와 설탕가루 300g을 넣어 녹인다. 여기에 깨끗하게 씻어서 잘게 썬 솔잎 300g을 넣고 마개를 잘 막아 둔다. 이것을 햇빛에 약 한 주일 동안 놓아두거나 따뜻한 구들목에 약 20일 동안 둔다. 그러면 솔잎이 발효되어 색이 변하고 차츰 위로 떠오른다. 발효될 때 병이 터질 우려가 있으므로 하루에 한번 정도씩 마개를 열어 가스를 뽑아야 한다. 이렇게 만든 솔잎술을 한번에 10~20ml씩 하루 3~4번 끼니 뒤에 먹는다.

동상에 걸렸을 때

한랭에 의하여 국소적으로 혈액순환이 잘되지 않아 국소에 변화가 생긴 것을 동상이라고 한다.

치료하는 방법과 약초

【살구씨(행인), 하눌타리뿌리(과루인), 대추】 살구씨, 하눌타리뿌리 각각 40g, 대추 10알, 돼지등심살 3점을 함께 섞어 짓찧어서 짜낸 즙을 술 50ml와 함께 단지 속에 넣어두고 얼기 쉬운 손이나 발, 귀 같은 데에 미리 발라 두면 얼지 않는다.

【생부산】 생부자를 가루 내어 밀가루와 같이 물에 개어 언 데 붙인다.

【여성산】 대황을 보드랍게 가루 내어 물에 개어 피부가 얼어 터진 데 바른다.

【패모】 가루 내어 뿌려준다. 귀가 얼어 터져 짓무는 데 쓴다.

【황단】 돼지기름에 개서 붙인다. 언 데 쓴다.

【황백, 가위톱】 각각 같은 양을 가루 내어 콩기름에 개어 얼어서 진물이 나는 데 쓴다.

【개뼈】 태워 재를 내어서 콩기름에 개어 바른다.

【마늘】 짓찧어 붙인다.

【돼지골】 짓찧어 붙인다. 토끼골을 짓찧어 붙여도 된다.

【연뿌리】 짓찧어 붙인다.

【황백】 보드랍게 가루 내어 꿀에 개어서 바른다. 식물성 기름에 개어서 발라도 된다.

【고춧가루, 보리쌀】 고춧가루 50g과 보리쌀 100g에 물 2~3ℓ 붓고 끓여서 찌꺼기를 짜버린다. 그 물 속에 언 곳을 담그고 있는데, 물이 식으면 다시 덥혀서 한다. 하루 한번씩 5분 정도 담근다. 심하지 않은 동상은 곧 효과를 본다.

【가지(가자), 무】 가지나 무를 물에 삶아서 찌꺼기를 버리고 그 물을 30℃ 정도로 덥혀서 그 속에 언 곳을 담근다. 가지가 없을 때에는 가지나무째로 뽑아 삶아서 그 물에 담가도 얼어서 아프고 가려운 데 아주 좋다.

【연기쏘이기】 쑥, 역삼잎, 참나무껍질 등을 불에 태우면서 연기를 언 데에 쏘여주고 비벼준다.

【땅콩껍질, 식초】 땅콩껍질이 노래지도록 볶아서 가루낸 것 50g에 식초 100ml를 넣

고 개어서 언 곳에 바른다. 이 약으로 여러 명의 동상환자를 치료하여 좋은 효과를 본 경험이 있다.

【꿩】 꿩을 잡아서 골(뇌수)을 뽑아 짓찧은 다음 그것을 언 데에 바른다.

황경피나무껍질(황백피), 가위톱

각각 같은 양을 가루 내어 콩기름에 개어 얼어서 진물이 나는 데 바른다. 이 약은 언 독을 빼는 데 좋다.

【향나무열매】 열매를 달여 그 물을 언 데에 바르고 비빈다. 열매를 가루내서 기름에 개어 아픈 곳에 붙이기도 한다.

【가지(가자)】 가지뿌리 달인 물을 40℃ 정도로 덥힌 데다 언 곳을 담근다.

【참나무껍질】 불에 태워 그 연기를 언 곳에 쏘인다.

【소나무껍질】 벗겨서 살에 잘 붙도록 얇게 해서 언 곳에 붙인다.

【가래나무(추목)】 잘게 썰어 가래나무 달인 물로 언 데를 자주 씻는다.

돼지고기 먹고 체한 데

식체는 실증과 허증으로 나누는데 실증일 때는 가슴이 답답하고 배가 트지근하며 시간이 오래되면 썩은 냄새가 나는 트림을 하고 점차 배가 몹시 아프면서 메스꺼워 게우며 입맛을 잃고 심하면 음식냄새조차 꺼리며 머리가 아프고 설사를 하는 수도 있다.

치료하는 방법과 약초

【감초】 15~20g을 잘게 썰어 진하게 달여 하루 2~3번 나누어 먹는다.

【새우】 생새우국을 끓여서 먹거나 마른 새우를 약한 불에 볶아서 가루 내어 한번에 한 숟가락씩 더운 물에 타서 먹으면 곧 낫는다.

【백하젓】 백하젓 물 20~30ml를 먹거나 백하젓 한 숟가락을 먹으면 곧 낫는다.

【팥】 태워서 가루낸 것 한 숟가락을 더운 물에 타서 먹는다. 무슨 고기를 먹고 체했든 관계없이 잘 낫는다.

【찔광이(산사)】 가마에 쪄서 햇볕에 말려 30~40g을 물에 달여 한번에 먹거나 보드랍게 가루 내어 한번에 6~8g씩 하루 3번 더운 물에 타서 끼니 뒤에 먹는다. 찔광이는 위를 든든하게 하며 소화를 돕고 입맛을 돋군다. 특히 아무 고기나 먹고 체한 데 관계없이 다 쓴다.

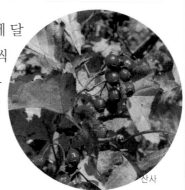
산사

돼지에게 물린 데

치료하는 방법과 약초
【거북등】 거북등을 조금 사다가 불에 태워 가루를 내여 참기름에 개어 바른다.

두드러기(담마진)가 일어날 때

갑자기 여러 가지 크기로 돋으면서 가렵고 열감이 난다. 발진은 몇 분~몇 시간 지나면 흔적도 남기지 않고 없어지나 때로는 며칠 또는 몇 주일씩 심지어 몇 년씩 계속되는 때도 있다. 우선 원인으로 되는 것을 없애는 것이 기본이다. 먹은 음식물이 원인으로 된 때에는 설사약을 써서 설사시켜야 한다.

치료하는 방법과 약초
【구릿대(백지)】 잎, 뿌리를 모두 진하게 달여 씻는다. 또는 약성이 남게 태워 가루 내어 한번에 4g씩 하루 3번 더운 술로 먹는다. 두드러기에 쓴다.
【도꼬마리씨】 달인 물로 자주 가려운 곳을 씻는다.
【벗나무껍질】 40~50g을 달인 물로 자주 씻는다.

【대추나무뿌리껍질】200g에 물 2l를 붓고 1l가 되게 달인 것으로 두드러기가 돋은 데를 자주 씻는다.

【형개, 박하, 너삼(고삼)】형개, 박하, 너삼 각각 15~20g을 물에 달여 하루 2~3번에 갈라 먹는다.

【향나무】향나무를 달이면서 두드러기 난 곳에 김을 쏘이고 그 물로 자주 씻는다.

【소젖, 소금】약 5분 동안 끓인 우유 1l에 소금 30g 정도를 넣고 조금 덥혀서 두드러기 난 곳에 바른다.

【백반(명반), 식초】백반 30g에 식초 100ml을 넣고 조금 달여서 바른다.

【돌비늘(운모)】한번에 4g씩 하루 3번 먹는다.

【매미허물(선퇴)】대가리와 발을 떼버리고 약한 불에 볶아서 보드랍게 가루 내어 물로 반죽해서 한 알의 질량이 1g 되게 알약을 만들어 한번에 10알씩 하루 2~3번 먹는다. 또한 매미허물 7개, 감초 0.5g을 물에 달여서 세 번에 먹는다.

【개구리밥풀(부평초), 우엉열매, 박하】각각 10g을 물에 달여 하루 3번에 나누어 끼니 뒤에 먹는다.

【백선뿌리껍질(백선피)】20g에 물을 넣고 달인 것을 하루 3번에 나누어 먹거나 달인 물로 씻는다.

【미나리(수근), 생당쑥(인진)】각각 같은 양을 물에 넣고 달인다. 두드러기가 생길 때마다 한 컵씩 먹는다.

【댑싸리씨(지부자)】보드랍게 가루낸 것을 하루에 5~6번 한 숟가락씩 술에 타서 먹는다. 독을 풀어주고 오줌을 잘 나가게 하는 작용이 있다. 음식을 먹고 두드러기가 날 때 먹으면 좋다.

【호이초, 청대】호이초 15g, 청대 3g에 물을 넣고 달여서 하루 3번에 나누어 먹는다. 두드러기, 습진 등 알레르기성 질병에 쓰인다.

【봇나무껍질】40~50g을 달인 물로 두드러기가 난 부위를 자주 씻는다. 피부가려움을 멈추는 작용이 있다.

【무】채판에 썬 무와 설탕가루를 10:8의 비로 섞고 식초를 적당한 양 넣어 30분 정도 있다가 짜서 한 번에 한 컵씩 3번 먹는다.

【쐐기풀(담마)】15g을 달여서 하루에 3번 나누어 먹는다. 풍을 없애고 피를 잘 돌게

한다. 습진, 두드러기에 쓴다.

【지골피산】 지골피 130g, 생건지황 75g을 가루 내어 한번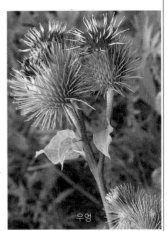
에 6g씩 하루 3번 술에 타서 먹는다. 두드러기에 쓴다.

【우엉씨(대력자), 개구리밥풀(부평초)】 각각 같은 양을 가루 내
어 한번에 8g씩 하루 2번 박하 달인 물에 타서 끼니 사이
에 먹는다. 풍열로 두드러기가 생긴 데 쓴다.

【익모초】 줄기와 잎을 진하게 달여 씻어준다. 두드러기가 나
서 가려운 데 쓴다.

【더위지기(인진), 너삼(고삼)】 각각 200g을 물에 달여 씻는다.
두드러기로 가렵고 헌데 쓴다.

우엉

【백강잠】 약한 불기운에 말려서 가루 내어 한번에 6g씩 하루 3번 먹는다. 두드러기
에 쓴다.

【쇠무릎(우슬)】 가루 내어 한번에 8g씩 하루 3번 먹는다. 두드러기에 쓴다.

【소금물】 소금물을 5~7%로 풀어 가려운 곳을 자주 씻는다.

【방풍, 시호】 방풍 시호 달인 물로 가려운 곳을 자주 씻는다.

【참대잎(죽엽), 곱돌(활석)】 참대잎 15g, 곱돌 10g을 물에 달여 하루 2~3번에 갈라 끼
니 뒤에 먹는다.

【우엉씨】 20~25g을 물에 달여 하루 2~3번에 갈라 끼니 뒤에 먹는다.

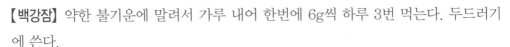

두부 먹고 체한 데

식체는 실증과 허증으로 나누는데 실증일 때는 가슴이 답답하고 배가 트지근하며 시간이 오
래되면 썩은 냄새가 나는 트림을 하고 점차 배가 몹시 아프면서 메스꺼워 게우며 입맛을 잃고
심하면 음식냄새조차 꺼리며 머리가 아프고 설사를 하는 수도 있다.

치료하는 방법과 약초

【고사리】 마른 고사리 50g을 물에 달여 2~3번에 나누어 먹는다.

【담배줄기】 마른 담배줄기를 태워서 낸 재를 보드랍게 가루 내어 한번에 5g씩 더운 물에 타서 먹는다.

【볏짚】 오래 묵은 볏짚을 더운 물에 우려서 그 물을 한번에 30~40g씩 하루 3번 먹는다.

【쌀 씻은 물】 2~3번째 씻은 물을 진하게 달여서 한번에 50ml씩 하루 3번 끼니 뒤에 먹는다.

두통(머리아픔)이 왔을 때

두통은 사람들이 제일 많이 호소하는 증상의 하나이다. 두통은 신경을 많이 쓰거나 긴장되거나 중독, 출혈, 신경병, 혈압 등 여러 가지 원인에 의하여 생긴다. 두통은 머리가 약간 무거울 정도로 아픈 것으로부터 머리가 터지는 듯이 몹시 아픈 것이 있다.

치료하는 방법과 약초

【궁궁이(천궁)】 쌀씻은 물에 담그었다가 말린 것을 보드랍게 가루 내어 꿀로(4:6)재웠다가 3~4g씩 하루 3번 끼니 전에 먹는다. 신경쇠약으로 오는 두통에 효과가 있다.

【구릿대(백지)】 신선한 것 12g을 물 200ml에 달여 하루 2~3번에 나누어 끼니 뒤에 먹는다. 구릿대는 진정작용을 하므로 두통에 쓰인다. 구릿대 12g과 궁궁이 6g을 함께 달여 하루 2~3번에 나누어 끼니 뒤에 먹으면 아픔을 멎게 하는 효과가 더 세다.

【단국화(감국)】 꽃 15g을 물 200ml에 달여 하루 3번에 나누어 끼니 사이에 먹는다. 또한 단국화꽃을 말려 가루 내어 한번에 2~3g씩 하루 2번 끼니 사이에 먹어도 된다. 감기로 머리가 아플 때 쓰면 좋다. 그러나 많은 양을 쓰면 심장활동을 억제하고 체온을 갑자기 낮추기 때문에 쓰는 양에 주의하여야 한다.

【도꼬마리열매】 12g을 물 300ml에 달여 하루 2~3번에 나누어 끼니 사이에 먹는다. 도꼬마리열매는 감기나 콧병으로 머리가 아픈 데 쓴다. 독성이 있

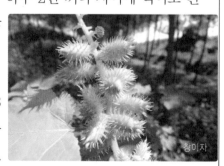

창이자

으므로 쓰는 양에 주의하여야 한다. 양이 많아지면 머리가 더 아플 수 있다.

【궁궁이(천궁), 향부자】 궁궁이 80g, 닦아서 잔뿌리를 다듬어 버린 향부자 160g을 가루 내어 한번에 4g씩 하루 3번 차 달인 물에 타서 끼니 뒤에 먹는다. 옆머리나 정수리가 아픈 데 쓴다.

【강호리(강활)】 잘게 썬 것 8~24g을 물에 달여 하루 2번에 나누어 끼니 사이에 먹는다. 풍으로 머리가 아프고 어지러운 데 쓴다.

【방풍】 잘게 썬 것 8~24g을 물에 달여 하루 2번에 갈라 끼니 사이에 먹는다. 풍으로 머리가 어지럽고 아픈 데 쓴다.

【박하】 4~6g을 한번 양으로 하여 물에 달여 끼니 뒤에 먹는다. 풍으로 머리가 아픈 데 쓴다.

【총백】 2~3개씩 물에 달여 아무때나 먹고 땀을 낸다. 풍한으로 열이 나며 머리가 아픈 데 쓴다.

【칡뿌리(갈근)】 잘게 썬 것 12~25g을 술에 조금 넣은 물과 함께 달여 하루 2~3번에 갈라 끼니 뒤에 먹는다. 풍한으로 뒷목덜미가 뻣뻣하고 머리가 아픈 데 쓴다.

【솔장다리】 풀 15~30g을 물에 달여서 하루 3번에 나누어 먹는다.

【궁궁이(천궁), 천마】 각각 같은 양을 보드랍게 가루 내어 알약을 만들어 한번에 1~2g씩 하루 3번 끼니 뒤에 먹는다. 이 약들은 진정작용, 진경작용, 진통작용이 센 약으로서 어지럽고 머리가 아플 때 먹는다.

【순비기나무열매】 12g을 물 200ml에 달여 하루 3번에 나누어 먹거나 또는 가루 내어 한번에 4g씩 하루 3번 먹기도 한다.

【고본】 하루 6~8g을 물 200ml에 달여 하루 3번에 나누어 끼니 뒤에 먹는다. 아픔을 멎게 하는 작용이 있는데 특히 뒷머리가 아플 때에 쓴다.

【따두릅(독활), 족두리풀뿌리(세신)】 따두릅 10g, 족두리풀뿌리 3g을 물 300ml에 달여서 하루 3번 나누어 먹는다. 해열작용, 진통작용, 진정작용이 있으므로 감기로 열이 나면서 머리가 아플 때 쓴다.

【오얏】 해산 후 머리가 아플 때에는 오얏을 각각 8~12g을 물 200ml에 달여 2~3번에 나누어 먹거나 또는 보드랍게 가루 내어 각각 한번에 3g씩 하루 2~3번 먹으면 좋다.

【패독산】 감기로 열이 나고 머리가 아플 때 먹고 땀을 내면 좋다.

【백지환】 신선한 구릿대를 잘게 썰어 무즙에 담갔다가 햇빛에 말려 가루낸 다음 졸인꿀에 반죽해서 1g 되게 알약을 만든다. 한번에 10알씩 하루 3번 잘 씹어 차 달인 물이나 형개 달인 물로 끼니 뒤에 먹는다. 얼굴에 땀이 많이 나고 바람을 싫어하며 바람을 맞을 때마다 머리가 아픈 데 쓴다.

【구릿대(백지), 궁궁이(천궁)】 각각 같은 양을 가루 내어 한번에 20g씩 하루 2~3번 물에 달여 찌꺼기를 버리고 끼니 뒤에 먹는다. 한쪽 머리가 아픈 데 쓴다.

【백강잠】 보드랍게 가루 내어 한번에 8g씩 하루 3번 끼니 뒤에 끓인 물에 타서 먹는다. 담궐로 머리가 아픈 데 쓴다.

디프테리아에 걸렸을 때

디프테리아균이 주로 상기도에 침입하여 심한 중독증상과 목구멍의 염증을 일으키는 어린이 급성 전염병이다.

치료하는 방법과 약초

【마늘(대산)】 마늘을 짓찧어낸 즙에 5배 양의 증류수를 타서 분무기에 넣고 목 안에 뿜어준다. 마늘 3~5g을 75% 알코올에 3~5일 동안 담갔다가 건져내어 짓찧은 것 1~2g을 양쪽 합곡혈 부위에 4~6시간 동안 붙인다. 그러면 국소가 달고 아프다가 8~10시간 만에 물집이 생기는데 이것을 소독된 주사바늘로 터뜨리고 소독약을 발라서 싸맨다.

【도라지(길경), 살구씨(행인)】 도라지 40g, 살구씨 20g을 물에 달여 분무기에 넣고 울대에 뿜어준다.

【범부채(사간)】 신선한 것을 15~20g을 잘게 썰어서 물에 달여 하루 2~3번에 나누어 끼니 뒤에 먹는다.

【청어열, 감초】 청어열을 햇볕에 말려 보드랍게 가루낸 것과 같은 양의 보드라운 감초가루를 고루 섞이게 갈아서 목구멍

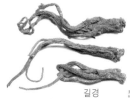

길경

에 불어 넣는다.

【뱀딸기】 신선한 풀을 짓찧어서 2배 양의 물에 4~6시간 동안 담 갔다가 찌꺼기를 짜버리고 설탕을 조금 타서 2살까지는 첫번에 50ml, 그 다음부터는 40~50ml, 6~10살은 첫번에 100ml, 그 다음부터는 60ml, 10살 이상은 첫번에 100ml씩 하루 4번 먹인다.

뱀딸기

딸꾹질이 날때

횡격막신경의 경련으로 생기는 증상이다. 딸꾹질은 뇌수에 병이 생겼을 때, 중독물질 등에 의하여 중추성으로 일어나는 경우도 있고 헛배부르기, 위병, 늑막염과 복막염, 간장병 등 때에도 생길 수 있다.

치료하는 방법과 약초

【감꼭지】 5~7개를 물에 달여 하루 2~3번에 나누어 먹는다. 감꼭지는 센 진정작용이 있으므로 딸꾹질에 쓰면 대단히 효과가 좋다. 감꼭지와 솔잎 각각 15g을 물에 달여 하루 2~3번에 나누어 먹으면 더욱 좋다.

【마늘】 한쪽을 입에 넣고 씹다가 딸꾹질소리가 나려고 할 때에 삼킨다. 마늘의 소화, 건위 작용에 의하여 음식을 잘못 먹어서 생기는 딸꾹질을 곧 멈추게 한다.

【귤껍질(진피)】 40g을 진하게 달여서 뜨겁게 하여 한번에 먹는다. 귤껍질은 방향성 건위작용이 있으므로 위액 분비를 항진시키며 위병으로 오는 딸꾹질을 잘 멈춘다.

【끼무릇(반하), 생강 참대껍질】 끼무릇, 생강 각각 12g, 참대껍질 10g을 물에 달여서 하루 3번에 나누어 먹는다. 이 약들은 진정작용이 있으므로 딸꾹질을 잘 멈춘다.

【마황】 보드랍게 가루 내어 한번에 2~3g씩 하루 3번 먹는다.

【황기】 15~20g을 물에 달여 하루 2~3번에 갈라 먹는다. 굴조개껍질가루를 한번에 3~4g씩 같이 먹으면 더욱 좋다.

【인삼, 당귀】 각각 5g을 돼지염통 안에 넣고 약이 나오지 않게 실로 잘 꿰매어 삶아

서 먹는다. 오래 계속되는 딸꾹질에 써서 효과를 본 경험이 있다.

【콩기름, 달걀】 콩기름 한 숟가락을 거품이 없어지도록 졸여서 식힌 다음 달걀 3개를 까 넣고 고루 섞어 먹는다.

【콩기름】 한 숟가락을 거품이 없어지도록 졸여서 식힌 다음 달걀 3개를 까넣고 고루 섞어 먹는다.

【밀쭉정이】 달인 물을 늘 마신다.

【돼지염통, 인삼, 당귀】 돼지염통에 인삼, 당귀 각각 5g을 넣고 약이 새어 나오지 않게 실로 잘 꿰매고 삶아 익혀서 먹는다.

【감초】 한번에 6~8g씩 하루 3번 물에 달여 먹는다.

땀띠가 생겼을 때

땀띠는 무더운 여름철에 땀을 많이 흘리는 사람들(어린이들)에게서 자주 본다. 땀띠는 처음에는 땀이 많이 나온 부위에 작은 빨간 구진이 생기다가 점차 심하면 땀띠가 몰려 화농성 피부염으로 번진다.

치료하는 방법과 약초

【오이】 신선한 오이를 통째로 가로 자르고 그 자른 자리를 땀띠가 난 부위에 대고 문지른다.

【우엉잎】 신선한 잎은 20g, 말린 잎은 5~7g을 물 150ml에 10~15분 동안 끓여 땀띠 난 부위를 씻는다.

【곱돌(활석), 녹두】 각각 같은 양을 보드랍게 가루 내어 약솜에 묻혀 땀띠 난 곳에 뿌린다.

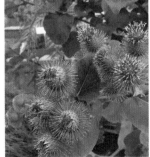
우엉

류머티스성 관절염일 때

급성과 만성으로 나누는데 급성 류머티스성 관절염 때에는 관절 부위에 열이 나고 염증증상으로 화끈 달면서 부으며 아프다. 이때에는 심장병의 증상들이 겸해서 나타난다. 만성 류머티스성 관절염 때에는 온몸증상은 거의 없고 뼈마디가 쏘고 아픈 것이 기본증상이다.

치료하는 방법과 약초

【따두릅(독활)】 뿌리 8~12g을 물에 달여 하루 3번에 나누어 끼니 뒤에 먹는다.

【바꽃(초오), 으아리(위령선), 따두릅(독활)】 바꽃(법제한 것) 각각 100g을 함께 보드랍게 가루 내어 한번에 3~4g씩 하루 3번 끼니 뒤에 먹거나 바꽃을 보드랍게 가루 내어 한번에 0.3~0.5g씩 하루 3번 끼니 뒤에 먹어도 된다.

【으아리(위령선)】 뿌리를 잘게 썰어 병에 넣고 푹 잠기게 술을 부어 넣고 마개를 꼭 막아 6~7일 동안 두었다가 꺼내서 잘 말려 보드랍게 가루낸 다음 꿀로 반죽해서 알약을 만들어 한번에 4~6g씩 하루 3번 끼니 뒤에 더운 물로 먹는다. 또는 잘게 썬 으아리뿌리 20g에 물 1l를 붓고 절반량이 될 때까지 달여서 하루 3번에 나누어 끼니 뒤에 먹는다.

【으아리, 오갈피】 으아리 12g, 오갈피 10g을 물에 달여 하루 3번에 나누어 먹으면 더 좋다.

【오갈피, 삼지구엽초】 오갈피 200g, 삼지구엽초 150g을 보드랍게 가루 내어 40% 술 1에 담가서 10~15일 동안 두었다가 걸러서 한번에 10~15ml씩 하루 3번 끼니 뒤에 먹거나 또는 오갈피 6~12g을 물 200ml에 달여 하루 3번에 나누어 끼니 뒤에 먹어도 좋다.

【버드나무가지】 잘게 썬 것 40~80g을 물에 달여 끼니 뒤에 먹는다.

【단국화(감국), 약쑥(애엽)】 오래 묵어둔 약쑥과 단국화에 물을 조금 넣고 짓찧어서 뼈마디가 아픈 곳을 찜질한다.

【따두릅(독활), 강호리(강활), 소나무마디】 각각 15g을 잘게 썰어 술에 달여서 하루 2~3번에 갈라 먹는다. 뼈마디 몹시 아플 때에 쓴다.

【메역순나무】 뿌리의 목질부 20g을 물 400ml에 넣고 약한 불에 달여 아침과 저녁 2번에 나누어 끼니 뒤에 먹는다.

【철쭉꽃, 천남성】 철쭉꽃과 법제한 천남성을 각각 같은 양으로 짓찧어 떡을 만들어

찐 다음 약한 불에 말려 가루를 낸다. 이것을 물로 반죽하여 알약을 만들어 한번에 1.5~2g씩 하루 3번 물로 먹거나 따뜻한 술한잔과 함께 먹는다.

【범뼈(호골), 부자, 함박꽃뿌리(작약)】 술에 추겨서 불에 구운 범뼈와 법제한 부자, 함박꽃뿌리를 각각 같은 양을 보드랍게 가루 내어 한번에 2~3g씩 하루 3번 끼니 뒤에 먹는다.

【벌독】 아픈 뼈마디의 여기저기에 손가락으로 눌러 보아 제일 아픈 곳을 찾아 처음에는 1~2곳에 쏘이고 점차 벌의 마리 수를 늘려 15~20 곳까지 쏘인다.

【진달래술】 신선한 질달래꽃 1kg, 설탕 1kg을 섞어 물 500ml와 함께 단지에 넣고 잘 봉하여 30~60일 동안 땅 속에 묻어 두었다가 25% 술 1l를 붓고 저어 걸러낸 것을 한번에 20~30ml씩 하루 2~3번 끼니 전에 먹는다.

또는 진달래의 어린아지와 꽃, 잎을 물에 달여 찌꺼기를 짜버리고 다시 물엿이 될 정도로 졸여 한번에 20~30ml씩 하루 3번 끼니 뒤에 먹는다.

【불개미술】 불개미를 잡아 약한 불에 볶아서 가루 내어 40% 술 1병에 15~20g을 넣고 15일 동안 어두운 곳에 두었다가 한번에 20ml씩 하루 3번 끼니 전에 먹는다.

【왕지네술】 왕지네 7~10마리를 대가리와 다리를 떼어 버리고 40% 술 1병에 넣고 잘 봉하여 20~30일 동안 땅 속에 묻어 두었다가 왕지네는 꺼내서 버리고 한번에 5ml씩 하루 3번 끼니 전에 먹는다. 또는 6~7마리를 보드랍게 가루 내어 달걀 흰자위에 잘 개어 하루 3번에 나누어 끼니 뒤에 먹거나 술 150ml에 타서 하루 3번 먹어도 된다.

【흑쐐기풀】 풀 9~15g(신선한 풀은 30g)을 물에 달여 하루 3번에 나누어 끼니 뒤에 먹는다.

【부자, 전갈】 터지도록 구워서 껍질을 벗겨버린 부자를 콩과 함께 진이 날 정도로 닦은 다음 콩을 버리고 부자만을 불에 말린다. 그리고 약한 불에 말린 전갈을 절반량 섞어두고 함께 보드랍게 가루 내어 진하게 달인 식초로 반죽해서 0.02g 되게 알약을 만든다. 이것을 한번에 7알씩 하루 3번 따뜻한 술로 먹는다.

【범뼈(호골), 술】 범뼈 100g을 부수러뜨려 40% 술 1l에 넣고 마개를 막아 15일 이상 두었다가 걸러서 한번에 10~15ml씩 하루 3번 끼니 뒤에 먹는다.

【왕지네(오공), 달걀 흰자위】 6~7마리의 왕지네를 가루 내어 달걀 흰자위에 잘개어서

하루 3번에 나누어 끼니 뒤에 먹는다.

【으아리(위령선), 술】 잘게 썬 으아리가 잠기게 술을 부어서 마개를 막고 6~7일 동안 두어 술이 다 잦아든 다음 꺼내어 말린다. 이것을 가루 내어 밀가루풀로 반죽해서 알약을 만들어 한번에 6~8g씩 하루 3번 끼니 뒤에 먹는다.

으아리

림프육종(임파육종)일 때

임파조직에 원발성으로 발생하는 악성 종양이다. 처음에는 아무런 자각증상이 없이 1개의 임파절이 커진다. 경계는 분명하고 잘 움직인다. 그러다가 차츰 주위의 임파절들도 커진다. 날이 지남에 따라 주위 조직과 다른 임파절들도 서로 유착이 되어 경계도 잘 알리지 않고 가동성도 없어진다.

치료하는 방법과 약초

【자귀나무껍질】 10~15g을 잘게 썰어서 물에 달여 하루 3번에 나누어 끼니 전에 먹는다. 아픈 것을 멈추고 부은 것을 내리며 암세포를 자라지 못하게 한다.

【꽈리】 잘 짓찧어 림프육종 부위에 붙인다. 또한 뿌리 3~5g을 물에 달여 하루 한 번 또는 하루건너 한 번씩 먹어도 좋다.

【애국풀】 신선한 풀을 짓찧어 즙을 내어 10~20g씩 하루 2~3번 먹는다. 짓찧어 육종 부위에 붙여도 좋다. 한 달 정도 쓰고 10~15일 동안 쉬었다가 다시 치료주기를 반복한다.

【분홍바늘꽃】 15g을 물에 달여 하루 3번에 나누어 먹는다.

만성간염일 때

 만성 간염은 일반적으로 온몸이 나른하고 쉽게 피곤을 느끼며 오른쪽 옆구리가 아프고 헛배가 부르며 소화가 잘 안되고 입맛이 없는 것과 같은 증상이 나타난다. 머리가 아프고 잠이 잘 오지 않으며 신경이 예민해지는 등 정신신경증상도 나타날 수 있고, 이 밖에 설사와 변비가 엇바뀌는 것, 미열, 두드러기, 피부가려움증 등의 증상이 나타날 수도 있다.

치료하는 방법과 약초

【조뱅이(소계)】 60g을 물에 달여 3번에 나누어 끼니 뒤에 먹는다.

【생당쑥, 미나리】 생당쑥 12g, 미나리 8g을 물에 달여 하루 3번에 나누어 끼니 전에 먹는다.

【생당쑥, 흰삽주(백출)】 각각 같은 양을 잘게 썰어서 물에 달여 찌꺼기를 짜버린 다음 다시 졸여서 한번에 5~10g씩 하루 3번 끼니 뒤에 먹는다.

【미나리】 150~200g을 물에 달여 하루 3번에 나누어 끼니 뒤에 먹는다.

【참취】 15~20g을 물에 달여 하루 3번에 나누어 끼니 뒤에 먹는다.

【생당쑥】 15~20g을 물에 달여 하루 3번에 나누어 끼니 뒤에 먹는다.

【우담(소담즙) 또는 저담즙(돼지담즙)】 말려 보드랍게 가루낸 것을 한번에 0.5g씩 하루 3번 끼니 뒤에 먹는다.

【조개】 민물에서 사는 조개의 살 300~500g으로 국을 끓여 하루 2~3번에 나누어 먹는다.

【오미자】 보드랍게 가루 내어 한번에 2~3g씩 하루 3번 끼니 뒤에 먹는다.

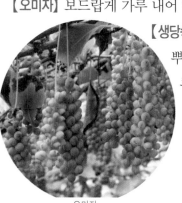

【생당쑥, 복숭아나무뿌리, 너삼(고삼)】 생당쑥 3kg, 복숭아나무뿌리 0.5kg, 너삼 1kg을 물에 달여 한번에 100ml씩 하루 3번 끼니 사이에 먹는다.

오미자

만성대장염일 때

원인은 세균 및 원충의 감염, 정신신경장애, 식사성 인자 등이며 찬 음식, 몸을 차게 건사하는 것이 유인으로 되어 재발되는 때가 많다. 이 병의 기본증상은 설사이다. 설사는 대체로 하루 2~3번 이상 하는데 식사를 하자마자 곧 뒤를 보고 싶은 때가 있고, 배나 손발을 차게 했을 때 뒤를 보는 경우도 있다.

치료하는 방법과 약초

【가죽나무껍질】 15~20g을 잘게 썰어 물에 달여 하루 3번에 나누어 끼니 뒤에 먹는다.

【도토리(상실)】 닦아서 한번에 30~50g씩 하루 2~3번 먹는다.

【벌풀(봉교)】 정제한 벌풀 20g을 40% 알콜 100ml에 풀어서 한번에 1~2g씩 하루 3번 끼니 뒤에 먹는다.

【갖풀(아교), 황련, 솔풍령】 불에 닦은 갖풀과 솔풍령 각각 20g, 황련 30g을 보드랍게 가루 내어 졸인 꿀로 반죽해서 알약을 만들어 한번에 5~6g씩 하루 3번 끼니 뒤에 먹는다.

【삽주, 약누룩(신곡), 건강】 불에 닦은 삽주 20g, 약누룩, 건강 각각 10g을 함께 가루 내어 졸인꿀로 반죽해서 알약을 만들어 한번에 6~8g씩 하루 3번 끼니 뒤에 먹는다.

【손잎풀】 손잎풀20~30g을 물에 달여 하루 2~3번에 나누어 끼니 뒤에 먹는다.

【도토리(상실)】 볶아서 한번에 20~30g씩 하루 2~3번 새참으로 먹는다.

【아편꽃열매깍지(앵속각)】 300g을 세 몫으로 갈라 한 몫은 식초에, 다른 한 몫은 꿀물에 축여 각각 볶아 보드랍게 가루내고, 나머지 한 몫은 그대로 가루 내어 모두 잘 섞어 꿀로 반죽하여 알약을 만든다. 한번에 0.4~0.5g씩 하루 3번 끼니 뒤에 먹는다.

【물푸레나무껍질】 15~20g을 물에 달여 하루 3번에 나누어 끼니 뒤에 먹는다.
황경피나무껍질(황백피), 함박꽃뿌리(작약), 오이풀뿌리(지유)
각각 같은 양을 보드랍게 가루 내어 한번에 3~4g씩 하루 3번 끼니 뒤에 먹는다.

【황경피나무껍질(황백피), 너삼(고삼)】 황경피나무껍질 80g, 너삼 40g을 보드랍게 가루 내어 한번에 5g씩 하루 3번 끼니 뒤에 더운물에 타서 먹는다.

【붉나무벌레집(오배자), 구운백반】 각각 20g씩, 아편꽃열매깍지 10g을 보드랍게 가루

내어 꿀로 반죽하여 알약을 만들어 한번에 5~6g을 하루 3번 끼니 뒤에 먹는다.

【찔레꽃, 역삼꽃】 각각 같은 양을 보드랍게 가루 내어 한번에 3~4g씩 하루 3번 끼니 뒤에 먹는다. 3~5일 정도 쓰면 설사 횟수가 줄어들거나 또는 멎는다.

【참중나무】 껍질 또는 뿌리껍질 8~16g을 물에 달여 하루 3번에 나누어 먹는다.

【쥐손이풀(현초)】 30g을 물에 달여 하루 3번에 갈라 끼니 뒤에 먹는다.

【백반, 식초 구운 백반을 가루 내어 식초에 쑨 밀가루풀로 반죽해서 0.5g 되게 알약을 만든다. 한번에 10~12알 씩 하루 3번 끼니 뒤에 먹는다. 만성대장염에 쓴다.

【적석지, 건강】 불에 닦은 적석지를 보드랍게 가루 내어 한번에 3~4g씩 하루 3번 끼니 뒤에 먹는다. 적석지와 건강을 5:1의 비율로 보드랍게 가루 내어 한번에 3~4g씩 하루 3번 끼니 뒤에 먹어도 좋다.

【길짱구(차전초)】 뿌리째로 캔 신선한 길짱구 200~300g을 깨끗이 씻어 물에 달여서 하루 3~4번에 갈라 끼니 뒤에 먹는다.

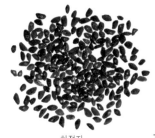

차전자

【길짱구씨(차전자), 고추뿌리】 길짱구씨 200g, 고추뿌리 100g을 물에 달여 하루 3번 갈라 끼니 뒤에 먹는다.

【선인장】 가루 내어 한번에 5~6g씩 하루 2~3번 먹는다.

【도토리(상실), 아편꽃열매깍지, 귤껍질(진피)】 각각 80g을 보드랍게 가루 내어 한번에 3~4g씩 하루 3번 끼니 사이에 먹는다.

【흰삽주(백출), 흰솔뿌리혹(백복령), 도토리(상실)】 흰삽주 12g, 흰솔뿌리혹 80g, 도토리 60g을 보드랍게 가루 내어 한번에 4~6g씩 하루 3번 끼니 전에 먹는다.

【뜸쑥, 소나무꽃가루】 뜸쑥 가루낸 것, 소나무꽃가루를 1 : 2의 비로 섞어서 한번에 4~5g씩 하루 3번 끼니 사이에 먹는다.

만성신장염일 때

급성 신장염과 마찬가지로 부기, 단백오줌, 고혈압 등인데 앓는 형에 따라 콩팥증형, 고혈압형, 혼합형으로 나눈다. 콩팥증형 때에는 몸이 부으며 단백오줌이 나오는데 혈압은 정상이다.

치료하는 방법과 약초

【달개비】 풀 12~20g(신선한 것은 80~120g, 최고200~280g)을 물에 달여 하루 3번에 나누어 먹는다.

【향오동나무열매】 20g을 물 200g에 달여 하루 3번에 나누어 끼니 사이에 먹는다.

【율무쌀(이의인), 입쌀】 율무쌀가루, 입쌀가루 각각 50g을 한번 양으로 죽을 쑤어먹는데 하루 3번 먹는다.

【솔뿌리혹】 20~30g을 물에 달여 하루 2~3번에 나누어 먹는다.

【강냉이수염, 뽕나무뿌리껍질(상백피)】 강냉이수염 10g, 뽕나무뿌리껍질 20g을 물에 달여 하루 3번에 나누어 끼니 사이에 먹는다.

상백피(뽕나무)

【강냉이수염, 댑싸리씨, 길짱구씨(차전자)】 강냉이수염 10g, 댑싸리씨, 길짱구씨 각각15g을 물에 달여 하루 3번에 나누어 끼니 사이에 먹는다.

【수박껍질(서과피), 띠뿌리(모근)】 수박껍질 40g, 신선한 띠뿌리 60g을 물에 달여 하루 3번에 나누어 먹는다.

【수레국화꽃】 5g을 물 200ml에 달여 하루 3번에 나누어 끼니 사이에 먹는다.

【수세미오이줄기】 늦은 여름에 수세미오이줄기를 땅에서부터 40~50cm정도 올라가 자르고 그 끝에 깨끗한 병 아가리에 연결시켜 즙액을 받아 한번에 30~50ml씩 하루 3~4번 끼니 사이에 먹는다. 또는 줄기 40~80g을 물에 달여서 하루 2~3번에 나누어 1주일 정도 먹어도 좋다.

【분꽃】 신선한 풀 120g을 물 300ml에 달여 하루 3번에 나누어 먹는다.

만성위염일 때

식사를 무질서하게 하거나 소화되기 힘든 음식, 자극성 음식을 많이 먹는 데서 흔히 온다. 또한 이빨이 나쁘거나 음식물을 잘 씹어 먹지 않는 습관이 있어 위에 부담을 주는 것, 위를 자극하는 약(살리칠산제제, 아스피린, 술파민제, 비소제 등)을 오래 쓸 때에도 생기는 수가 있다.

과산성 만성 위염
치료하는 방법과 약초

【흰삽주(백출), 귤껍질(진피)】 흰삽주 600g, 귤껍질 150g을 물에 달여 찌꺼기를 짜버리고 다시 걸쭉해질 때까지 졸인 다음 물엿을 넣고 다시 졸여 약엿을 만든다. 이것을 한번에 20~30g씩 하루 2~3번 끓인 물에 타서 끼니 뒤에 먹는다.

【오징어뼈(오적골)】 오징어뼈를 쌀 씻은 물이나 맑은 물에 하룻밤 담가 우려서 짠맛을 뺀 다음 햇볕에 말려 보드랍게 가루낸 것을 한번에 4~5g씩 하루 3번 더운 물로 끼니 사이에 먹는다.

【오징어뼈, 감초】 오징어뼈와 감초를 4 : 1 또는 3 : 1의 비로 보드랍게 가루 내어 고루 섞어 한번에 4~6g씩 하루 3번 끼니 사이에 먹는다.

【달걀껍데기, 구운백반】 달걀껍데기를 약한 불에서 누래지도록 볶아서 가루낸 것 3~6g과 구운백반 0.3~0.6g을 한데 고루 섞어서 한번에 3~4g씩 하루 3번 끼니 뒤에 먹는다.

【소뼈, 감초】 소뼈를 센 불에 태워서 보드랍게 가루낸 것과 감초가루를 4 : 1의 비로 섞어서 한번에 4g씩 하루 3번 끼니 뒤에 먹는다.

【굴조가비(모려), 흰삽주(백출)】 각각 같은 양을 보드랍게 가루 내어 졸인 꿀 또는 물엿으로 반죽해서 알약을 만들어 한번에 4~5g씩 하루 3번 끼니 뒤에 먹는다.

저산성 만성 위염
치료하는 방법과 약초

【찔광이(산사)】 증기 가마에 쪄서 살을 발라내어 햇볕에 말린 것 50~60g을 물에 달여 하루 2~3번에 나누어 끼니 전에 먹는다.

【엄나무껍질】 보드랍게 가루 내어 한번에 3~4g씩 하루 3번 끼니 전에 먹는다.

【삽주(창출), 흰솔뿌리혹(백복령), 꿀(봉밀)】 삽주 600g, 흰솔뿌리혹 150g을 물에 달여서

찌꺼기는 짜버리고 다시 졸여서 꿀을 넣어 약엿을 만든
다. 한번에 20~30g씩 하루 2~3번 더운물로 먹는
다.

【닭위속껍질】 보드랍게 가루 내어 한번에 4g씩 하
루 3번 끼니 뒤에 먹는다.

【삽주(창출)】 쌀 씻은 물에 담그었다가 건져내어 햇
볕이나 불에 말려 보드랍게 가루낸 것을 한번에 4~6g
씩 하루 3번 끼니 뒤에 먹는다.

삽주(창출)

【망강남】 풀 10~15g을 물에 달여 하루 2~3번에 나누어 끼니전에 먹는다. 이 약은
위액의 산도를 높이며 위액분비를 늘린다.

【소태나무(고목)】 잘게 썬 것 20~30g을 물에 달여 하루 2~3번에 나누어 끼니 뒤에
먹는다.

【보리길금(맥아), 조피나무열매(산초), 마른생강(건강)】 보리길금 200g, 조피열매 40g, 마
른 생강 120g을 보드랍게 가루 내어 한번에 6~8g씩 하루 3~4번 끼니 뒤에 미음에
타서 먹는다.

【삽주(창출), 귤껍질(진피)】 삽주 16g, 귤껍질 10g을 물에 달여 하루 2~3번에 나누어
끼니 사이에 먹거나 보드랍게 가루 내어 졸인 꿀 또는 물엿으로 반죽하여 한 알의
질량이 0.3g 되게 알약을 만들어 한번에 20~30알씩 하루 3번 끼니 뒤에 먹는다.

【목향】보드랍게 가루 내어 한번에 3g씩 하루 3번 끼니 뒤에 먹는다.

말에게 물린 데

치료하는 방법과 약초

【밤 태운 가루】 밤을 까맣게 태워 낸 가루를 참기름에 개어 바른다.

말라리아(학질)에 걸렸을 때

 원충에 감염된 모기가 사람의 피를 빨아 먹을 때 그의 침과 말라리아원충의 포자소체가 사람의 몸 안에 들어감으로써 걸린다. 말라리아에 감염되면 처음에는 춥고 떨리면서 열이 39~41℃로 올라갔다가 5~6시간 지나면 땀이 나면서 열이 내린다.

치료하는 방법과 약초

【시호】 15~20g을 물에 달여 발작하기 2~3시간 전에 먹으면 추웠다 더웠다 하는 증상이 잘 낫게 한다.

【상산】 짧게 썬 것 6~12g을 잘게 썰어 물에 달여 하루 2~3번에 나누어 끼니 사이에 먹는다.

【복숭아나무가지, 버드나무가지】 각각 15g씩 물에 달여 하루 2~3번에 나누어 끼니 사이에 먹는다.

【은조롱, 쇠무릎(우슬)】 은조롱 20g, 쇠무릎 10g을 물에 달여 하루 2~3번에 나누어 끼니 사이에 먹는다.

【진득찰(희렴)】 풀 40g을 잘게 썰어 물에 달여서 하루 2~3번에 갈라 끼니 뒤에 먹는다.

【상산, 감초】 상산 10g, 감초 3g을 물에 달여 하루 2번에 나누어 먹는다. 말라리아원충을 죽이는 작용을 한다.

쇠무릎(우슬)

【수국】 풀 12~16g을 물에 달여 하루 3번에 나누어 먹는다.

【칡뿌리(갈근)】 40g을 물에 달여 하루 2~3번에 나누어 끼니 사이에 먹는다.

【마황】 12~16g을 물에 달여 하루 2~3번에 나누어 끼니 사이에 먹고 약간 땀을 낸다.

【자라등딱지(별갑)】 가루 내어 졸인꿀로 반죽해서 1g 되게 알약을 만들어 한번에 4~5알씩 하루 2~3번 생강 달인 물로 끼니 사이에 먹는다. 학질을 오래 앓아 비장이 뜬뜬하고 커진 데 쓴다.

매독의 성병에 걸렸을 때

성병의 한 가지로 스피로헤타 팔리다라는 나선균에 의하여 감염되는 만성 전염병이다. 환자의 음부 또는 입으로부터 전염하고 선천적으로는 모체로부터 전염하며, 전염한 지 3주일 후에 발병한다.

치료하는 방법과 약초

【**쑥과 삼백초**】 쑥 10g, 삼백초 15g을 함께 진하게 달여 하루 3번 마신다.

【**구약나물**】 구약나물의 뿌리 5~6개를 잠길 정도로 물을 붓고 15~20분간 달여서 많이 목용하면 된다.

【**무말랭이**】 무말랭이를 숯처럼 태워 가루 내어 한번에 한 숟가락씩 하루 3번 먹는다.

【**삼백초**】 삼백초뿌리 15g을 술 180ml로 절반 되게 달여 짜서 하루 3번에 나누어 마신다.

【**산귀래, 천궁, 목통**】 산귀래 11.3g, 천궁, 대황 각각 3.8g, 금은화, 복령, 방풍 각각 3.8g을 810ml의 물로 540ml 되게 달여서 하루에 4~5번 덥혀서 복용한다.

【**양똥 숯가루**】 양의 똥을 기와장 위에 놓고 그 위에 큰 깡통을 거꾸로 덮고 구우면 숯처럼 되는데 이것을 가루 내어 한번에 12g씩 좋은 술로 하루 3번 먹는다.

【**삼백초와 산귀래**】 삼백초, 산귀래, 토복령 각각 11.3g, 감초 1.9g을 540ml의 물로 360ml 되게 달여서 하루 2~3번에 나누어 복용한다. 이 약은 적어도 2~3개월간 계속 먹어야 한다.

머리3차신경통일 때

3차신경주행 부위에 염증, 종양, 외상 등이 있을 때, 감기, 유행성 감기, 혈액순환장애, 물질대사장애가 있을 때 나타난다. 칼로 베는 것, 불로 지지는 것, 전기가 통하는 것 같은 아픔이 심할 때에는 얼굴근육들이 일그러지고 경련, 안검결막충혈, 침, 눈물, 콧물흘리기 등이 나타난다. 3차신경줄기가 나오는 곳을 누르면 몹시 아프다.

【엄나무껍질】 12g에 물 200ml를 넣고 달여 하루 3번에 나누어 먹는다.

【버드나무껍질, 다릅나무껍질, 느릅나무껍질】 버드나무껍질과 다릅나무껍질 각각 1kg과 느릅나무껍질 0.5kg을 2~4cm 길이로 썬 것을 20ℓ의 물을 넣고 15ℓ 되게 달여 거른다. 그리고 찌꺼기에다 또 물을 10ℓ 넣고 5ℓ 되게 달여 걸러서 처음 걸러낸 물과 합친다. 이것을 다시 걸쭉해지게 졸여서 법랑그릇에 옮겨 담아 중탕으로 더 졸여 농축시켜 고약을 만든다. 이것을 기름 먹인 종이에 1~1.5mm 두께로 발라서 아픈 곳에 붙이거나 아픈 곳에 약을 직접 바르고 그 위에 종이를 붙이기도 한다.

멀미가 날때

176

멀미는 기차나 배를 타면 처음에는 머리가 빙빙 돌면서 메슥메슥하나 심하면 위 내용물뿐 아니라 담즙까지 게우며 어지럼증으로 하여 몸을 건사하기가 힘들 정도로 고통스럽다. 그러나 기차나 배에서 내리면 이와 같은 증상이 점차 없어진다.

치료하는 방법과 약초

【단국화(감국)】 꽃 10g을 물에 우려서 자동차나 기차를 타기 전부터 자주 마신다.

【천마】 15g을 물에 달여 기차나 배를 타고 가기 며칠 전부터 하루 2~3번에 나누어 먹는다.

【산해박뿌리】 12g을 물에 달여서 하루 3번에 나누어 먹는다. 또는 보드랍게 가루 내어 먹어도 된다.

【유황】 유황을 배꼽에 붙이고 가제로 덮어 반창고로 고정시켜 놓으면 차멀미나 배멀미를 하지 않는다.

【알로에(노회)】 알로에잎을 5cm 가량 잘라 조금씩 씹는다.

【레몬즙】 레몬의 끝에 3개 정도의 구멍을 뚫고 속을 빨고 있으면 차멀미나 배멀미를 하지 않는다.

【재채기】 차나 배를 타자마자 즉시 종이심지로 코구멍을 자극해서 재채기를 3~4번

하면 멀미를 하지 않는다.

【독말풀(만 타라잎)】 잎을 가루 내어 한번에 아주 적은 양 0.03g씩 하루 3번 먹는다.

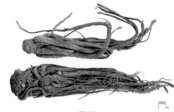

당귀

【잇꽃, 당귀】 각각 30g을 물에 달여서 하루 3번 한번에 2~4ml씩 먹는다.

【송진】 콩알만한 것 3개를 더운 물에 타서 먹고 기차를 타면 멀미가 나지 않는다.

【오징어】 차멀미, 배멀미에는 마른 오징어를 굽지 말고 그대로 잘게 찢어 씹어 먹는다.

【매실】 차멀미, 배멀미에는 매실을 입에 물고 있거나 직접 배꼽에 붙인다.

알코올 중독일 때

보통 10~15g을 마시면 벌써 급성 중독증상이 나타나며 30g 이상 마시면 생명이 위험하다. 중독증상은 마신 후 즉시 나타나거나 흔히는 몇 시간 후에 나타난다. 처음에는 게우고 머리가 아프며 어지럼증이 생겨 비칠거리면서 걷게 된다. 중독이 심해지면 졸음이 오고 눈이 잘 보이지 않으며 경련이 오면서 숨가쁨이 생긴다.

치료하는 방법과 약초

【중조】 맨중조가루를 5g 정도 먹이거나 먹기 힘들어 하면 그보다 좀 양이 많게 중조를 물에 타서 마시게 한다.

【술】 도수가 낮은 술을 약간 먹인다. 그러면 몸 안에 들어갔던 알콜들의 대사를 촉진시키므로 중독이 풀리고 건강을 빨리 회복시킬 수 있다.

무월경일 때

무월경은 난소, 자궁 또는 내분비계통에 병이 있거나 온몸에 병이 있을 때, 정신적으로 근심이 생기거나 생활환경이 변했을 때에 생길 수 있다. 이때에는 머리와 허리가 아프고 소화장애와 정신신경장애가 오며 점차 몸이 쇠약해진다. 이와 함께 불임증이 올 수 있다.

치료하는 방법과 약초

【꼭두서니(천초)】 15~20g을 물에 달여 하루 3번에 나누어 끼니 뒤에 먹는다. 월경이 잘 통하게 하는 작용이 있다.

【당귀】 보드랍게 가루 내어 꿀로 반죽하여 한 알의 질량이 0.2g 되게 알약을 만들어 한번에 10~20알씩 하루 2번 따뜻한 물로 끼니 사이에 먹는다.

【후박】 생강즙에 축여 닦아 잘게 썰어서 한번에 20g을 진하게 달여 찌꺼기를 짜서 버린다. 이것을 따끈하게 데워 하루 3번 끼니 전에 먹는다.

【당귀, 남가새】 각각 같은 양으로 가루 내어 한번에 6~8g씩 미음이나 끓인 물에 타서 끼니 전에 먹는다.

【삼릉】 보드랍게 가루 내어 한번에 2~3g씩 하루 3번 끼니 뒤에 먹는다.

【흰봉선화】 흰봉선화꽃과 줄기를 햇볕에 말려 가루낸 것을 한번에 3g씩 술에 타서 하루 3번 먹는다. 봉선화씨도 쓰인다.

【익모초】 풀 30~50g을 물에 달여서 하루 3~4번에 나누어 먹는다. 많은 양을 솥에다 넣고 물에 달여서 찌꺼기를 짜버리고 다시 졸여 된물엿처럼 만들어 한 번에 한 숟가락씩 하루 3번 끼니 사이에 먹어도 좋다.

【복숭아씨(도인), 대황】 복숭아씨와 대황을 1:2의 비로 섞어서 가루 내어 밀가루에 반죽한 다음 녹두알 크기로 알약을 만들어 한번에 5알씩 하루 3번 끼니 30분 뒤에 먹는다.

【쇠무릎(우슬), 잇꽃(홍화)】 쇠무릎풀 10g, 잇꽃 3~4g을 물에 달여 하루 2~3번에 나누어 끼니 뒤에 먹는다.

【익모초, 쇠무릎(우슬), 잇꽃(홍화)】 익모초 25g, 쇠무릎, 잇꽃 각각 20g을 함께 물에 달여 하루 2번에 갈라 먹는다.

【돼지간, 측백씨(백거인)】 돼지간 300g에 측백씨 15g을 넣고 시루에 쪄 익혀 먹는다.

무좀에 걸려 가려울 때

발과 손에 많이 생긴다. 만성으로 경과하며 도지기 쉬운 전염성피부병이다. 생긴 부위와 증상에 따라 여러 가지로 나누는데 민간의료의 대상으로 되는 것은 주로 땀나기 이상성 무좀과 손발가락 사이 무좀이다.

치료하는 방법과 약초

【이끼고사리】 풀을 물에 달이면서 그 김을 쏘이고 그 물로 자주 씻는다. 진물이 나오는 무좀에 쓴다.

【벌풀(봉교), 바셀린】 벌풀 20g을 바셀린 80g에 개어서 바른다.

【지렁이(구인)】 지렁이를 잘 썰어 소금을 쳐두면 희멀건 물이 나오는데 이것을 솜에 적셔서 무좀이 난 곳에 바른다. 하루 3~4번 바르되 잠자기 전에 좀 많이 바르는 것이 좋다.

【달걀】 기름을 내어 무좀에 바른다.

【뽕나무】 뽕나무의 잎과 뿌리를 태워서 잿물을 낸 데다 무좀 부위를 10~15분씩 담그고 있으면서 씻는다. 파랗게 물이 오른 뽕나무 잎 달인 물에 담그고 씻어도 된다.

【명태껍질, 식초】 마른 명태껍질을 구워 보드랍게 가루낸 것을 식초에 개어서 하루 2~3번 바른다. 식초 한 가지만 매일 발라도 좋다.

【소리쟁이(양제근)】 뿌리를 보드랍게 가루낸 것 20g을 70% 알콜 100ml에 담가 만든 우린 액을 하루 2~3번씩 바른다. 또한 신선한 소리쟁이뿌리를 짓찧어 짜낸 즙을 국소에 발라도 좋다.

【유황】 10g을 불에 태우면서 그 연기를 무좀 부위에 쏘인다. 한번에 40분씩 15일 동안 쏘인다.

【쇠비름(마치현)】 말린 것을 불에 태워서 낸 재에 물을 붓고 일정한 시간 놓아두었다가 위에 뜬 맑은 물을 따라 버리고 남은 물 속에 무좀 부위를 10~15분씩 담그고 있거나 씻는다. 또한 즙을 내어 그것을 다시 졸여서 바르기도 한다.

【뱀장어(장어)】 구울 때 떨어지는 기름을 받아 두었다가 바른다.

【붕사, 황경피나무껍질(황백피)】 붕사와 황경피나무껍질가루를 2:1의 비로 섞은 것을 무좀이 생긴 부위에 화끈 달아오르도록 문질러 바른다.

【싸리나무】 싸리나무를 20~30cm 길이 만큼씩 잘라서 불에 태우면 다른 쪽 끝에서

기름이 스며 나오는데 이것을 받아 바른다. 자주 바르면 좋다.

【산죽】 200g에 물 600ml를 넣고 때때로 물을 넣으면서 24시간 동안 달여서 찌꺼기를 건져 버리고 진하게 졸인 것을 하루 2~3번씩 바른다.

【석웅황, 바셀린】 석웅황을 바셀린에 개어 바른다.

【토삼칠, 글리세린, 설탕가루】 토삼칠가루 40g, 글리세린 40ml, 설탕가루 20g을 고루 섞이게 개어서 바른다. 토삼칠을 진하게 달인 물로 자주 씻어도 좋다.

【마늘즙, 식초】 마늘즙과 식초를 같은 양으로 섞어서 바른다.

물고기 먹고 체한 데

식체는 실증과 허증으로 나누는데 실증일 때는 가슴이 답답하고 배가 트지근하며 시간이 오래되면 썩은 냄새가 나는 트림을 하고 점차 배가 몹시 아프면서 메스꺼워 게우며 입맛을 잃고 심하면 음식냄새조차 꺼리며 머리가 아프고 설사를 하는 수도 있다.

치료하는 방법과 약초

【물고기뼈】 먹고 체한 물고기의 뼈를 태워 가루 내어 한 숟가락씩 더운물로 먹거나 식초 2숟가락에 개어서 먹는다.

【나물생채】 신선한 미나리, 쑥갓, 들깨잎 등으로 나물을 만들어 먹는다.

【미나리(수근)】 100~150g을 물에 달여서 그 물을 마신다.

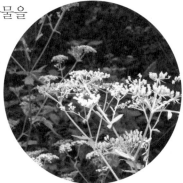

미나리

물 먹고 체한 데

식체는 실증과 허증으로 나누는데 실증일 때는 가슴이 답답하고 배가 트지근하며 시간이 오래되면 썩은 냄새가 나는 트림을 하고 점차 배가 몹시 아프면서 메스꺼워 게우며 입맛을 잃고 심하면 음식냄새조차 꺼리며 머리가 아프고 설사를 하는 수도 있다.

치료하는 방법과 약초

【미꾸라지】 생것 3~5마리를 그대로 소금에 찍어 먹거나 끓여서 먹는다.
【물이끼】 우물 속의 이끼를 달여 물을 마신다.

발열로 열이 날 때

열이 나는 것은 몸 안에 들어간 병균과 세포가 싸움을 하기 때문 이다. 열이 38℃ 이상 올라가는 것을 높은 열이라고 하고 정상체온보다 3~7부 정도 올라갔을 때를 미열이라고 한다.

치료하는 방법과 약초

【칡뿌리(갈근)】 9~15g을 물 200ml에 달여 하루 3번에 나누어 먹는다.
【나비나물】 어린 싹과 잎 12g을 달걀 3알과 함께 물에 삶아서 달걀과 찌꺼기를 짜버린 물을 3번에 나누어 하루에 먹는다.
【들국화】 꽃 6g을 뜨거운 물 200ml에서 1시간 우린 다음 30분 동안 또 달여 한 번에 먹는다.
【수박껍질】 신선한 껍질을 짓찧어 즙을 내어 한번에 30~90g씩 하루 3번 먹는다.
【개나리열매】 6~12g을 물 300ml에 달여 하루 3번에 나누어 먹는다. 감기 또는 급성 전염병으로 열이 심할 때 쓴다.
【개구리밥풀(부평초)】 4~8g에 물 200ml 넣고 진하게 달여 하루 3번 끼니 30분 전에 한 숟가락씩 먹는다.
【버드나무껍질】 10g을 물 200ml에 달여 하루 3번에 나누어 먹는다.
【녹두, 쌀】 녹두 50g과 쌀 30g으로 죽을 쑤어 끼니 사이에 먹는다. 녹두 30g 달인

물에 수박 60g에서 짠 즙과 같이 섞어서 하루 3번에 나누어 먹으면 더 좋다.

【시호】 말린 시호뿌리를 가루 내어 한번에 2~4g씩 하루 2~3번 끼니 전에 먹는다.

【박하】 신선한 박하잎 25~30g을 물 200ml에 달여 하루에 2~3번에 갈라 끼니 뒤에 먹는다.

발한으로 식은땀이 날 때

땀은 몸 안에서 생긴 열을 조절하기 위하여 흘러나오는 액체를 말하는데 발한이라고 하면 땀이 날 아무런 조건도 없이 많은 땀을 흘리는 증상을 말한다. 땀이 많이 난다는 것은 식은땀을 말할 수 있다. 그러나 식은땀이 난다고 다 병으로 생각하면 잘못이다.

치료하는 방법과 약초

【단너삼(황기)】 12g을 물에 달여 하루 3번에 나누어 끼니 뒤에 먹는다.

【둥굴레(위윤)】 20~30g을 물에 달여 하루 3번에 나누어 끼니 전에 먹는다.

【흰삽주(백출), 방풍, 단너삼(황기)】 흰삽주 20g, 방풍, 단너삼 각각 10g을 물에 달여서 하루 3번에 나누어 먹는다.

【굴조가비(모려)】 불에 구운 것을 보드랍게 가루 내어 한번에 3~4g씩 하루 2~3번 더운 물에 타서 먹는다.

【밀쭉정이, 굴조가비(모려)】 밀쭉정이 20g, 굴조가비를 불에 구워 가루낸 것 12g을 물에 달여 하루 2~3번에 나누어 먹는다.

【참깨(호마)】 참깨기름 한 숟가락을 거품이 없어지도록 살여서 식힌 다음 달걀 3개를 까 넣고 잘 섞는다. 하루 3번에 나누어 끼니 전에 먹는다.

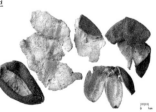

【흰삽주(백출), 귤껍질(진피)】 2:1의 비로 섞어 보드랍게 가루내서 한번에 6g씩 하루 3번 끼니 사이에 먹는다.

진피(귤껍질)

방광암일 때

 초기에는 아픔이 없이 가끔 피오줌이 나오는데 차츰 병이 더 진전되어 핏덩어리에 의하여 오줌길이 막히게 되면 오줌 누기 힘들어진다. 심한 경우에는 오줌을 전혀 누지 못하는 경우도 있다. 오줌에서 암세포를 증명하는 때가 많다. 방광을 문지르고 오줌검사를 하면 암세포가 더 많이 나타난다.

치료하는 방법과 약초
【짚신나물(용아초)】 10~15g을 물에 달여 하루 3번에 나누어 끼니 전에 먹는다.
【우엉뿌리】 가루 내어 3~4g씩 하루 3번 끼니 전에 먹는다. 우엉꽃 또는 잎 10~15g을 물에 달여 하루 2~3번에 나누어 먹기도 한다.
【분홍바늘꽃】 15g을 물에 달여 하루 3번에 나누어 먹는다. 항암작용을 한다.
【마타리】 뿌리 10g을 잘게 썰어 물 200ml에 달여서 하루 3번에 나누어 끼니 전에 먹는다.

방광염일 때

 증상으로는 오줌을 자주 누는 것이 특징이다. 또한 방광 부위가 묵직하거나 몹시 아프다. 오줌에 쌀 씻은 물, 고름 같은 것이 섞이거나 피가 섞인 것을 누는 수도 있다.

치료하는 방법과 약초
【싸리나무, 길짱구(차전초)】 싸리나무 30~60g, 길짱구 15~20g을 물에 달여 설탕가루를 조금 넣어 하루 2번에 나누어 끼니 전에 먹는다.
【개구리밥풀(부평초)】 햇볕에 말려 보드랍게 가루 내어 한번에 4~5g씩 하루 3번 끼니 뒤에 먹는다.
【패랭이꽃(구맥)】 꽃이 달린 풀 10~15g을 물에 달여 하루 3번에 나누어 끼니 뒤에 먹는다.

【골풀속살(등심초), 댑싸리씨】골풀속살 4g, 댑싸리씨 10g을 물에 달여 하루 2번에 갈라 끼니 뒤에 먹는다.

【강냉이수염】한줌에 물을 잠길 정도로 붓고 약한 물에 달여서 하루 2~3번에 갈라 끼니 뒤에 먹는다.

【수숫대】이삭이 달리는 끝마디를 잘라서 한번에 3~4개씩 하루 3번 물에 달여 먹는다. 3~5일 쓴다.

【다시마】쌀 씻은 물에 하룻밤 담갔다가 썰어서 파, 소금, 식초, 생강, 고추장 등을 넣고 국을 끓여 하루 2번 먹는다.

【민들레】10~15g을 물에 달여 하루 2~3번에 갈라 먹는다.

【월귤나뭇잎】8~10g을 물 100ml에 달여 하루 2~3번에 나누어 끼니 사이에 먹는다.

【범싱아】6g을 물 500ml에 넣고 1/3정도 되게 달여 하루 3번에 나누어 끼니 뒤에 먹는다.

【댕댕이덩굴】15g을 물 100ml에 달여서 하루 3번에 나누어 끼니 뒤에 먹는다.

【댑싸리씨】6~10g을 물 200ml에 달여서 하루 3번에 나누어 끼니 뒤에 먹는다.

【꿀풀(하고초)】10~20g을 물에 달여서 하루 3번에 나누어 끼니 전에 먹는다.

하고초(꿀풀)

【댕댕이덩굴, 댑싸리씨】댕댕이덩굴 20g, 댑싸리씨 5g을 물 300ml에 달여 절반 양으로 졸여서 하루 3번에 나누어 끼니 전에 먹는다. 오줌이 잘나가지 않는 때에 쓴다.

【느릅나무껍질】보드랍게 가루 내어 한번에 3~5g씩 하루 3번 먹는다.

【느릅나무껍질, 강냉이수염】느릅나무껍질과 강냉이수염을 각각 30g에 물 300ml를 붓고 달여서 하루 3번에 나누어 먹어도 좋다.

【파】150~200g을 넣고 죽을 쑤어 늘 먹는다. 파를 짓찧어 따뜻하게 여 방광 부위를 찜질하기도 한다.

【범싱아뿌리(호장근)】잘게 썬 것 40g을 물에 달여 하루 3번 끼니 뒤에 먹는다.

방사선병일 때

치료하는 방법과 약초

【인삼】 가루 내어 한번에 3g씩 아침 빈속에 하루 한번 먹는다.

【팔파리(음양곽, 삼지구엽초를 말함), 조뱅이, 감초】 삼지구엽초, 조뱅이 각각 30g, 감초 3g을 물에 달여 하루 3번에 갈라 끼니 뒤에 먹는다.

【삼지구엽초, 조뱅이】 예방하기 위해서는 삼지구엽초, 조뱅이 각각 같은 양을 가루 내어 한번에 4~5g씩 하루 3번 아침 빈속에 먹는다.

백반(흰 반점)

반점은 피부의 색소세포가 없어지거나 적어져서 어느 한 부위에 생길 수도 있고, 온몸 어디에나 생길 수 있으며 그 모양과 크기, 수는 여러 가지이다. 처음에는 대체로 둥근 모양, 긴 둥근 모양을 띠다가 점차 커지면서 지도 모양으로 변한다.

치료하는 방법과 약초

【개암풀열매(보골지)】 12g을 물 한 사발을 넣고 진하게 달여 백반 부위에 자주 바르고 햇볕이나 자외선을 적당히 쪼인다.

【호두나무열매】 껍질을 벗기고 열매를 잘 갈아서 즙을 내어 백반 생긴 부위에 자주 바른다.

【새삼】 풀 25g을 60%알콜 100ml에 한 주일 담갔다가 걸러서 약솜에 묻혀 하루 2~3번 국소에 바른다.

【새삼씨(토사자), 참깨기름】 새삼씨를 불에 태워 보드랍게 가루낸 다음 참깨기름에 개어 고약처럼 만들어 백반 부위에 하루 2~3번 바르고 문지른다.

【도꼬마리잎】 보드랍게 가루 내어 한번에 8g씩 하루 2번 먹는다. 또한 졸인 꿀로 반죽하여 한 알의 질량이 0.3g 되게 알약을 만들어 한번에 30~50알씩 하루 3번 술에

타서 끼니 뒤에 먹는다.

【가래나무열매】 가을에 가래나무열매를 따서 껍질을 버리고 씨기름을 짠다. 이 기름을 백반에 바르고 5~10분 정도 햇볕을 쪼이는데 하루에 한번씩 10~15일 동안 한다.

【석유, 수탉의 볏】 석유를 약간 덥혀서 수탉의 볏에서 얻은 피와 1:1의 비로 섞어서 백반 생긴 곳에 매일 한 번씩 바른다.

【석유, 유황】 철그릇에 석유를 적당히 붓고 여기에 유황을 잠길 정도로 넣어 끓이면 석유는 유황 속에 흡수된다. 석유가 흡수된 유황을 꺼내서 보드랍게 가루 내어 국소를 문지른다.

【백부자(법제한 것),유황】 2:1의 비로 보드랍게 가루 내어 꿀에 반죽하여 2~3달 동안 백반이 생긴 데 붙인다.

백일해일 때

처음에는 몇 마디의 기침으로부터 시작하여 차츰 심해지는데 밤에 특히 더 심하다. 기침 끝에 혼히 게우곤 하다. 기침발작이 심해지면서 특징적인 경련성 기침을 하며 짧고 연속적인 기침을 한 다음 이어서 숨을 깊이 들이쉬곤 한다.

치료하는 방법과 약초

【대암풀뿌리】 보드랍게 가루 내어 1살 전 어린이는 0.2~0.5g, 1살~3살은 0.5~1.5g씩 하루 3번에 나누어 먹인다.

【우담】 시루에 쪄서 햇볕에 말려 보드랍게 가루낸 우담 240g, 녹말 240g, 설탕가루 520g을 함께 골고루 섞어 2살 아래는 0.5~1g, 2~5살은 1~1.5g, 5살 이상은 1.5~2g을 하루 2~3번에 나누어 먹인다.

노회(알로에)

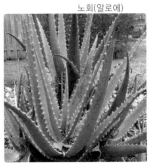

【알로에(노회)】 10g을 물에 달여 찌꺼기를 짜버리고 설탕가루를 달달하게 타서 하루 3번 나누어 먹인다. 생즙을 짜서 작은

찻숟가락으로 하나씩 먹어도 좋다.

【패모, 지모】 각각 같은 양을 보드랍게 가루 내어 알약을 만들어
한번에 3~4g씩 하루 3번 먹는다.

【마늘(대산)】 20~30g을 짓찧어서 병에 넣고 아구리를 코에 대
고 숨을 들이쉬게 한다. 1분 동안에 15~20번 숨쉬는 속도로
10~20분 동안 들이쉬게 한다.

【닭의 담즙, 설탕가루】 신선한 닭의 담즙을 1살 아래 1/4개, 2~3살은 1/2개, 4~5살은
1개, 6~7살은 2개, 8~12살은 3~4개씩 하루 2번 설탕가루를 적당히 타서 먹인다.

【복숭아꽃】 보드랍게 가루 내어 한번에 0.5~1g(1~2살)씩 하루 3번 먹인다.

【천일초(천일홍)】 꽃 2~6g(풀은 10~20g)을 물에 달여 하루 3번에 나누어 어린이들
에게 먹인다.

【마늘(대산), 감초, 박하】 마늘 1kg을 짓찧어 70% 알코올에 한 주일 동안 담갔다가 짜
서 말린 다음 보드랍게 가루낸 감초가루와 박하가루를 각각 250g씩 넣고 고루 섞어
졸인꿀로 반죽해서 한 알이 0.5g 되게 알약을 만들어 한번에 3~5알씩 하루 3번 먹
인다.

【알로에(노회), 설탕가루】 알로에잎 10g을 물에 달여 찌꺼기를 짜버린 다음 설탕가루
를 달달할 정도로 타서 하루 3~4번에 갈라 먹인다. 왕지네(오공), 감초
각각 같은 양을 가루 내어 한번에 1~2g씩 하루 3번 먹인다.

백혈병일 때

증상은 얼굴색이 하얗게 되고 비장과 임파절들이 붓는 것이다. 또 코피가 자주 나고
잇몸에서도 피가 난다. 점 모양 또는 지도 모양의 피얼룩들이 생길 수 있다. 때로 출
혈이 몹시 심하게 나타나는 수도 있으며, 간도 약간 분다.

치료하는 방법과 약초

【일일초】 8~10g을 달여 하루 2~3번에 나누어 먹는다.

【감자싹과 꽃】 감자싹을 잘라 잘 말려 가루낸 것을 0.5~1.0g씩 하루 한 번 먹는다.

【청대】 6g을 달여서 하루 3번에 나누어 먹는다.

【활나물】 9~15g을 달여 하루 3번에 나누어 먹는다.

【천마】 천마는 두뇌질환에 특효약이다. 백혈병에는 날로 먹거나 분말을 내어 한 숟가락씩 하루 3번 먹거나 발효 내어 또는 술을 담가 먹거나 달여서 먹기도 한다.

【노나무】 노나무 말린 것 1200g, 다슬기 9리터, 산머루 덩굴이나 뿌리 말린 것 1200g을 한데 넣고 오래 달여서 그 탕액을 하루 2번 아침저녁으로 밥 먹기 전에 먹는다. 독성이 약간 있으므로 용량에 주의한다.

【지치】 유황을 먹여 키운 오리 한 마리에 지치 3근을 넣고 소주를 한 말쯤 부어 뭉근한 불로 열 시간쯤 달인다. 오래 달여서 건더기는 건져 버리고 달인 술을 한번에 소주잔으로 한잔씩 하루 세 번 먹는다.

【천문동】 천문동 100g을 시루에 푹쪄서 하루 세 번에 나누어 먹는다. 가루 내어 먹거나 꿀로 알약을 만들어 먹을 수도 있다.

【산청목】 산청목 잔가지나 줄기를 잘 게 썰어 하루 40g씩 달여서 마시면 된다.

【찔레뿌리, 장미뿌리】 찔레나 장미뿌리 40~60g을 진하게 달여서 물 대신 마신다.

【만삼 만삼뿌리 말린 것을 하루 10~20g을 달여서 가루 내어 알약으로 또는 약엿 형태로 먹는다.

【소루장이뿌리】 소루장이 잎과 뿌리를 그늘에서 말려 달여 먹거나 국을 끓여서 먹으면 된다.

【광나무】 줄기: 잘게 썰어서 10시간 이상 달여 그 물을 한 번에 컵으로 한잔씩 하루 세 번 마신다.

잎: 아무 때나 채취하여 물로 씻은 다음 바람이 잘 통하는 그늘에서 말린다. 햇볕에 말리면 약효가 없어지므로 주의한다. 대개 한 달쯤이면 완전히 마른다. 마른 잎을 분쇄기에 넣어 가루로 만들면 녹색의 고운 분말이 되는데 이것을 그릇에 담아두고 하루 3번, 한 번에 찻숟갈로 1~2숟갈씩 더운물에 타서 마신다. 광나무 잎 가루를 밥에다 섞어 먹을 수도 있다.

열매: 광나무 열매를 차로 만들어 마시는 방법도 있다. 열매는 겨울철에 따서 그늘에서 말렸다가 찜통에 한번 쪄서 말려서 쓴다. 말릴 때 곰팡이가 피거나 벌레가 먹

지 않도록 주의한다. 날 것을 그대로 말리면 벌레가 생기기
쉬우나 쪄서 말려 주면 벌레가 잘 생기지 않는다. 1~2개
월쯤 잘 마른 광나무 열매를 믹서에 넣고 거칠게 가루 내
어 하루 10~15g을 달여서 마신다. 너무 많이 마시면 약
성이 지나쳐 오히려 부작용이 나타날 수도 있다.

【꼭두서니】 꼭두서니 뿌리를 달인 물은 암세포를 90% 넘게
억제하는 것으로 밝혀져 있다. 꼭두서니 뿌리를 봄이나 가을에
캐어 말린 것을 5~10g씩 달여서 하루 2~3번 나누어 마신다. 약을 먹고 3~4시간이
지나면 소변이 붉게 나오는데 장미빛이 되도록 양을 많이 먹어야 효과가 좋다.

【자작나무버섯】 자작나무 버섯을 달여서 먹거나 가루 내어 알약을 지어 먹는다.

【청미래덩굴뿌리】 60g, 황기 30g, 만삼, 숙지황, 산두근 각 15g, 당귀, 용안육, 백작
약, 아교 각 12g, 백화사설초 30g 물 2되(3.6리터)를 붓고 물이 반으로 줄어들 때까
지 은은한 불로 달여서 하루 세 번에 나누어 마신다.

【유황오리, 지치, 찹쌀술】 유황오리 한 마리에 말린 야생지치 두 근에 찹쌀을 증류하여
만든 35도 이상 되는 소주 1말(18리터)을 붓고 뭉근한 불로 12시간 이상 달인다. 오
래 달여서 건더기는 건져 버리고 달인 술물을 한 번에 소주잔으로 하나씩 하루 세
번 빈속에 먹는다. 술을 전혀 못먹는 사람은 술 대신 물을 붓고 달여도 된다.

버섯중독일 때

독버섯을 잘못 알고 먹게 되는 종류는 대체로 10여 가지이다. 이와 같은 버섯들은 9~10월 사
이에 사람들이 많이 먹게 된다. 독버섯들은 여러 가지 독을 가지고 있으며 독버섯을 먹었을
때 나타나는 증상도 독버섯 종류에 따라 다르다.

치료하는 방법과 약초

【감초】 20g을 달여 2번에 나누어 먹는다. 검은콩 20g을 섞어 달여 먹는 것이 더 좋

다.

【생강】 짓찧어 즙을 낸 것을 한번에 5ml씩 하루 6번 정도 먹는다.

【가지(가자)】 가지를 생것으로 먹거나 물에 삶아서 먹을 수 있는 양만큼 먹는다. 또 가지를 삶아낸 물을 마신다.

【미역(해체)】 미역을 깨끗이 씻어서 생것으로 잘게 썰어서 먹거나 국을 끓여 국물과 같이 많이 먹는다.

버짐이 있을 때

머리, 얼굴 등에 생기는 옮는 피부병의 하나이다.

치료하는 방법과 약초

【국화】 국화잎에 소금을 약간 섞어 손으로 비비면 푸른즙이 나온다. 이 즙을 하루 3번 정도씩 바른다.

【마늘】 신선한 마늘을 짓찧어 즙을 내어 종이에 발라 하루 한 번씩 갈아붙인다.

【소리쟁이(양제근)】 신선한 뿌리를 짓찧어 즙을 내어 버짐 생긴 곳에 바르거나 짓찧어 식초로 반죽해서 바른다.

【하수오, 약쑥(애엽)】 각각 같은 양을 진하게 달여 씻는다. 몸에 생긴 버짐에 쓴다.

【박새뿌리(여로)】 가루 내어 날참기름에 개어 바른다. 버짐에 쓴다.

【달걀, 참기름, 식초】 달걀 한 알을 깨뜨려 그릇에 넣고 참깨기름과 식초를 넣은 다음 잘 개어서 버짐이 생긴 곳에 바른다.

【소리쟁이(양제근), 유황, 구운백반】 각각 같은 양을 보드랍게 가루낸 데다 식초와 물을 조금 넣고 고루 섞이게 개어서 바른다. 2~3일에 한번씩 갈아 바르는데 이때마다 식초를 묻힌 약솜으로 잘 닦아내고 새약을 바른다.

【오독도기(낭독)】 보드랍게 가루 내어 버짐이 생긴 곳에 자주 뿌려준다. 진물이 나오면서 가려울 때 바르면 좋다.

【백선뿌리껍질(백선피), 삽주(창출)】 각각 50g을 보드랍게 가루 내어 달걀기름으로 반죽

해서 하루에 한번씩 바르고 싸맨다. 5~7일 정도 치료하면
효과가 나타난다.

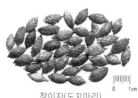

창이자(도꼬마리)

【말벌집(노봉방), 매미허물(선퇴)】 3:1의 비로 섞어 보드랍게
가루 내어 알약을 만들어 한번에 3g씩 하루 3번 먹는다.

【석웅황】 가루 내어 기름에 개어 바른다. 버짐에 쓴다.

【도꼬마리】 진하게 달여 먹는다. 버짐에 쓴다.

벌레에게 물린 데

치료하는 방법과 약초

【나팔꽃잎】 나팔꽃의 잎을 5~6개 비벼서 즙을 짜내어 벌레에게 물린 자리에 바르고
종이 한 장을 그 위에 덮고 붕대를 감아두면 이튿날에는 아픔이 없어진다.

【여뀌의 잎】 여뀌의 잎을 으깨어서 즙을 내어 벌레에 물린 자리에 바른다.

【부추즙】 부추를 짓찧어 바르면 그날 밤으로 낫는다.

【지네기름】 지네를 병에 넣고 참기름이나 들깨기름을 넣어두었다가 벌레에게 물렸
을 때 바른다. 화상에도 효과가 있다.

【머루】 머루의 잎을 불에 그슬려서 겉껍질을 벗기고 소금을 버무려서 벌레에게 물
린 자리에 붙인다.

【흑설탕】 흑설탕을 침으로 버무려서 벌레에게 물린 자리에 바른다.

【장뇌, 참기름】 장뇌를 가루 내어 참기름으로 반죽하여 벌레에게 물린 자리에 바르면
아픔이 사라진다.

【식물의 잎】 독벌레에 물렸을 때는 나팔꽃, 산초, 메꽃, 토란, 머루, 연꽃 등의 잎을
비벼서 그 즙을 바르면 낫는다.

【결명의 잎】 독벌레에게 물렸을 때는 결명의 잎을 비벼서 즙을 짜내어 물린 자리에
바르면 아픔이 사라지고 붓지도 않고 낫는다. 전신증상이 나타났을 경우에는 석결
명의 잎이나 열매를 달여서 먹으면 중독증상이 없어진다. 결명초의 잎을 씻어 물기

가 없어지면 병속에 넣고 알코올이나 소주를 잎이 잠길 정도로 부어 넣고 마개를 막아 햇빛이 들지 않는 곳에 2~3개월 둔다.

【비파의 씨】 비파의 씨를 으깨어서 재빨리 독벌레에게 물린 자리에 바른다.

【생강차】 생강차를 내복하고 생강을 썰어 외상에 붙인다.

【피마자 기름】 독충에게 물렸거나 벌에게 쏘였을 때 피마자기름을 솜에 묻혀 환부에 바른다.

【산초】 벌레에게 물렸을 때는 산초의 잎이나 열매를 소금으로 비벼서 물린 곳에 붙인다.

벌에게 물린 데

치료하는 방법과 약초

【알로에(노회)】 알로에 잎을 깨끗이 짓찧어 그 즙을 환부에 바른다.

【생소고기】 생소고기를 붙인다.

【암모니아수】 적당한 양의 암모니아수를 쏘인 부위에 바른다.

【쇠비름(마치현)】 신선한 쇠비름 한줌을 짓찧어 즙을 내여 즙 한 종지에 같은 양의 더운물에 타서 먹고 그 찌꺼기는 환부에 붙인다.

【꽃잎】 꽃잎을 짓찧어 쏘인 자리에 문지른다.

【담배진】 적당한 양에 담배진을 쏘인 부위에 바른다.

【백굴채】 꿀벌 또는 말벌에게 쏘였을 때에는 꿀을 발라준다.

복막염일 때

증상은 지속적으로 배가 아프고 헛배가 부르며 딸꾹질, 구토가 나타난다. 얼굴은 마르고 여위며 불안해하고 눈정기가 흐려진다. 의식은 일시 흥분했다가 흐려지며 혼수에 빠지는 경우도 있다.

치료하는 방법과 약초

【차조기씨】 만성복막염으로 밤낮없이 땀을 흘리며 고통을 받을 때는 그늘에서 말린 차조기씨 한 줌을 540ml의 물로 360ml 정도 되게 달여서 하루 동안에 몇 번이고 복용한다. 10일 가까이 계속하면 치료가 빨라진다.

차조기

【미꾸라지】 산 채로 주머니에 넣어서 직접 배에 대고 1~2시간 있으면 아픔이 경해지거나 멎는다.

【천남성, 아주까리씨(피마자)】 각각 같은 양을 짓찧어서 2~3시간 발바닥에 붙인다.

【수선화】 뿌리를 강판에 갈아 즙을 내어 비닐박막이나 기름종이에 발라서 하루 한번 2~3시간씩 발바닥에 붙인다.

【해바라기씨】 해바라기씨를 검게 구워서 가루 내어 밥풀로 반죽하여 발바닥의 땅에 닿지 않는 부분에 붙여둔다.

【냉이 뿌리와 잎】 마른 냉이 뿌리와 잎 그리고 같은 양의 불에 볶은 냉이 씨를 함께 가루 내어 꿀에 개어 은행알 크기만큼 알약을 만들어 한번에 2알씩 매일 아침저녁에 결명자 달인 물로 먹는다.

【우렁이(전라), 메밀가루】 우렁이의 속살을 짓찧어서 메밀가루에 반죽하여 2~3시간씩 하루 한 번 배꼽에 붙인다.

【지렁쿠나무】 지렁쿠나무의 속껍질 한 줌을 540ml의 물로 반이 되게 달여 차 대신에 계속해서 자주 마신다.

【조롱박의 숯가루】 조롱박을 씨와 함께 통째로 숯처럼 태워 (그릇에 넣고 뚜껑을 닫은 채 태운다) 가루를 내어 끼니 10분 전에 차숟가락으로 하나씩 먹는다.

【개구리】 개구리의 배를 째고 그 속에 사인이라는 약을 채워 넣고 진흙으로 싸서 숯불에 구워 가루낸 후 귤껍질 달인 물에 타서 먹는다.

【결명자, 이질풀】 결명자와 이질풀 각각 18.8g을 720ml의 물로 달여서 절반이 되면 차 대신에 하루에 다 마신다.

【조롱박】 오래된 조롱박을 부수어 술에 3일간 담갔다 꺼내 말려 태운 후 가루 내어

따뜻한 술로 한번에 12g씩 매일 3번 끼니 사이에 먹는다.

【메뚜기】 마른 메뚜기 50마리(하루 분량)를 달여서 3번에 나누어 끼니 30분 전에 마신다.

복수(배에 액체가 괴는 병증)일 때

복수는 결핵성 복막염과 같이 배에 염증이 생겨서 물이 차는 것과 간경변증 때와 같이 피가 통하지 못하여 물이 차는 것이 있다.

치료하는 방법과 약초

【가물치】 500g 정도 짜리를 끓여서 국물과 함께 먹는다. 또한 가물치 한 마리에 미나리 한 줌을 넣고 끓여서 하루 3번에 나누어 먹는다.

【강냉이수염】 15g을 물 300ml에 달여 하루 3번에 나누어 먹는다.

【감수, 나팔꽃씨(견우자)】 법제한 것을 2:1의 비로 가루 내어 한번에 1~2g씩 하루 2~3번 끼니 뒤에 먹는다. 센 이뇨작용이 있으므로 간경변증으로 오는 부기, 복수에 쓴다. 그러나 허약한 사람과 임신부들은 쓰지 말아야 하며 쓸 때는 양에 주의하여야 한다.

【솔뿌리혹(솔풍령)】 가루낸 것을 한번에 4g씩 하루 3번 끼니 뒤에 먹는다.

【수세미오이】 땅에서 30cm 정도 올라간 부위의 줄기를 칼로 자르고 그 끝을 병에 넣어 하룻밤 두면 500ml의 물이 나온다.

【길짱구씨(차전자)】 10~15g을 물에 달여 하루 3번에 나누어 먹는다.

【율무쌀(의이인)】 율무쌀가루와 쌀가루를 각각 50g씩 섞어 죽을 쑤어 한 번에 먹는다. 콩팥염으로 오는 부기 때 먹으면 오줌이 잘 나가고 부은 것이 금방 내린다. 복수가 심할 때에는 율무쌀과 이스라치씨를 각각 15g씩 섞어서 가루 내어 하루 3번에 나누어 먹는다.

【수박껍질, 총백(파흰밑)】 수박껍질 40g, 갓 캔 총백(파흰밑) 100g을 물에 달여 하루 2~3번에 나누어 먹는다. 또는 수박껍질 40g과 신선한 띠뿌리 60g을 물에 달여 하

루 3번에 나누어 먹는다.

【팥】 10~30g을 달여서 한번에 먹거나 팥 150g, 마디풀 10g을 물 600ml에 넣고 달인 것을 하루 3번 끼니 전에 먹기도 한다.

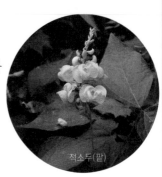

적소두(팥)

복어에 중독되었을 때

복어 알을 먹으면 30분~4시간 후에 심한 중독증상이 나타난다. 처음에는 입술, 혀 끝, 손가락 끝의 감각이 둔해지면서 메스꺼움, 구토가 나타난다. 시간이 지나감에 따라서 걸음이 잘 안되고 비칠거리며 팔다리를 자기 마음대로 움직일 수 없다.

195

치료하는 방법과 약초
【차조기잎(자소자)】 마른 것 6~12g에 물 200ml를 넣고 달여 절반이 되게 졸인다. 이것을 여러 번 나누어 마신다.
【미나리(수근)】 신선한 미나리 1kg을 짓찧어 즙을 내어 하루 3번에 나누어 먹는다. 또는 200g을 물에 달여 하루 3번에 나누어 먹어도 된다.
【갈뿌리(노근)】 신선한 갈뿌리 40g을 물에 달여 하루 2~3번에 나누어 먹는다. 며칠 동안 먹으면 중독증상이 좀 풀린다.
【털게】 통째로 물에 넣고 삶아서 그 물을 여러 번 먹는다.

배가 아플 때(복통)

복통에는 갑자기 쥐어 비트는 듯이 심하게 아픈 것도 있고 매번 배가 살살 아파오는 것도 있다. 복통의 정도는 많은 경우 병의 심한 정도와 맞아 떨어지는데 아픔이 오래 끌수록 후과가 나쁘다.

【목향】 가루 내어 한번에 3~4g씩 하루 3번 끼니 뒤에 먹는다. 목향은 온갖 복통에 널리 쓰인다.

【마늘】 짓찧어 설탕가루를 뿌리고 물을 부어 약한 불에 끓인다. 이것을 마개 있는 병에 넣어 두고 하루 3번 끼니 뒤에 먹는다. 배가 살살 아픈 데 효과가 있다.

【황경피나무껍질(황백피)】 10g을 물 200ml에 달여서 하루 3번에 나누어 먹는다.

【약쑥】 신선한 것을 짓찧어 즙을 내어 한번에 10~20g씩 하루 2~3번 끼니 사이에 먹는다. 마른 쑥은 한번에 100g을 물 300ml에 달여 한번에 30~40ml씩 하루 3번 끼니 사이에 먹는다.

【회향】 가루낸 것을 한번에 3~4g씩 따끈한 소금물에 풀어서 하루 2~3번 먹인다.

【까치콩】 잎과 줄기가 달린 신선한 것 30~40g을 물에 달여 하루 2~3번에 나누어 먹는다.

【함박꽃뿌리(작약)】 가루낸 것을 한번에 4g씩 하루 3번 먹는다. 또한 함박꽃뿌리 20g 에 물 300ml를 넣고 달여 하루 3번에 나누어 먹는다.

【손잎풀】 잘게 썬 손잎풀 20g을 물 1l에 넣고 약한 불에 천천히 달여서 절반으로 졸인 다음 찌꺼기를 짜버리고 하루 4~5번에 나누어 덥혀서 먹는다.

【백작약, 감초】 각각 15g을 물 500ml에 달여 하루 3번에 나누어 끼니 사이에 먹는다.

【황금, 백작약, 감초】 속썩은풀, 집함박꽃 뿌리 각각 8g, 감초 4g을 물에 달여 하루 3번에 나누어 먹는다.

현호색 보드랍게 가루 내어 한번에 2~3g씩 하루 3번 끼니 뒤에 먹는다.

【오수유】 8~10g을 물에 달여 끼니 뒤에 먹는다. 배가 차면서 아픈 데 쓴다.

【총백】 7~10개를 진하게 달여 먹는다. 소금을 조금 더 넣고 달인 물에 수건을 적셔 아픈 자리를 찜질하여도 좋다.

봉과직염(벌집염)일 때

봉과직염은 피부에 생긴 상처로 사슬알균, 포도알균이 들어가서 생긴다. 염증이 생기면 급성으로 퍼져 나간다. 병의 초기에는 춥고 떨리면서 높은 열이 나며 피부가 붓고 벌개지며 화끈 달면서 극심한 아픔을 느낀다. 경계는 뚜렷하지 않고 중심부가 더 진하게 검은 밤색을 띠면서 붉어진다.

치료하는 방법과 약초

【청미래덩굴】60~90g을 물에 달여 하루 3번에 나누어 끼니 뒤에 먹거나 달인 물로 아픈 부위에 자주 바른다.

【왕지네(오공)】보드랍게 가루 내어 소독한 다음 심지에 묻혀서 곪아 터진 헌데 구멍에 밀어 넣는다.

【인동덩굴(금은화), 개나리열매】각각 10~20g을 물에 달여 하루 2번에 나누어 끼니 사이에 먹고 그 찌꺼기로는 염증 부위에 찜질한다.

【할미꽃】신선한 뿌리 20~30g을 물에 달여 하루 3번에 나누어 먹고, 그 찌꺼기를 염증이 생긴 부위에 대고 찜질을 한다.

【생지황, 목향(토목향)】생지황을 잘 짓찧어 약천에 펴고 그 위에 목향을 보드랍게 가루 내어 뿌린 다음 다시 생지황 짓찧은 것을 펴서 봉과직염이 생긴 곳에 붙인다.

【송진(송지), 누에고치】같은 양을 약한 불에 볶아서 보드랍게 가루 내어 식물성 기름이나 꿀에 개어 상처에 바른다. 상처를 깨끗하게 하며 염증이 퍼져 나가는 것을 막는다.

【인동덩굴(금은화)】풀 또는 잎 한 줌을 잘 짓찧은 다음 물을 조금 넣고 잘 개어 아픈 자리에 붙인다. 또는 인동덩굴 40g, 감초 20g을 물과 술을 같은 양 넣고 달여 하루 2~3번 끼니 뒤에 먹는다. 인동덩굴 풀을 술에 담갔다가 하루 지나 꺼내어 말린 다음 여기에 감초를 조금 넣고 보드랍게 가루 내어 밀가루 풀로 반죽해서 한 알의 질량이 0.15g 되게 알약을 만들어 한번에 50알씩 하루 3번 술로 먹어도 좋다.

【가위톱뿌리(백렴)】뿌리를 캐어 껍질을 벗겨 버리고 보드랍게 가루낸 것 150g에 술을 넣고 풀처럼 개어서 국소에 하루 한 번씩 나을 때까지 바른다.

부고환결핵일 때

결핵균이 부고환에 감염되어 생긴 만성 염증성 질병이다. 결핵균은 폐결핵 또는 다른 장기 결핵 때 혈행성, 임파행성으로 혹은 정관을 통하여 침습된다. 고환 부위에 끌어당기는 듯한 감, 눌리는 듯한 감이 있다.

치료하는 방법과 약초

【생강】 2mm 두께로 얇게 썬 것 6~10 조각을 하루 한번 또는 하루건너 한 번씩 부어 있는 음낭부에 대고 싸맨다. 상처가 있을 때에는 하지 않는다.

【쇠비름(마치현)】 삶아서 찌꺼기를 짜버리고 다시 걸쭉해지게 졸여서 국소에 바른다.

【도꼬마리열매(창이자), 회향】 각각 15g을 물에 달여 하루 2~3번에 나누어 끼니 뒤에 먹는다.

【담뱃잎】 담뱃잎 또는 줄기를 잘게 썰어 물에 달여서 물엿처럼 졸인데다가 참깨기름을 약간 넣고 반죽하여 부고환 부위에 바른다.

【호프】 가루낸 것을 한번에 2~3g씩 하루 2~3번 빈속에 먹는다. 또한 물엑스 10g을 바셀린 100g에 개어 한 주일에 두 번씩 국소에 바른다.

198

부자중독일 때

부자(부자는 한약의 재료)를 법제하지 않고 그냥 썼을 때 일어나는 중독을 말한다. 부자는 귀중한 동약재의 하나이다. 그러나 법제하지 않으면 독성분인 아코니틴에 의하여 심한 중독을 일으킨다. 중독 초기에 나타나는 증상으로 혀와 입술이 뻣뻣해지면서 말이 잘 안되며 입 안과 위가 찌르는 듯이 아파온다.

치료하는 방법과 약초

【감초, 검정콩(흑두)】 각각 20g을 달여서 한 번에 먹는다. 감초는 해독작용이 있으며, 검정콩을 같이 썼을 때 그 작용이 더 세게 나타난다.

【식초】 그냥 마시거나 물에 타서 마신다. 식초와 술을 같은 양을 타서 마셔도 된다.

【명태, 두부】 마른 명태나 생명태를 물에 넣고 끓인 다음 그 국물을 마시거나 초두부나 두부를 많이 먹게 한다.

【녹두, 감초】 녹두 200g과 감초 20g을 함께 물에 달여서 하루 2~3번에 나누어 빈속에 먹는다.

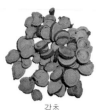
감초

부종(붓기)이 있을 때

영양장애로 몸이 붓는 것은 편식을 하거나 영양분을 제대로 흡수하지 못하는 병(악성 종양, 결핵, 빈혈, 위장병)을 앓고 있을 때 생긴다. 이때에는 온몸이 다 붓는데 만져 볼 때 말랑말랑한 것이 특징이다.

치료하는 방법과 약초

【길짱구씨(차전자), 강냉이수염】 길짱구씨 15g, 강냉이수염 50g을 물에 달여 하루 2~3번에 나누어 먹는다.

【으름덩굴줄기(목통)】 신선한 줄기 12g을 물 100ml에 달여서 하루 3번에 나누어 먹는다. 팥 100g에 으름덩굴줄기 8~12g을 넣고 물에 달여서 하루 2~3번에 나누어 끼니 사이에 먹기도 한다.

【띠뿌리(모근)】 신선한 것 30~40g에 물 적당히 넣고 달여서 하루 3번에 나누어 먹는다.

【띠뿌리, 흰삽주】 띠뿌리와 흰삽주 각각 12g을 물에 넣고 달여서 하루 3번 먹는다.

【택사, 흰삽주(백출)】 각각 12g을 물에 달여서 하루 3번에 나누어 먹는다. 또는 택사 한 가지를 8~12g을 물에 달여서 하루 3번 먹거나 가루 내어 한번에 4g씩 하루 2~3번 끼니 뒤에 먹어도 된다.

【율무쌀(의이인), 아스라치씨】 율무쌀 50g, 이스라치씨 8g을 물에 달여서 하루 3번에 나누어 먹는다. 또는 율무쌀가루와 입쌀가루 각각 50g을 죽을 쑤어 한 에 먹어도

좋다.

【가물치(예어)】 장을 꺼내 버리고 그 속에 마늘을 채워 넣은 다음 물을 적신 종이로 3~4겹을 싸서 불에 구워서 보드랍게 가루낸다. 한번에 2~3g씩 하루 3~4번 더운 물에 타서 먹는다.

【가물치(예어), 미나리】 가물치 한 마리의 뱃속에 미나리 한 줌을 넣고 끓여서 하루 5번에 나누어 먹는다.

【호박】 잘 익은 호박의 속을 파내고 그 속에 팥 한 줌을 넣고 삶아서 짓찧은 다음 하루 3번 식성에 맞게 끼니 전에 먹는다.

【말굴레풀】 풀 8~20g(신선한 풀은 40~60g)을 물에 달여 하루 3번에 나누어 먹는다.

【꽃다지씨(정력자)】 약간 볶아서 가루 내어 대춧살로 반죽해서 한 알의 질량이 0.5g 되게 알약을 만들어 한번에 5~10알씩 하루 2~3번 끼니 뒤에 먹는다.

200

불면증일 때

자고 싶은 데도 자기 생각대로 자지 못하는 것을 불면증라고 한다. 아무런 병도 없는데 잠들기 힘들며 잠을 자려 하면 더욱 정신이 또렷또렷해진다. 무엇을 생각하기 시작하면 여러 가지 생각이 샘솟듯이 떠올라 온밤 새우는 때도 있다. 이 밖에 동맥경화증, 고혈압 때도 불면증이 오며 정신병 초기에도 불면증증상이 나타난다.

치료하는 방법과 약초

【살맹이씨(산조인)】 15g을 물 200ml에 달여 하루 3번에 나누어 먹는다. 생것으로 쓰면 잠 재우는 효과가 더 크기 때문에 요즘은 볶지 않고 생것으로 쓰고 있다.

【측백씨(백구인)】 약한 불에 볶아서 가루낸 것을 한번에 3~4g씩 하루 3번 끼니 사이에 먹는다.

【오미자】 보드랍게 가루 내어 한번에 1~3g씩 하루 3번 따

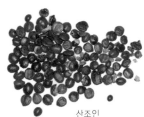

산조인

뜻한 물에 타서 먹는다.

【영지】 12g을 물 100ml에 달여 하루 2번에 나누어 먹는다.

【두릅나무뿌리껍질】 10g을 물 200ml에 달여 하루 3번에 나누어 먹는다.

【측백씨(백거인)】 측백씨를 가루 내어 한번에 4g씩 하루 3번 끼니 사이에 먹는다.

【산조인, 조릿대잎】 산조인 40g을 볶아 분말로 하여 1회에 4g씩 조릿대 잎을 끓인 물에 먹는다.

【껍질이 포함된 사과】 식후에 사과 한 개를 식초에 담가 농약 성분을 제거 후 껍질 채 먹는다.

【으름덩굴 열매】 으름덩굴 열매를 한번에 7g 정도씩 복용한다.

【껍질 벗긴 호도】 호도 3~5개를 식후에 먹는다.

【잣, 호도, 대추】 잣 깐 것 21알, 호도 육질 3개, 대추 5개에다 2홉의 물을 부어 달여 반이 되면 약간의 꿀을 넣어 단번에 마신다.

【칡뿌리】 칡뿌리 즙을 장기 복용한다.

【꽃고비】 6g을 물 200ml에 달여서 하루 3번에 나누어 먹는다. 진정작용이 브롬제와 거의 비슷하다.

【골풀속살(등심)】 4g을 물에 달여 하루 3번에 나누어 먹는다.

【살맹이씨(산조인), 측백씨(백거인)】 각각 10~12g을 물에 달여 하루 3번에 나누어 끼니 뒤에 먹는다.

【주사, 족두리풀뿌리(세신)】 주사 10g, 족두리풀뿌리 5g을 각각 보드랍게 가루 내어 고루 섞어 한번에 2~3g씩 하루 3번 먹는다.

【대추, 총백(파흰밑)】 대추 30알, 총백(파흰밑) 7개를 물에 달여 하루 한번 끼니 사이에 먹는다.

【천마, 궁궁이(천궁)】 각각 같은 양을 보드랍게 가루 내어 알약을 만들어 한번에 1~2g씩 하루 3번 먹는다. 또는 각각 8g을 물에 달여서 하루 3번에 나누어 먹어도 된다.

【메대추씨(산조인)】 20g을 물에 달여 하루 2번에 나누어 먹거나 또는 가루 내어 한번에 4~6g씩 하루 3번 물에 타서 끼니 사이에 먹는다. 가슴이 두근거리고 잠을 깊이 들지 못하는 데 쓴다.

【메대추씨(산조인), 생지황】 메대추씨(닦은 것) 40g과 생지황 60g을 물 3l에 넣고 달이

다가 1l 정도로 졸면 짜서 그 물에 쌀 40~50g을 넣어 죽을 쑤어서 아침, 저녁 두 번에 나누어 먹는다.

【고사리】 양념을 하여 반찬으로 먹는다. 꿈이 많으면서 잠을 깊이 들지 못하는 데 쓴다. 고사리는 너무 오래 쓰지 말아야 한다.

【메대추씨(산조인), 인삼, 주사】 메대추씨(꿀물에 축여 볶은 것) 60g, 인삼 40g, 주사 20g을 각각 보드랍게 가루낸 다음 잘 섞어 한번에 4~6g씩 하루 2번 끼니 사이에 먹는다.

【땅콩잎】 신선한 땅콩잎 한 묶음을 삶아 그 물을 차 마시듯 수시로 마신다.

【연씨, 용안육】 연씨 육질 30개, 용안육 120g에 물 6사발을 붓고 2사발이 되게 달여 3등분 하여 하루에 복용한다.

【멧대추, 백합】 백합 75g, 멧대추 볶은 것 75g을 함께 달여 9등분하여 3일간 복용한다.

【느릅나무 연한 가지】 느릅나무가 새잎이 나기전인 3~4월에 느릅나무의 연한 가지를 채취 껍질을 벗겨 가루를 내어 한번에 6g씩 물에 타 먹는다.

불임증일 때

부부생활을 2~3년 이상 하였지만 임신하지 못하는 것을 불임증이라고 한다.

치료하는 방법과 약초

【익모초】 물에 달여 찌꺼기를 짜버리고 다시 물엿 정도로 걸쭉해질 때까지 졸여서 병에 넣고 한번에 10~15g씩 하루 3번 끼니 뒤에 먹는다.

【약쑥(애엽)】 20~30g을 물에 달여 하루 2~3번에 갈라 끼니 뒤에 먹는다.

【팔파리(음양곽), 약쑥(애엽)】 각각 15g을 물에 달여 하루 2~3번에 갈라 끼니 뒤에 먹는다.

【추리나무뿌리】 잘게 썬 것 15~20g을 잘게 썰어 물에 달여서 하루 2~3번에 갈라 끼니 뒤에 먹는다.

【노가지열매】 시루에 쪄서 햇볕에 잘 말려 보드랍게 가루 내어 한번에 3~4g씩 하루 3번 끼니 뒤에 먹는다.

【녹태】 새끼를 밴 암사슴의 배를 가르고 태반과 새끼를 꺼내어 말린다. 이것을 보드랍게 가루낸 것을 졸인 꿀로 반죽해서 알약을 만들어 한번에 10~15g씩 하루 2~3번 먹는다.

【녹태, 구기자】 각각 같은 양의 가루를 섞어서 알약을 만들어 한번에 6~8g씩 하루 2~3번 먹는다.

【자라등딱지(별갑)】 보드랍게 가루 내어 한번에 10~15g씩 하루 3~4번 먹는다.

【삼지구엽초, 약쑥(애엽)】 각각 같은 양을 섞어서 오랫동안 물에 달여 찌꺼기를 짜버리고 다시 물엿처럼 되게 졸여 한번에 10g씩 하루 3번 끼니 전에 먹는다.

【당귀, 잇꽃(홍화)】 잘게 썬 당귀 50g과 잇꽃 10g을 25~40% 술 1ℓ에 30일 동안 담그었다가 잘 흔들어 걸러서 찌꺼기는 버리고 그 술을 한번에 5~6ml씩 하루 3번 끼니 뒤에 먹는다.

【냉초】 2kg을 잘게 썰어 물 5~6ℓ를 붓고 달여서 찌꺼기를 짜버리고 다시 물엿처럼 졸여서 한번에 10~15g씩 하루 3번 끼니 뒤에 먹는다.

【잠자리】 늦은 여름과 이른 가을철에 잠자리를 잡아 날개와 꽁지를 떼버리고 약한 불에 볶아 말려서 가루낸다. 이것을 한번에 2~3g씩 술에 타서 먹거나 더운 물로 먹는다. 또한 잠자리가루에 꿀을 적당한 양 넣어 콩알 크기로 알약을 만들어 한번에 5~6알씩 하루 3번 끼니 30분 전에 먹어도 된다. 20~30일 동안 계속 먹는다.

【익모초, 생당쑥】 각각 1kg을 잘게 썰어 물 7~8를 붓고 달이다가 찌꺼기를 짜버리고 물엿처럼 되게 졸여서 한번에 10~15g씩 하루 3번 끼니 뒤에 먹는다.

【바위손(권백)】 타지 않게 불에 볶아서 가루낸 것을 꿀에 반죽하여 1알의 질량이 0.2g 되게 알약을 만들어 한번에 10~15알씩 하루 3번 끼니 뒤에 먹는다.

【생지황】 20g을 물에 달여 하루 2번에 나누어 끼니 사이에 먹는다.

【오미자】 100g에 물 500ml를 붓고 100ml로 걸게 달여 찌꺼기를 짜버리고 그 물에 적신 약솜을 질강 안에 넣는다.

【밤나무겨우살이】보드랍게 가루 내어 한번에 5~6g씩 하루 3번 끼니 뒤에 먹는다.

【익모초, 약쑥(애엽), 당귀, 약방동사니】익모초 60g, 약쑥 80g, 당귀, 약방동사니 각각 40g을 보드랍게 가루 내어 졸인 꿀로 반죽해서 알약을 만들어 한번에 5~6g씩 하루 3번 끼니 뒤에 먹는다.

【익모초, 더위지기(인진)】각각 1kg을 잘게 썰어 물 7~8l를 넣고 달이다가 찌꺼기를 짜버리고 물엿 정도로 걸쭉해지게 다시 졸여서 한번에 10~15g씩 하루 3번 끼니 뒤에 먹는다.

【문어알】끓여서 먹는다. 문어알을 가루 내어 두고 한번에 8~10g씩 하루 3번 끼니 뒤에 먹어도 좋다.

비듬이 생겼을 때

비듬은 머리카락 구멍의 분비물이 굳어져서 떨어지는 것으로 보고 있다. 비듬이 생기면 가렵고 쌀겨 모양의 각질이 일어나면서 주위로 퍼지고 심하면 털구멍과 피부에 염증이 오면서 머리카락이 빠지기도 한다.

치료하는 방법과 약초

【박새뿌리(여로)】보드랍게 가루 내어 5g을 물 10l에 타서 머리를 감거나 머리에 조금씩 발라주면 비듬이 곧 없어진다. 독성이 있기 때문에 눈에 들어가지 않도록 주의해야 한다.

【갯장구채】씨 18~36g을 물에 달여서 하루 3번에 나누어 먹는다.

【뽕나무가지(상지)】말려 불에 태운 재로 잿물을 받아 머리를 감으면 비듬이 잘 없어진다.

【달걀】달걀 흰자위로 머리카락 밑을 하루 3번씩 문지르되 5~6일 동안 계속하면 비듬이 없어진다.

【잠사】 누에가 풀을 먹고 내보낸 찌꺼기를 태워서 가루
낸 다음 물에 타서 찌꺼기를 건져 버리고 그 물에 머
리를 감으면 낫는다.

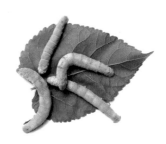

【국화잎】 끓는 물 1.8ℓ에 국화잎 20~30장을 넣으면
잎의 색이 파랗게 된다. 달여서 그 물로 머리카락을
헹구면 가려운 것이 멎으면서 점차 비듬이 없어진다.

비만증일 때

비만은 여러 가지 병의 원인으로 될 때가 있다. 심장에 기름이 쌓이게 되면 숨이 차서 활동하
기 힘들며 간에 기름이 많아지면 쉬 피곤해지고 움직이기 싫어진다. 비만해지면 동맥경화증,
고혈압, 당뇨병 등이 자주 따라 생긴다.

치료하는 방법과 약초

【황련(깽깽이풀)】 잘게 썬 것 20~30g을 물에 달여 하루 2~3번에 갈라 끼니 전에 먹
는다.

【조피열매, 오수유】 잘게 썬 것 각각 8~12g을 물에 달여 하루 2~3번에 갈라 끼니 뒤
에 먹는다.

【지실(탱자열매)】 지실을 밀기울과 함께 볶아서 가루낸 것을 한번에 7~8g씩 하루
2~3번 미음에 타서 아무 때나 먹는다.

【부추】 잎으로 양념을 잘하여 찬으로 많이 먹거나 40~50g을 물에 달여 하루 2번에
나누어 끼니 뒤에 덥게 하여 먹는다.

【가물치(예어)】 소금이나 간장을 넣지 않고 끓여서 끼니마다 먹거나 회를 쳐서 먹어
도 좋다. 이뇨작용이 있으므로 조직 사이에 있는 물을 몸 밖으로 내보내어 몸무게를
줄인다.

【호박】 잘게 썰어서 짓찧은 다음 즙을 내어 끼니 사이에 먹는다. 호박을 국이나 쪄서

먹어도 좋다.

【둥굴레, 흰솔뿌리혹(백복령), 마】 둥굴레 20g, 흰솔뿌리혹 5g, 마 2g을 물에 달여 하루 3번에 나누어 끼니 사이에 먹는다.

【잣(해송자)】 9~12g을 하루 3번에 나누어 끼니 전에 먹는다. 잣씨알죽을 쑤어 먹어도 좋다.

【생강, 끼무릇(반하)】 생강 4g, 끼무릇 12~18g을 물에 달여 하루 2~3번에 갈라 먹는다. 가슴과 명치 밑이 그득한 데 쓴다.

비염(코염)일 때

증상은 급성 때나 만성 때를 막론하고 코 안 점막이 벌겋게 붓고 코 멘 감이 있으며 콧소리가 나고 콧물이 나온다. 만성 때에는 위의 증상들이 경하면서 냄새를 잘 맡지 못하며 머리가 아프다.

치료하는 방법과 약초

【참깨기름】 끓여서 2~3 방울씩 코 안에 넣는다. 점차 양을 늘려 5~6 방울씩 하루 2번 넣는다.

【수세미오이】 줄기를 적당한 크기로 썬 것 10~15g을 물에 달여 한 번에 먹거나 약한 불에 볶아서 보드랍게 가루 내어 코 안에 불어 넣는다. 달여 먹는 것이 더 효과가 있다. 1~2번 먹으면 막혔던 코가 뚫리고, 5~6번만 먹으면 만성 단순성 코염은 낫는다.

【현삼】 신선한 것을 짓찧어 즙을 내어 코 안에 바르든가 또는 햇볕에 말려 가루낸 것을 코 안에 뿌려주기도 한다.

【무(내복근)】 맵지 않은 무를 갈아 즙을 낸 다음 성냥개비 끝에 약솜을 감아 이 즙을 적셔 하루에 2~3번 코 안에 넣는다. 그러면 막혔던 코가 금방 열린다.

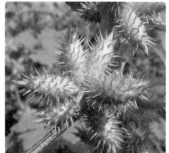

【도꼬마리열매(창이자)】 보드랍게 가루낸 것을 95% 알콜에

12일 동안 담가서 가라앉힌 가루를 말려 꿀로 반죽해서 한
알의 질량이 0.5g 되게 알약을 만들어 한번에 2알씩 하루
3번 2주일 동안 먹는다.

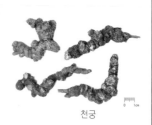
천궁

【석창포, 주염나무가시(조각자)】 각각 같은 양을 가루 내어
4g 정도 천에 싸서 콧구멍 안에 넣고 40분~1시간 정도 반
듯하게 누워 있다.

【모란뿌리껍질(목단피)】 한번에 5~6g을 물에 달여 하루에 한번씩 10일
동안 자기 전에 먹는다.

【바꽃(초오), 삽주(창출), 궁궁이(천궁)】 바꽃(법제한 것)20g, 삽주40g, 궁궁이80g을 보
드랍게 가루 내어 물로 반죽해서 0.3g 되게 알약을 만들어 한번에 5알씩 끼니 뒤에
찬물로 먹는다.

비타민A 부족증인 야맹증일 때

증상은 어둠 속에서 물건을 가려보는 능력이 낮아지는 것이다. 처음에는 밤에 눈이 잘 보이
지 않는 것이다(밤눈증). 결막의 상피세포가 변성되고 각막건조증, 각막연화증 등이 생긴다.

치료하는 방법과 약초
【홍당무】 하루 5~6개씩 생것을 그대로 잘 씻어 먹거나 지져서 먹는다.
【짐승의 간】 양, 토끼, 소, 돼지, 물고기의 간을 삶아서 양념을 해서 먹는다.
【결명씨(결명자), 댑사리씨(지부자)】 각각 20g을 물에 달여 하루 2~3번에 나누어 먹는다.
【뱀장어(장어)】 구워서 자주 먹으면 아주 좋다.
【삽주(창출)】 하루 20g씩 물에 달여 3~4번에 나누어 먹는다.
【내장】 집짐승의 내장으로 국을 끓여 먹거나 지지개를 만들어 늘 먹는 것이 좋다.
【칠성장어】 칠성장어를 말려 양념장을 발라서 구워 먹는다. 머리만 삶아 먹어도 좋
다.
【간유, 박하기름】 간유 20g에 박하기름 1~2방울을 섞어 하루 1~2번씩 먹는다.

비타민B1 부족으로 각기병일 [때]

비타민 B1이 모자라면 각기병에 걸리기 쉽다. 다리에 지각 이상이 오고 근육이 쪼들며 마비되는 것과 같은 말초신경장애증상이 나타난다.

치료하는 방법과 약초
【밤】한번에 10알씩 하루 3번 먹는다.
【보리길금(맥아)】보리길금가루 30g을 하루 3번에 나누어 끼니 뒤에 먹는다.
【마늘(대산), 총백(파흰밑)】마늘이나 파를 하루 10~30g씩 짓쳐서 자주 먹는다.
【팥 팥을 삶아 낸 100ml에 설탕 5g을 타서 먹는다.
【호박씨(남과자), 땅콩, 호두살(호도육)】각각 같은 양을 잘 짓쳐서 꿀에 반죽하여 알약을 만들어 한번에 10~15g씩 하루 3번 끼니 뒤에 먹는다.
【쌀겨 쌀기름 약한 불에 삶아 한 번에 한 숟가락 정도를 컵에 넣고 여기에 끓인 물을 부어 우러난 물을 마신다. 하루 3~4번씩 마시면 좋다. 쌀겨가 많이 붙어 있는 현미로 늘 밥을 해먹으면 더욱 좋다.
【밤색콩(검은콩(흑두)】콩을 물에 불리어 갈아서 콩국을 하여 먹거나 밥에 놓아먹는다.

비타민B2 부족증일 때

비타민 B2가 부족하면 병적 증상으로 피부증상과 신경증상이 나타난다. 얼굴에 진물이나 비듬이 생기는 피부염이 나타나거나 입술, 입 가장자리, 혀 등에 염증이 생긴다. 눈의 각막변연부에 피가 지고 타는 듯한 감이 나타나며 낮에 시력장애가 나타나는 것이 특징이다.

치료하는 방법과 약초
【띠뿌리(모근)】신선한 띠뿌리 50g을 물에 달여 하루 2~3번에 나누어 끼니 뒤에 먹는다.
【메추리고기】메추리고기를 장조림해 먹거나 국을 끓여 먹는다.
【길짱구(차전초)】신선한 풀 30g을 달여 하루 3번에 나누어 먹는다.

【꿀(봉밀)】 하루 80~100g씩 2~3번에 나누어 끼니 사이에 먹는다.

【구운백반, 붉나무벌레집(오배자)】 각각 같은 양을 보드랍게 가루 내어 입안엽이 생긴 곳에 바른다. 구운백반을 하루 3번 입 안에 뿌려주어도 좋다.

【닭위속껍질(계내금), 보리길금(맥아)】 각각 같은 양을 보드랍게 가루 내어 한번에 5~6g씩 하루 3번 끼니 뒤에 먹는다.

【밤색콩(검은콩(흑두)】 콩을 물에 불쿠어 갈아서 콩국을 하여 먹거나 밥에 놓아먹는다.

비타민C가 부족할 때

몸 안에 비타민 C가 부족하면 주로 괴혈병으로 나타난다. 잇몸에서 피가 나며 자그마한 상처가 생겨도 피가 나고 잘 멎지 않는다. 피가 피하에 나와 피부에 얼룩점(반점)이 생길 수도 있고 뼈마디에 나올 때에는 그곳이 붓고 아플 수도 있다.

치료하는 방법과 약초

【오미자】 잘 익은 오미자 30~40g을 60~70% 알코올 100ml에 2~3일 동안 담가 우려낸 것을 한번에 30~40방울씩 하루 2~3번 먹는다.

【오디】 잘 짓찧어 즙을 내어 자주 먹는다. 물에 달여 찌꺼기를 짜버리고 다시 졸여서 약엿을 만들어 한 번에 한 숟가락씩 하루 3번 먹어도 좋다.

【대추(대조)】 6~10g을 물 200ml에 달여 하루 3번에 나누어 먹는다. 비타민 C 함량이 331mg%로 과실 가운데서는 제일 많이 들어 있다.

【갈퀴덩굴】 풀 23~30g을 물에 달여 하루 3~4번에 나누어 먹는다.

【찔레나무열매(영실)】 열매를 부스러뜨려 열매살을 내어 한번에 2~5g씩 하루 3~5번 나누어 먹는다.

【솔잎】 신선한 솔잎 30~40g을 물에 달여 하루 2~3번에 나누어 먹는다. 솔잎 30~40g을 40% 술 100ml에 3~4일 동안 담그어 우려낸 술을 작은 술잔으로 한 잔씩 하루 2~3번 먹는다.

【해당화】 열매 20g을 물 200ml에 달여서 하루 2번에 나누어 먹는다. 비타민 C 함량이 300~700mg%이다.

비타민D 부족으로 구루병일 때

어린이 몸 안에 바타민D가 부족되면 구루병, 어른에게서는 뼈연화증 또는 뼈성김증으로 나타난다. 설사, 기관지염, 테타니아 등이 따라 나타날 수 있다. 심할 때에는 혈중 칼슘 양과 인의 양이 적어지고 알칼리 인산 효소 양이 많아진다.

치료하는 방법과 약초

【굴조가비(모려)】 보드랍게 가루 내어 불에 볶은 것을 한번에 4g씩 하루 4~5번 먹는다.

【떡갈나무열매(곡실)】 삶아서 말려 보드랍게 가루 내어 한번에 2~3g씩 하루 3번 끼니 사이에 먹는다.

【달걀껍질】 달걀껍질을 약한 불에 볶아서 보드랍게 가루 내어 한번에 2~3g씩 하루 3번 먹는다.

【오징어뼈(해표초)】 보드랍게 가루 내어 한번에 3~4g씩 하루 3번 먹는다.

비타민PP 부족할 때

몸 안에 비타민PP가 부족하면 펠라그라라는 병이 생긴다. 이 병에 걸리면 피부증상, 소화기증상, 신경정신증상 등 3대 증상이 나타난다. 피부증상으로서 손발, 얼굴, 목과 같이 드러난

부위에 좌우대칭적으로 얼룩점이 내돋는다. 나중에는 비듬이 두터워
지고 갈라진다.

오미자

치료하는 방법과 약초

【다시마(곤포)】300g을 물 9ℓ에 넣고 한 시간 동안 놓아두었다가
물 채로 간다. 이것을 10분 정도 끓이다가 설탕가루 400g을 넣고
또 계속 끓이면서 식물성 기름 40g과 무 5g을 넣고 약 2~3분 더 끓인 다음 식히면
묵이 되는데 이것을 30g 정도로 되게 잘라 한 번에 한 개씩 하루 3번 끼니 전에 먹
는다.

【오미자】20~30g을 물에 달여 차 마시듯 늘 먹는다.

【쇠비름(마치현), 팥】 신선한 쇠비름을 짓찧어 낸 즙 30~40ml에 팥 삶은 물
100~200ml를 타서 마신다.

【생지황】 잘 짓찧어 짜낸 즙을 한번에 20ml씩 하루 2~3번 먹는다.

【말린 새우】 새우를 부식물로 먹거나 가루 내어 하루 3번, 한번에 10g씩 끼니 전에
먹는다.

【간유】 한번에 30~40g씩 하루 3번 먹는다. 피부증상, 신경증상을 낫게 한다.

【땅콩】 땅콩을 삶아서 그 물을 마시거나 땅콩을 잘 짓찧어 약간의 설탕가루를 넣어
서 한번에 3숟가락씩 후 3번 끼니 전에 먹는다. 땅콩에는 비타민 PP가 69.93mg 들
어 있으므로 PP 부족증 때 먹으면 좋다.

【쌀눈, 검은콩(흑두)】3:1의 비로 섞어 볶아서 가루 내어 한번에 5g씩 하루 3번 먹되 4
개월 정도 먹는다.

빈혈이 있을 때

정상인의 적혈구 수는 피 1mm3 안에 450만(남자)~400만(여자)이고, 혈색소 양은 95%(남
자)~80%(여자)이다. 일반적으로 적혈구 수가 남자에게서는 400만 아래, 여자에게서 350만 아
래를 빈혈이라고 부른다. 원인에 따라 실혈성 빈혈(출혈 때), 용혈성 빈혈(적혈구 파괴가 심할

211

때), 철부족성 빈혈(조혈물질의 부족 때)과 조혈기능이 낮아지면서 오는 빈혈 등으로 나눈다.

치료하는 방법과 약초

【녹용】 녹용 안의 골수 20g을 술 100ml에 7~10일 동안 담가서 우려낸 것을 한번에 10ml씩 하루 3번 끼니 전에 먹는다.

【짚신나물(용아초), 대추】 짚신나물 30~40g, 대추 10개를 물에 달여 하루 2~3번에 나누어 끼니 뒤에 먹는다.

【대암풀뿌리, 삼칠】 각각 같은 양을 보드랍게 가루 내어 한번에 4g씩 하루 3번 끼니 뒤에 먹는다.

【은조롱(백하수오)】 가루 내어 한번에 3~4g씩 하루 3번 먹는다.

【소간】 분쇄기에 간 다음 60℃ 아래의 온도에서 말린 것 30~45g을 하루 3번에 나누어 먹는다.

【삼지구엽초, 조뱅이(소계)】 각각 1kg을 잘게 썰어 물을 적당히 붓고 달여서 거른다. 거른 액을 다시 1l 되게 졸인 다음 탕도 60% 되게 설탕가루를 넣고 거른다. 이것을 한번에 60ml씩 하루 3번 끼니 뒤에 먹는다.

삼지구엽초

【당귀, 궁궁이(천궁)】 당귀와 궁궁이를 2:1의 비로 섞어서 성글게 가루 내어 한번에 20g씩 물과 술(7:3)을 섞어 달여서 하루 2번 먹는다.

【꿀】 하루 80~100g을 2~3번에 나누어 빈속에 먹는다.

【소, 노루피(장혈)】 한번에 25ml씩 하루 2번 먹는다. 강장 또는 강심작용을 하는데 단백질로는 감마 글로불린, 알부민, 섬유소원, 프로트롬빈 등이 있어 적혈구, 혈색소, 혈소판과 망상적혈구를 늘린다.

【녹반, 콩】 녹반을 푼 물에 콩을 삶아서 한번에 50g씩 하루 2~3번 먹는다.

【갖풀(아교)】 15g에 물 300ml를 넣고 달여 하루 3번에 나누어 끼니 전에 먹는다.

뽀루지가 났을 때

뽀루지가 생기면 모낭을 중심으로 벌겋게 붓고 고름집이 생기며 점차 커져서 콩알 크기의 고름집으로 되면서 통증이 온다. 고름집 가운데는 근이 박힌다. 이때에는 오슬오슬 춥고 떨리면서 열이 난다.

치료하는 방법과 약초

【황경피나무껍질(황백피), 꿀(봉밀)】 황경피나무껍질을 보드랍게 가루 내어 꿀과 7:3의 비로 섞어서 고약을 만들어 종처에 붙인다.

【우엉씨(대력자)】 5~10알 정도 부스러뜨려 달여서 한 번에 먹는다. 우엉씨 달임약을 2~3번만 먹으면 뽀루지가 없어진다.

【청미래덩굴, 감초】 잘게 썬 청미래덩굴 500g과 감초 25g을 물에 달여 찌꺼기를 짜 버리고 거른 다음 100ml씩 되게 다시 달여 한번에 50ml씩 2번에 나누어 먹는다.

【민들레(포공영)】 꽃이 필 무렵(3~6월)에 뿌리채로 캐서 물에 씻어 꽃은 버리고 그늘에 말려 20g을 물에 달여 여러 번에 나누어 차처럼 마신다.

【세수비누, 꿀】 세수비누를 칼로 얇게 깎아 여기에 같은 양의 꿀을 넣고 반죽하여 고약을 만들어 종처에 붙인다.

【마늘(대산)】 얇게 베서 종처 위에 놓고 반창고로 고정시킨다. 또는 마늘을 짓찧은 다음 먹는 기름을 넣고 다시 잘 짓찧어 부은 곳에 두껍게 붙인다.

【하눌타리뿌리(과루근)】 신선한 것을 강판에 갈아서 즙을 내어 하루에 2~3번 종처에 갈아 붙인다.

【우렁이(전라)】 껍질을 벗겨 버리고 잘 탕쳐서 밀가루를 섞어 고약을 만들어 종처에 붙인다.

【자리공(상륙)】 잎을 비벼서 아픈 부위에 붙인다. 여러 가지 균을 죽이는 작용이 있어 염증을 잘 낫게 한다. 그러나 하루에 2~3g 이상을 먹으면 설사를 일으키기 때문에 주의하여야 한다.

【독말풀꽃】 햇볕에 말린 것을 가루 내어 조금씩 물에 개어 붙인다. 뽀루지, 특히 얼굴에 생긴 뽀루지를 잘 낫게 한다.

뾰루지몰림(항종, 등창)일 때

뾰루지가 한데 몰려 피하조직에까지 깊이 곪은 종처를 말한다. 갑자기 생겨 처음부터 피부가 벌겋게 부어오르면서 뜬뜬한 멍울이 지고 그 가운데서 벌집처럼 많은 잔 고름과 여러 개의 근이 생긴다.

치료하는 방법과 약초

【다시마(곤포), 해인초】 각각 같은 양을 거멓게 볶아서 가루 내어 밥과 같이 이기면서 여기에 식초와 소금을 약간 넣는다. 이것을 종이나 비닐박막에 펴서 종처에 붙인다. 마르면 새 것을 갈아붙인다.

【큰꿩의비름】 잎을 따서 불에 쬐어 부드럽게 한 다음 종처에 붙인다.

4)인동덩굴꽃, 개나리열매: 인동덩굴꽃 20g, 개나리열매 50g을 물에 진하게 달여 하루 2번에 나누어 끼니 뒤에 먹는다.

【미꾸라지】 산미꾸라지의 배를 갈라 가시를 발라 버리고 살이 있는 쪽을 종처에 붙이는데 하루 2~3번 바꾸어 붙인다.

【복숭아나무잎】 신선한 것 1kg을 물 2ℓ에 담갔다가 한 시간 달여 찌꺼기를 짜버리고 다시 걸쭉해지게 졸여서 하루 1~2번 바른다. 2~3일 안으로 고름이 빠지고 1주일이면 근까지 빠지면서 깨끗이 낫는다.

【가위톱뿌리(백렴), 박새뿌리(여로)】 2:1의 비로 섞어서 보드랍게 가루 내어 술에 개어 종처에 붙이고 비닐박막을 덮고 싸맨다.

뱀에 물렸을 때(사교창)

독뱀에 물렸을 때에는 이빨자리가 2~4개 나고 독이 없는 뱀에 물렸을 때는 이빨자리가 두 줄로 나란히 난다. 독뱀에 물리면 물린 즉시에 이빨자리가 벌겋게 붓고 아파오며 점차 시간이 감에 따라 물린 자리가 거멓게 되면서 몸의 중심으로 향하여 점차 부어 올라간다.

치료하는 방법과 약초

【한삼덩굴(율초)】 풀 50g을 짓찧어 술 50~60ml에 개어 물린 자리에 하루 한 번씩 갈아붙인다. 보통 2~4일 만에는 물린 자리가 아물며 5~8일에는 부은 것이 다 내린다.

【담뱃잎】 신선한 담뱃잎을 짓찧어 물린 자리에 붙인다. 신선한 것이 없을 때에는 마른 것을 가루 내어 붙이든가 담배를 그냥 붙여도 된다.

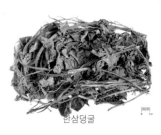
한삼덩굴

【애기풀】 신선한 것을 물에 잘 씻고 짓찧어 물린 자리에 하루 한 번씩 붙인다.

【수염가래】 풀 30~40g을 약한 불에 30분 동안 달여서 하루 3번에 나누어 먹는다. 또한 수염가래를 짓찧어 물린 자리에 매일 2번 갈아 붙인다.

【웅황】 적당한 양의 웅황을 가루내여 물린 자리에 뿌린다.

【수양버들의 가지 혹은 잎】 뱀에게 물린 자리의 주위를 침으로 찔러서 피를 뽑고 수양버들의 연한 가지나 잎을 걸게 달인 물에 담그면 뱀독이 곧바로 빠진다. 그런 다음 물린 자리를 짜서 독액을 빼내거나 깨끗한 작은 칼로 절개하거나 부황을 붙여 독액을 빼내야 한다. 동여맨 끈은 10~15분마다 한번씩 치료를 받을 때까지 늦추곤 해야 한다.

【가지(가자)잎】 적당한 양의 가지잎을 달인 물을 먹거나 잎을 짓찧어 붙인다.

【마치현】 마치현을 짓찧어 상처에 붙인다.

【뽕잎】 뽕잎을 삶아 먹거나 날 뽕잎을 씹는다.

【웅황, 백반, 백지】 웅황 5g, 백반 5g, 백지 15g을 가루 내어 한번에 5g씩 하루에 3번 더운 물이거나 술로 먹는다. 또는 이 약을 물로 반죽하여 매일 2번 상처 주위에 갈아 붙인다.

【봉선화, 마늘】 봉선화, 마늘 각각 같은 양을 짓찧어 상처에 붙인다.

【식초, 오령지, 웅황】 먼저 좋은 식초 1~2종지를 먹고 오령지 7.5g과 웅황 2.5g을 가루 내어 술로 먹는다.

【도꼬마리의 잎】 신선한 도꼬마리의 연한 잎 한줌을 짓찧어 즙을 짜서 술 한잔에 타 먹고 찌꺼기는 물린 자리에 붙인다.

【봉선화】 흰 봉선화 꽃과 마늘 같은 분량을 함께 짓찧어 사람의 침으로 개어 상처에

두껍게 붙인다.

【앵두 잎, 복숭아 잎】 앵두 잎, 복숭아 잎, 이끼 각각 적당한 양을 짓찧어 물린 자리에 붙인다.

【사람의 젖】 사람이 젖을 많이 먹거나 물린 자리에 바른다.

【반변련】 반변련 200~400g(마른 것은 절반)을 물로 달여서 3번 나누어 먹는다. 그리고 신선한 반변련을 짓찧어 환부에 매일 2번씩 갈라붙인다.

【소계】 적당한 양의 소계를 짓찧어 물린 자리에 붙인다.

【낙지】 낙지를 태워 그 연기를 뱀에 물린 자리에 쏘인다. 또한 낙지를 거멓게 태워서 가루낸 다음 가루를 물린 자리에 뿌린다.

【고추】 신선한 고추를 짓찧어 짜서 즙을 받아 물린 자리에 바른다. 뱀독을 빼는 작용이 있다.

【선씀바귀】 풀 8~12g을 물에 달여 하루 3번 나누어 먹는다.

【목화】 목화 풀을 깨끗이 씻어 짓쪄서 뱀에 물린 곳을 침으로 찌르고 붙인다. 뱀에 물린 자리가 몹시 붓고 아플 때 붙이면 물린 자리에서 멀건 쌀 씻은 물과 같은 것이 흘러나오면서 부은 것이 가라앉는다.

【왕지네(오공)】 보드랍게 가루 내어 기름에 개어서 뱀에 물린 자리에 하루 한번씩 붙인다.

【석웅황, 바셀린】 보드랍게 가루낸 석웅황 5g을 바셀린 25g에 섞어 잘 반죽하여 고약을 만들어 뱀에 물린 자리에 하루건너 한번씩 바른다.

【벗풀】 풀 16~30g을 물에 달여 하루 3번에 나누어 먹는다. 보드랍게 가루 내어 물린 자리에 바르기도 한다.

【생강, 파, 설탕】 생강 5쪽, 파 3개 또는 마늘 5g을 물에 달여 설탕가루를 타서 먹는다.

【석웅황(웅황)】 보드랍게 가루 내어 뱀에 물린 자리에 바른다.

【호박줄기】 줄기를 베어 거기서 나오는 물을 물린 자리에 바른다. 호박줄기를 쪼개어 그 자리에 붙이기도 한다.

【우황, 백반】 같은 양을 보드랍게 갈아붙인다.

【꽈리의 잎과 뿌리】 적당한 양의 꽈리의 잎과 뿌리를 짓찧어 물린 자리에 붙인다.

【토란의 잎】살모사에게 물렸을 때는 토란잎을 비벼서 2~3
장을 겹쳐 붙이면 아픔이 멎고 독이 전신에 퍼지지 않는
다.

【파】파의 푸른 부분을 씹어서 바른다.

【생양제근】적당한 양의 생양제근이거나 잎을 짓찧어 하
루에 2번 상처에 붙이고 동시에 즙을 짜서 한번에 한 숟가
락씩 하루에 3번 먹는다.

【백반, 감초】독사, 독충에게 물려 수족이 뻣뻣하고 말을 못하고 눈언저리가 시커멓
게 된 데 백반과 감초를 섞어 가루 내어 한번에 7g씩 냉수로 먹는다.

【담배진】담배물부리 속에 붙은 담배진을 긁어모아 물린 자리에 붙인다.

【소금】물에 풀어 따끈하게 데워서 물린 자리를 씻는다.

【저담】보드랍게 가루 내어 한번에 0.5g~1g씩 먹는다.

【조뱅이(소계)】30~40g을 물에 달여 하루 3번에 갈라 끼니 뒤에 먹고 그 찌꺼기를
상처에 붙여 찜질한다. 생조뱅이를 그대로 짓찧어서 붙여도 좋다.

사마귀가 생겼을 때

사마귀에는 보통사마귀, 청년성 편평사마귀, 늙은이사마귀가 있다. 보통사마귀는 좁쌀알 크
기로부터 입쌀알만 하게 도드라져 점차 커지면서 원형, 타원형의 백색결절로서 굳고 수는 일
정치 않다.

치료하는 방법과 약초

【마늘(대산)】한쪽을 짓찧어서 사마귀 위에 붙인다. 이때 사마귀 주변의 건강한 살갗
을 보호하기 위하여 반창고를 일정한 크기로 베서 중심에 사마귀 크기의 구멍을 내
어 사마귀가 노출되게 붙이고 그 위에 마늘을 붙이고 고정해야 한다. 마늘은 사마귀
의 조직을 부식시켜 떨어지게 한다.

【율무쌀(의이인)】15~20g을 300ml의 물에 넣고 오랫동안 달여 죽을 쑤어 하루 3번

에 나누어 먹는다.

【오이꼭지】 사마귀 꼭대기를 피가 나지 않을 정도로 긁어내고, 그 자리를 오이꼭지로 하루에 여러 번씩 문지른다.

【애기똥풀】 사마귀 꼭대기를 긁어내고 그 자리에 애기똥풀을 짓찧어 얻은 즙을 매일 두세 번씩 바르면 낫는다.

【댑싸리 씨(지부자)】 댑싸리 씨와 백반을 같은 양씩 섞어서 달인 물로 자주 씻으면 사마귀가 저절로 없어진다.

【생강즙, 식초】 생강즙에 좋은 식초를 타서 자주 바르면 3일내에 뿌리가 빠진다.

【송진(송지), 측백나무 진】 송진과 측백나무 진(측백나무에서 송진처럼 흘러내리는 진)을 받아서 고루 섞이도록 잘 저어서 바르면 하룻밤 사이에 없어진다.

【가지꽃받침】 가지꽃받침을 자르면 즙이 나오는데 이 즙을 사마귀에 자주 문지른다. 또한 가지즙을 내어 하루에 2~3번씩 사마귀에 바르면 없어진다.

【능쟁이】 6~7월에 뜯어 그늘에 말려 불에 태워서 100g의 재를 만들어 물 500ml에 넣고 달여 걸쭉하게 졸인다. 그리고 사마귀는 물에 불리어 칼로 피가 나오지 않을 정도로 도려내고 그 위에 하루에 한 번씩 약을 붙이고 비닐박막으로 싸맨다.

【살구씨(행인)】 살구 씨의 속살을 검게 닦아서 짓찧어 보드랍게 가루낸다. 여기에 물을 조금 넣고 개어 사마귀를 침으로 찌르고 매일 바른다.

【석회, 술】 석회 40g을 술 100ml에 담가서 6~7일 동안 두었다가 위에 뜬 맑은 물을 위와 같은 방법으로 사마귀를 도려내고 하루에 여러 번씩 바른다. 그러면 사마귀가 부식되면서 빠진다.

【싸리 기름】 사마귀 꼭대기를 약간 긁어내고 싸리 기름을 매일 바르면 사마귀가 없어진다.

【목화꽃】 사마귀 꼭대기를 피가 나지 않을 정도로 긁어내고 목화꽃으로 한번에 3~5분간씩 하루에 10회 정도 문지른다.

【대마전초】 대마전초를 썰어 적당한 농도로 달여서 하루에 한 번씩 사마귀를 씻어준다. 1주일간만 반복하면 저절로 없어진다.

사람에게 물린 데

치료하는 방법과 약초

【자라대가리】 자라대가리를 질그릇에 넣어 숯처럼 태워 낸 가루를 참기름에 개어 바른다.

【생밤】 생밤을 잘 씹어서 상처에 바른다.

산후기침이 있을 때

몸푼 뒤 기침을 몹시 하는 증상을 말한다.

치료하는 방법과 약초

【오미자】 한번에 4~6g씩 하루 2~3번 뜨거운 물에 우려 그 물을 마시거나 물에 달여 끼니 전에 먹는다.

【관동꽃】 12g을 꿀물에 축여 달여서 하루 3번에 나누어 끼니 뒤에 먹는다.

【무씨(나복자)】 보드랍게 가루 내어 한번에 10~20g씩 하루 2~3번 설탕물 또는 꿀물로 끼니 전에 먹는다.

【배, 꿀(봉밀)】 뱃속을 파내고 그 속에 꿀을 넣은 다음 쪄서 먹는다.

【두부, 꿀(봉밀)】 두부 한 모와 꿀 두 숟가락 정도를 넣고 국을 끓여 먹는다. 몸 푼 뒤에 숨이 차고 기침이 날 때 효과가 있다.

【마가목】 열매 10~20g을 물에 달여 하루 2~3번에 나누어 끼니 뒤에 먹는다.

【패모】 볶아서 가루낸 것을 설탕물에 반죽해서 0.4g 되게 알약을 만들어 한번에 10알씩 하루 2~3번 먹는다.

패모

산후복통(산후배아픔, 홋배앓이)이 있을 때

몸푼 직후부터 며칠 동안 자궁근육이 수축되면서 진통이 오듯이 아랫몸배가 아픈 것을 말한다. 초산부보다 경산부에게 자주 혹은 심하게 나타난다. 아픔이 심한 경우에는 땀을 흘리면서 몹시 괴로워하며 잠도 제대로 자지 못하게 된다.

치료하는 방법과 약초

【현호색】 보드랍게 가루 내어 한번에 4g씩 하루 3번 먹는다.

【함박꽃뿌리(작약), 감초】 함박꽃뿌리 15g, 감초 8~10g을 물에 달여 하루 2~3번에 나누어 먹는다.

【당귀】 가루 내어 한번에 3~4g씩 물에 달여 끼니 뒤에 먹는다.

【익모초, 술】 익모초를 꽃이 필 무렵에 베다가 깨끗이 씻어서 한번에 10g씩 짓쪄 짜낸 즙에 술을 약간 타서 하루 3번 먹는다. 몸푼 뒤에 오는 복통을 멈추는 효과가 있다.

【애기흑삼릉】 덩이줄기 6~12g을 물에 달여 하루 3번에 나누어 먹거나 알약 또는 가루약을 만들어 먹는다.

산후부종(산후붓기)가 있을 때

몸푼 뒤 며칠 동안 온몸이 붓는 것을 말한다.

치료하는 방법과 약초

【호박】 늙은 호박 한 개를 삶아서 짜낸 즙을 마신다.

【아욱씨】 보드랍게 가루 내어 25% 술 한 병에 20~40g을 타서 한번에 50ml씩 먹는다. 아욱 잎과 줄기로 국을 끓여 먹어도 좋다.

【찔빵으아리】 풀 12~20g을 물에 달여 하루 3번에 나누어 먹거나 보드랍게 가루 내어 알약을 만들어 한번에 4~6g씩 하

으아리

루 3번 먹어도 좋다.

【방기, 쉽싸리】각각 같은 양으로 섞어 한번에 10~12g을 물에 달여서 2~3번에 나누어 끼니 사이에 먹는다.

【잉어(이어)】큰 잉어 또는 숭어나 가물치로 국을 끓여 먹는다.

【도라지(길경), 가물치(여어)】도라지 두 줌과 가물치로 국을 끓여 먹는다.

산후열이 있을 때

보통 해산해서 10일 안에 2일 이상 열이 38℃ 이상 오르는 것을 말한다.

치료하는 방법과 약초

【감】서리 맞은 감을 한번에 3개 정도씩 하루 3번 먹는다.

【형개】보드랍게 가루낸 것을 한번에 한 숟가락씩 하루 3번 끼니 사이에 먹는다.

【야저담(또는 고슴도치담, 오소리담)】담이 쏟아지지 않게 담낭을 잘 잡아매고 기름종이에 싸서 바람이 잘 통하는 곳에 걸어 두고 말린다. 이렇게 말린 담 0.5g을 30% 술한잔에 타서 마시고 땀을 약간 낸다.

【말벌집(노봉방)】20~30g을 물에 달여 하루 2~3번에 나누어 먹는다.

산후증일 때

산후증은 몸풀 때 피를 많이 흘렸거나 찬바람을 맞았을 때, 찬물에 몸을 적시는 데서 흔히 온다. 증상으로는 주로 바람이 머리와 온몸으로부터 들어오는 감을 느끼는 것이다. 또한 오싹오싹 춥고 바람맞기 싫어하며 온몸이 화끈 달았다 식었다 하며 식은땀이 나고 손발, 잔등이시린 증상이 나타난다.

【강호리(강활)】 잘게 썰어 하루 10~15g씩 물에 달여 2~3번에 나누어 끼니 뒤에 먹는다.

【호두알, 인삼】 각각 10g을 물에 달여 하루 2~3번에 나누어 빈속에 먹는다.

【생강나무줄기】 잘게 썬 것 50g을 물에 달여 하루 2~3번에 나누어 먹는다. 5~7일 동안 먹으면 찬바람이 몸에 들어오는 감, 찬물에 손을 넣지 못하는 증상, 두통, 식은 땀 등이 나아진다.

【단너삼(황기)】 15~20g을 물에 달여 하루 2번에 나누어 끼니 뒤에 먹는다.

【해삼, 닭】 닭 한 마리의 내장을 꺼내 버리고 해삼 50g을 넣어 완전히 풀어지도록 고아서 양념을 하여 먹는다.

【꿀(봉밀)】 졸인 꿀을 더운 물에 타서 조금씩 마신다. 찬물을 많이 마시려 할 때 쓰면 좋다.

【황기】 15~20g을 물에 달여 하루 2번에 갈라 끼니 사이에 먹는다.

【형개, 방풍】 잘게 썬 것 각각 10g을 물에 달여 하루 3번에 나누어 끼니 뒤에 먹는다.

【메추리알】 날것으로 한번에 5알씩 하루 3번 끼니 사이에 먹는다. 3~4주일 먹으면 산후증의 일반증상들이 나아진다.

【굴조가비(모려), 밀기울】 솥에 넣고 볶아서 가루낸 것 각각 같은 양을 한데 섞어 한번에 4~5g씩 돼지고기국과 같이 먹는다.

【야저담, 천남성】 저담 말린 것 1g과 천남성을 법제해서 가루낸 것 10g을 함께 골고루 섞어서 졸인 꿀로 반죽하여 알약을 만들어 한번에 3g씩 25~30% 술 50ml에 풀어서 먹는다.

【찔광이】
40~50g을 물에 달여 먹는다.

산사(찔광이)

산후출혈이 있을 때

몸 푼 뒤에(해산과 관련되는) 이러저러한 원인으로 생식기에서 피가 나오는 것을 말한다.

치료하는 방법과 약초

【익모초】10~15g씩 물에 달여 하루 2~3번에 나누어 먹는다.

【측백잎】거멓게 태운 것 20~40g을 물에 달여 하루 2~3번
에 나누어 끼니 사이에 먹는다.

【부들꽃가루(포황)】한번에 3g씩 물에 타서 먹되 하루 3번 3
일 동안 계속 먹는다.

【연꽃잎】마른 연꽃잎을 재가 되지 않을 정도로 태워 보드랍
게 가루내서 한번에 4g씩 하루 3번 더운 술 한잔에 타서 먹는다.

【붉은 맨드래미】풀 두 줌을 물에 달여 하루 3번에 나누어 끼니 뒤에 먹는다.

익모초

살갗이 텄을 때

피부조직 안에 섬유성 물질이 자라서 피부가 굳어지고 나중에는 피부가 터지게 되는 증상이
다. 겨울철에 노출된 피부관리를 잘하지 않아 처음에는 피부가 꺼칠꺼칠해지면서 붉은색, 잿
빛색 얼룩이 생겼다가 굳어지면서 피부가 트고 피가 나며 몹시 아프다.

치료하는 방법과 약초

【쌀기름】터서 갈라진 피부에 바른다. 피부가 거칠어지는 것을 낫게 하며 피부 겉면
이 유연해지면서 매끈매끈해진다.

【참깨(호마), 술】참깨를 잘 볶아 작은 주머니에 넣고 동여맨 다음 술에 적셔 비비면
즙이 나온다. 이 즙을 튼 부위에 바른다. 상처들이 깨끗해지면서 피 나오는 것도 멎
는다.

【대암풀뿌리】보드랍게 가루낸 다음 기름에 개어 터진 곳에 붙이고 싸맨다.

【보리잎】이른 봄 보리잎을 뜯어다가 물을 넉넉히 붓고 진하게 달인 물을 뜨겁게 데

워 터진 부위를 담그고 씻는다.

【역삼】 역삼에서 나오는 진을 받아 그대로 쓰거나 굳어진 송진을 불에 녹인 다음 섞어 묽게 만들어 터진 부위에 바른다.

【칡】 넝쿨을 잘게 썰어 약 2시간 정도 더운물에 담가두었다가 건져 버리고 그 물로 자주 씻거나 터진 피부에 바르면 잘 낫는다.

【잣송진, 들기름, 꿀】 잣송진 2g에 들기름 1g, 꿀 10g의 비로 섞어서 끓인 다음 식혀서 하루 3~4번씩 바르고 잘 비벼준다. 두껍게 된 피부를 유연하게 하여 쭈그러든 피부를 펴게 하므로 살갗이 튼 것을 낫게 한다.

【수세미오이, 꿀】 8~9월 경에 수세미오이줄기를 땅에서부터 약 50cm 높이에서 자르고 뿌리가 달린 쪽 줄기 끝을 병에 넣어 놓으면 며칠 사이에 물이 나와서 고이는데 500ml에 꿀 5~6 숟가락의 비로 섞어 서늘한 곳에 두고 겨울에 하루 3번씩 상처를 깨끗이 씻고 바른다.

224

눈에 핏발이 서고 시린 삼눈일 때

폐결핵, 기관지임파절결핵 등에 걸린 어린이나 젊은 사람 또는 머리와 얼굴, 귀 뒤가 자주 허는 어린이들에게 생기기 쉬운 눈병이다. 각막 가장자리에 좁쌀알 크기의 작은 삼이 생긴다.

치료하는 방법과 약초

【팥찜질】 깨끗이 씻은 생팥 7~10알을 따끈히 덮혀서 손에 쥐어 눈 잔등에 대고 가볍게 비벼준다. 한번에 20~30분 정도씩 하루 두세 번 한다.
그러면 눈에 퍼졌던 것이 흡수되고 심이 없어진다.

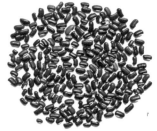

적소두(팥)

상박신경통일 때

외상(상박관절탈구, 쇄골골절 등), 쇄골상와종양, 척주질병 등 경우에 온다. 목 부위, 쇄골 위 부위로부터 저린 감, 쏘는 듯한 감, 무거운 감, 긁어내는 듯한 감 등이 어깨 뒤로 퍼진다.

치료하는 방법과 약초

【가뢰(반묘)】 반창고에 직경 2cm 되게 구멍을 낸 다음 그 구멍 부위가 제일 아픈 곳에 가게 붙이고 그곳에다 가뢰를 놓고 반창고를 덧붙인다. 30분~1시간 정도 있다가 반창고를 뗀다.

【알로에】 잎을 먹을 수도 있고 잎을 칼로 얇게 잘라 속에 있는 흰묵 모양의 부분을 떼어 내어 아픈 곳에 붙이기도 한다. 또한 순수한 알로에즙 80ml에 95% 알코올 20ml를 섞어 5~10분 동안 끓인 다음 식혀서 서늘한 곳에 14~15일 동안 보관하였다가 조금씩 마신다.

【고춧가루, 와셀린, 밀가루, 술】 고춧가루 20g, 와셀린 30g, 밀가루 10g에 술을 약간 넣고 반죽하여 기름종이에 발라 아픈 곳에 붙인다.

【왕지네, 달걀 흰자위】 왕지네는 4~5월경 알 낳기 전에 잡아 햇볕에 말리거나 끓는 물에 담가 축여서 말려 대가리와 발을 떼버리고 쓴다. 6~7마리를 보드랍게 가루 내어 달걀 흰자위에 잘 개어 하루 3번에 나누어 끼니 뒤에 먹는다.

【왕지네】 왕지네 20g을 술 1l에 넣고 1주일 두어 우러난 술을 한번에 3~5ml씩 하루 3번 먹는다.

상처(피부)에 났을 때

상처가 생기면 아프고 피가 많이 난다. 상처는 다친 정도에 따라 아픔이 심한 것과 덜한 것, 피가 많이 나오는 것과 적게 나오는 것이 있다. 또한 피부나 점막이 짓찢어진 것, 찔린 것, 베인 것 등 여러 가지 형태가 있다.

【꿀(봉밀)】 10g을 끓여서 식힌 물 100ml에 풀어서 상처를 깨끗이 씻고 꿀에 담가둔 약천으로 상처를 덮어준다.

【가두배추】 신선한 잎을 깨끗이 씻어서 상처에 붙이거나 생즙을 내어 상처에 바른다.

【마늘】 마늘껍질을 벗기고 짓찧어 천에 싸서 즙을 낸다. 이것을 상처에 바른다.

【먼지버섯】 먼지버섯가루를 외상으로 피 나오는 데 뿌리면 곧 멎는다.

【조뱅이잎(소계엽)】 조뱅이잎을 따서 소금물로 깨끗이 여러 번 씻은 다음 짓찧어 상처에 댄다.

【약쑥(애엽)】 잎을 따서 비비면 즙이 나오는데 이것을 상처에 바른다. 피를 멈추며 상처가 성하는 것을 막는다. 즙을 얻을 수 없을 경우에는 뜸쑥을 붙이고 꼭 감아도 피 나오는 것을 막을 수 있다.

【오징어뼈(오적골)】 보드랍게 가루내서 상처에 뿌린다.

【짚신나물(용아초)】 풀을 보드랍게 가루 내어 상처에 뿌린다.

【성냥띠】 예리한 칼이나 낫에 베었을 때에는 베인 곳에서 피를 약간 짜 버리고 성냥띠를 붙이고 처맨다.

설사가 심할 때

설사는 장에 염증이 생겼거나 변질된 음식을 먹었을 때, 차거나 소화되지 않는 음식을 먹었을 때, 배를 차게 건사하거나 찬물을 많이 마셨을 때 먹은 것이 제때에 소화흡수 되지 못하고 짧은 시간에 장을 지나가기 때문에 생긴다.

【도토리(상실)】 껍질을 벗겨 볶아서 가루낸 것 20g을 하루 양으로 하여 더운 물에 타서 하루 3번에 나누어 먹는다.

【손잎풀】 신선한 것 한 줌, 마른 것은 30~40g을 물 400ml에 두고 달여 하루 3번에

나누어 끼니 전에 먹는다.

【식초, 꿀】 두 가지를 같은 양으로 섞어서 한번에 한 숟가락씩 하루 3번 먹는다. 먹은 것이 잘 소화되지 않아서 게우고 설사할 때 먹으면 효과가 있다. 식초 한 가지만 먹어도 설사멎이 효과를 보는 수가 있다.

【마늘】 껍질 채로 구운 다음 껍질을 벗기고 2~3쪽씩 하루 3번 끼니 전에 먹는다.

【알로에】 엄지손가락 굵기의 알로에를 2cm 길이로 잘라 물로 씻은 다음 생것으로 하루 2번 끼니 전에 먹는다.

【보리수나무】 부리 30~60g을 물에 달여 하루 3번에 나누어 먹는다. 보리수나무열매 20g을 물에 달여 하루 3번에 나누어 먹어도 좋다.

【밤】 빈속 때마다 구운 밤 5~10개씩 먹는다.

【앵속각】 속과 꼭지를 떼버리고 식초에 축여 닦아서 가루낸다. 한번에 4g씩 하루 3번 미음에 타서 끼니 전에 먹는다. 생강즙에 하룻밤 재어서 닦아 가루낸 것을 한번에 8g씩 하루 3번 미음에 타서 끼니 전에 먹기도 한다.

【집함박꽃뿌리(백작약)】 한번에 6~15g씩 하루 3번 물에 달여 먹거나 가루 내어 알약을 만들어 끼니 전에 먹는다.

【약누룩】 가루 내어 한번에 8g씩 하루 3번 미음에 타서 끼니 전에 먹는다.

【오이풀】 뿌리 12g을 물에 달여 하루 3번에 나누어 먹는다.

【붉나무벌레집, 오이풀】 3:2의 비로 섞어서 보드랍게 가루 내어 한번에 3~4g씩 하루 3번 먹는다.

【물푸레나무껍질】 하루 10~15g을 물에 달여 2번에 나누어 먹는다.

【가죽나무뿌리껍질, 백작약, 목향】 가죽나무뿌리껍질 60g, 집함박꽃 뿌리, 목향 각각 40g을 보드랍게 가루 내어 한번에 3~4g씩 하루 3번 먹는다. 또한 가죽나무뿌리껍질을 하루 9~12g을 물에 달여 3번에 나누어 먹거나 가루 내어 한번에 3g씩 하루 3번 먹어도 좋다.

【가죽나무뿌리껍질, 인삼】 가죽나무뿌리껍질 12g과 인삼 6g을 물에 달여서 하루 3번에 나누어 먹기도 한다.

【아편꽃 열매 깍지(앵속각)】 열매 깍지 5~7개를 물에 달여 하루 2번에 나누어 먹는다. 아편꽃 열매에는 모르핀 성분이 있으므로 진통작용과 지사작용이 있다. 급성 설사

를 심하게 하면서 배가 몹시 아플 때에 1~2번 먹으면 효과가
난다.

【송진, 벌풀(봉교)】 송진 6g과 벌풀 4g을 섞어서 가루 내어
하루 3번에 나누어 먹는다.

【가죽나무껍질】 한번에 6~10g씩 물에 달여 빈속 때마다
먹는다.

【길짱구(차전초)】 줄기와 잎을 짓찧어낸 즙 360ml에 꿀 150g을
섞어 하루에 나누어 태워서 먹는다.

【길짱구씨(차전자)】 가루 내어 한번에 8g씩 하루 3번 미음으로 끼니 전에 먹는다.

【삼잎, 건강】 삼잎 40g을 불에 말려 건강 20g과 함께 가루낸다. 한번에 8g씩 하루 3
번 미음에 타서 끼니 전에 먹는다.

【종유석】 가루 내어 대추살로 알약을 만들어 한번에 3~5g씩 하루 3번 대추 달인 물
로 먹는다.

【붉나무벌레집(오배자)】 가루 내어 한번에 8g씩 하루 3번 끓인 물에 타서 끼니 전에 먹
는다.

성홍열일 때

처음에는 좁쌀알 크기의 붉은 점들이 피부에서 약간 도드라져 내돋으나 곧 피부에 넓게 퍼져
마치 빨간 잉크를 뿌려 놓은 듯이 온몸이 새빨개진다.

치료하는 방법과 약초

【우엉】 신선한 뿌리 6~16g을 짓찧어 즙을 내서 하루 3번에 나누어 먹이면 꽃을 잘
내돋게 하며 오줌도 잘 나간다.

【지치뿌리(차조근)】 3~6g을 잘게 썰어 물에 달여 하루 3번에 나누어 먹인다. 팥이나
보리 삶은 물로 달여 먹이면 더욱 좋다.

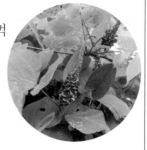
갈근

【오리피】 신선한 오리피 15~20ml를 따뜻한 물에 타서 자주 먹인다.

【승마, 칡뿌리(갈근)】 10~15g을 물에 달여 하루 3번에 나누어 먹이면 열이 내린다.

쇠고기 먹고 체한 데

식체는 실증과 허증으로 나누는데 실증일 때는 가슴이 답답하고 배가 트지근하며 시간이 오래되면 썩은 냄새가 나는 트림을 하고 점차 배가 몹시 아프면서 메스꺼워 게우며 입맛을 잃고 심하면 음식냄새조차 꺼리며 머리가 아프고 설사를 하는 수도 있다.

치료하는 방법과 약초

【흰봉선화】 줄기와 잎을 물에 달여 한번에 30ml씩 하루 3번 끼니 뒤에 먹는다.

【배】 참배 2알을 채판에 갈아 즙을 내어 한번에 먹거나 배나무껍질 50~100g을 물에 달여 한번에 먹는다.

【버드나무껍질】 늙은 버드나무껍질을 햇볕에 말려 태워서 낸 재 5g을 약간 짜게 푼 소금물로 먹는다.

【아욱】 국을 끓여 먹는다.

【벗나무껍질】 불에 태워서 낸 재를 보드랍게 가루 내어 반 숟가락씩 더운물에 타서 먹는다.

【문어】 문어를 맹물에 삶아서 그 물과 함께 먹는다.

오줌이 나오지 않는 소변불통일 때

소변이 방울로 떨어지는 것으로 배출이 곤란하거나 혹은 소변이 완전히 내리지 않는 것을 말한다. 소변불통은 신장과 방광의 배뇨기능에 기인되는 것이다.

치료하는 방법과 약초

【골풀속대(등심)】 골풀속대 생것 300~400g 정도를 잘게 썰어서 물을 적당히 넣고 달여 하루에 서너 번씩 마신다.

【지렁이(구인)】 지렁이 열 마리에 꿀을 적당히 넣고 짓찧어 음부에 붙인다. 만약 한번 붙여서 효과가 나타나지 않으면 다시 한번 만들어 붙인다.

【역삼씨】 역삼씨의 껍질을 벗기고 망에 갈아 죽을 쑤어서 한번에 8~10g씩 하루에 서너 번 빈속에 먹는다.

【살구씨(행인), 장군풀뿌리】 살구씨 20g과 장군풀뿌리 12g에 적당량의 물을 넣고 달여서 한번에 먹거나, 두 번에 나누어 먹는다.

【패랭이꽃(구맥, 석죽), 도라지씨, 대싸리씨】 패랭이꽃의 이삭이나 잎(이삭이 더 좋다), 또는 풀 전체, 도라지씨와 대싸리씨 각각 한 줌에 물을 적당히 넣고 달여서 두 번에 나누어 아침저녁 빈속에 먹는다.

【땅강아지(도루래, 누고)】 땅강아지를 큰 것으로 두세 마리 잡아서 머리를 떼어 버리고 짓찧어 물 300ml에 넣고 우려서 그 물을 하루에 서너 번씩 먹으면 좋다. 혹은 말렸다가 갈아서 한번에 2g 정도씩 수시로 먹는다.

【옥파(호총)】 연령에 따라 적당한 양의 옥파를 짓찧어서 엷은 천에 싸고 여기에 물을 약간 축여서 방광부위에 붙이면 곧 오줌을 누게 된다.

【흰복숭아꽃(백도화)】 흰복숭아꽃 1.5~2g 정도를 가루 내어 먹물 한 잔에 타서 먹거나, 혹은 달여 먹기도 한다.

【수박껍질】 8~9월에 잘 익은 수박껍질 20~40g에 물 300ml를 넣고 달여서 찌꺼기는 버리고 물을 하루에 세 번씩 끼니 후 30분 안에 먹는다.

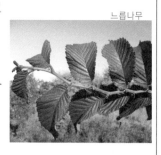

느릅나무

【느릅나무뿌리 속껍질, 밀가루】 부종이 있을 때 잘게 썬 느릅나무뿌리 속껍질 40g에 물 한 사발을 넣고 달여서 찌꺼기는 버리고 그 물에 밀가루 떡을 삶아서 물과 떡을 빈속에 먹는데

230

적당히 나누어서 하루에 다 먹는다.

【깽깽이풀뿌리(황련근), 꿀】 깽깽이풀뿌리를 가루 내어 꿀을 적당히 넣고 콩알 크기로 알약을 만들어 한 번에 세 알씩 하루에 세 번, 끼니 뒤 한 시간 있다가 먹는다.

【망초뿌리】 노두를 떼어 버린 망초뿌리 한 줌에 물을 적당히 넣고 약한 불에서 30분 ~1시간 정도 달여서 찌꺼기는 짜 버리고 하루 두 번에 나누어 끼니 전에 먹는다.

【마디풀】 마디풀은 길가에 자라나는 풀로 지방에 따라서 편축, 편죽,옥매듭, 돼지풀 이라고 하며, 돼지의 사료로 많이 쓰인다. 6~7월에 뜯어서 그늘에 말린 것 300g에 물을 800ml 정도 넣고 절반이 되도록 달여서 찌꺼기는 짜 버리고 설탕이나 꿀을 단 맛이 날 정도로 적당히 타서 하루에 세 번씩 먹는다. 또는 생것을 짓찧어 즙을 내어 먹어도 된다.

【앵두나무 속껍질】 앵두나무 속껍질 40g 정도에 물 한사발을 넣고 한 잔이 될 때까지 달여서 하루에 세 번씩 끼니 후 두 시간 있다가 먹는다.

【은행】 껍질을 벗긴 은행의 속살 14개를 반생반숙(절반은 익고 절반은 설게)하여 한 번에 먹는데 하루에 세 번씩 아무 때나 먹어도 좋으나, 대체로 밥 먹기 전에 먹는 것 이 좋다.

【옥수수수염, 붉은팥】 말린 옥수수수염 100g에 물 1ℓ를 넣고 달여서 찌꺼기는 짜 버리 고, 그 물에 붉은팥 300g을 삶아서 물과 함께 팥을 하루에 두세 번으로 나누어 빈속 에 먹는다.

【호박, 꿀】 늙은호박의 꼭지를 따고 속을 파낸 다음 꿀 한 사발을 넣어서 다시 꼭지 를 제자리에 덮고 증기에 쪄서 짜면 걸쭉한 물이 나오는데, 이것을 한 번에 300ml 씩 하루에 세 번 먹는다.

【골풀속대, 질경이씨, 옥수수수염】 골풀속대 한 줌, 질경이씨 10g, 옥수수수염 한 줌을 한데 섞은 다음, 물 한 사발을 넣고 달여서 찌꺼기는 짜 버리고 하루에 세 번씩 끼니 전에 먹는다.

【무씨】 무씨를 말려서 보드랍게 가루 내어 한번에 2g씩 메밀 숭늉에 타서 먹는다. 1 주일이면 효과가 나타난다.

【질경이, 총백(파흰밑)】 질경이 잎 두 줌과 총백(파흰밑) 네 대를 함께 섞은 다음 물 두 사발을 넣고 달여서 하루에 세 번씩 끼니 뒤 30분 있다가 마신다. 10~15일이 지나

면 현저한 효과를 볼 수 있다.

【살구씨(행인)】 살구씨는 갑자기 오줌을 누지 못할 때 쓰면 좋은 효과를 본다. 살구씨의 뾰족한 끝과 엷은 속껍질, 두 알짜리는 버리고 속살 40g을 보드랍게 가루 내어 죽이나 미음을 타서 하루에 세 번씩 먹는다.

【곱돌(활석)】 곱돌을 보드랍게 가루 내어 한번에 15g 정도씩 하루에 두 번 따뜻한 물에 타서 마신다.

【수탉 창자】 수탉의 창자를 똥은 버리고 불에 태워서 보드랍게 가루 내어 한 번에 20~30g씩 하루에 두세 번 정도 더운물이나 술에 타서 먹는다.

【느릅나무껍질, 옥수수수염】 느릅나무껍질과 옥수수수염을 각각 한 줌씩 섞은 데다 물을 두 사발 정도 넣고 달여서 찌꺼기는 짜 버리고 그 물을 마신다. 어른은 한번에 50~200ml씩 하루에 5~10회, 어린아이는 한번에 30~50ml씩 하루에 3~5회 먹는다.

【괭이밥풀(작장초)】 5~6월에 잎을 뜯어서 그늘에 말렸다가 두고 쓴다. 괭이밥풀 크게 한 줌에 물을 적당히 넣고 달여서 한번에 30ml 정도씩 마신다.

【파, 소금 큰 총백(파흰밑) 세 대에 소금 반 숟가락을 넣고 함께 짓찧어 엷은 천에 편 다음, 천 밑에 양손바닥 크기의 깨끗하고 엷은 돌을 놓고 싸서 배꼽에서 5cm 밑에 돌을 놓은 쪽이 위로 가게 놓고 찜질하면 곧 오줌을 눈다.

소아 경련이 있을 때

소아 경련은 크게 뇌성과 뇌외성으로 나눈다. 뇌성은 흔히 뇌막염, 뇌타박, 두개내출혈 등으로 오는 것이고, 뇌외성은 대장염, 중독성 소화불량증, 폐염 등으로 열이 세게 나는 때에 온다. 경련은 일어나는 형태에 따라 강직성과 간대성 경련으로 나눈다.

치료하는 방법과 약초

【우황】 보드랍게 갈아서 1~2살 어린이는 0.05~0.15g씩 하루 1~2번 물에 풀어먹인다.

【살맹이씨(산조인)】 5~10g을 물에 달여 1~2살 어린이에게
하루 3번에 나누어 먹인다.

【영사 또는 주사】 아주 보드랍게 갈아서 한번에
0.1~0.3g씩 젖에 타서 하루 1~2번 먹인다.

【형개, 백반】 형개 40g, 백반 20g을 보드랍게 가루 내어
고루 섞어서 1~2살 어린이는 한번에 1.0~1.5g씩 하루 3
번 먹인다.

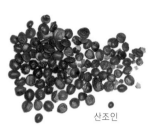
산조인

【흰가루병누에】 구워서 보드랍게 가루 내어 1~2살 어린이에게 0.2g씩 하루 3번 먹인
다.

【매미허물(선퇴), 박하】 각각 같은 양을 보드랍게 가루 내어 고루 섞은 다음 1~2살 어
린이에게 0.3~0.5g씩 하루 2~3번 먹인다.

【야저담】 야저담을 큰 숫구멍에 진하게 발라준다.

【뱀허물(사퇴)】 태워 가루 내어 1.5~2g씩 젖에 타서 먹이면 잘 멎는다.

소아 구내염이 있을 때

증상은 입 안 점막이 붓거나 붉어지며 미란이 생기고 피가 나는 수도 있다. 침을 흘리며 음식
을 잘 먹지 못하고 미열이 나며 국소 임파매듭이 붓는다. 궤양성 입안염 때에는 혀, 잇몸, 입안
점막, 입 안 천정 등에 수수알 크기만한 궤양이 생겨 몹시 아파한다.

치료하는 방법과 약초

【짚신나물(용아초)】 10g을 물에 달여 하루 3번에 나누어 끼니 뒤에 먹인다.

【감초】 감초 달인 물로 자주 입 안을 씻어준다.

【민들레(포공초)】 신선한 것 20g을 물에 달여 하루 3번에 나누어 먹인다.

【부들꽃가루(포황), 매미허물(선퇴)】 각각 같은 양을 보드랍게 가루 내어 골고루 섞은 다
음 꿀을 적당히 넣고 찐 것을 아픈 곳에 발라준다.

【백반, 주사】 백반과 주사를 5:1의 비로 보드랍게 가루 내어 하루 2~3번 입안염이

생긴 곳에 발라준다. 구운 백반을 가루 내어 하루 3번씩 입 안에 뿌려주어도 심하지 않는 때는 곧 효과를 본다.

【백양나무가지】 적당한 길이로 잘라서 불에 태우면 한쪽으로 기름이 나오는데 이것을 받아서 입안염이 생긴 곳에 자주 발라준다.

【대황】 15~30g을 잘게 썰어 물 300~800ml를 붓고 150~300ml가 되게 달여 하루 4~5번씩 입 안을 가셔낸다. 1살 안팎의 어린이들은 달인 물에 약솜을 적셔 입 안을 자주 닦아준다.

【만삼, 황경피나무껍질(황백피)】 만삼 40g, 황경피나무껍질 20g을 각각 보드랍게 가루 내어 골고루 섞은 다음 입안염이 생긴 곳에 하루 3번 정도 뿌려준다.

소아 급성 기관지염일 때

38℃ 안팎의 열이 나고 기침이 난다. 가래는 점액상이고 찐득찐득하며 보통 흰색이다. 그러나 누런색을 띠는 일도 있고 고름이 섞이기도 한다.

치료하는 방법과 약초

【오미자】 4살 된 어린이에게 하루 3~4g을 물에 달여 3번에 나누어 끼니 뒤에 먹인다.

【개미취】 2~3g을 물 200ml 넣고 달여서 60ml 정도가 된 다음 이것을 하루 양으로 하여 1살 된 소아에게 3번에 나누어 끼니 뒤에 먹인다.

【도라지(길경), 감초】 도라지 6g과 감초 2g을 물 200ml에 넣고 달여서 100ml가 되게 하여 하루 3번에 나누어 먹인다.

【한삼덩굴(율초)】 풀을 잘 짓찧어 즙을 낸 다음 설탕을 적당히 넣고 1살 된 소아는 한 번에 5ml씩 하루 3번 먹인다.

【뽕나무뿌리껍질(상백피), 꿀(봉밀)】 뽕나무뿌리껍질의 겉껍질을 벗겨 버리고 속껍질에 꿀을 발라 노랗게 될 때까지 불에 굽는다. 이것을 잘게 썬 것 50g을 물 500ml에 달여 250ml 되게 졸여서 1~2살까지는 10ml, 2~3살은 15ml씩 하루 3번 먹인다.

【하눌타리 열매(과루근)】하눌타리 열매의 속을 빼서 밀가루에 반죽하여 불에 구워 익힌 다음 보드랍게 가루낸다. 1살 된 어린아이에게 한번에 1~2g씩 하루 3번 묽은 미음에 타서 먹인다. 기침이 잦고 목 안에서 가래소리가 나는 데 쓴다.

세신

【무, 참배】무 1개, 참배 1개를 잘게 썰어 짓찧은 다음 꿀 30g, 후추 7알을 넣고 사발에 담아 잘 섞은 다음 가마에 넣고 푹 쪄내어 먹는다. 3~4살 된 어린이는 한번에 20~30g씩 하루 3번 먹인다.

【돼지생간, 꿀(봉밀)】돼지생간을 잘게 썰어 말려서 보드랍게 가루낸 다음 꿀에 개어서 1살 되는 어린아이에게 5g씩 하루 3번 먹인다.

【족두리풀뿌리(세신), 도라지(길경)】2~3살 된 어린이에게 족두리풀뿌리 2g, 도라지 3g을 물에 달여 하루 3번에 나누어 끼니 뒤에 먹인다.

【길짱구(차전초)】물에 깨끗이 씻은 풀을 적당한 양의 물에 달여 찌꺼기는 버리고 된 엿처럼 졸여 한 알의 질량이 1g 되게 알약을 만든다. 한번에 1살 된 어린아이에게 2알씩 하루 3번 먹인다.

【엿(이당), 마른 생강(건강)】엿 160g을 녹인 다음 마른생강가루 4g을 넣고 잘 섞어서 굳혔다가 숟가락으로 떠서 먹인다.

【두메애기풀】신선한 풀 2~4g을 물 100ml에 달여 하루 3번에 나누어 어린이에게 먹인다.

소아 급성 신장염(콩팥염)일 때

원인은 피부화농성 질병, 급성 상기도염, 편도염 등을 앓은 뒤에 생기며 이 밖에 폐염, 늑막염, 단독, 혈관성 자반병 등을 앓고 난 다음에도 생길 수 있다. 갑자기 열이 나면서 맥이 없어 하며 입안이 마르고 가슴이 답답해 한다. 그 다음 증상이 좀 심해지면 얼굴 특히 눈시울로부터 붓기 시작한다.

【띠뿌리(모근)】 신선한 것 200~250g을 물에 달여 하루 3~4번에 나누어 먹인다.

【마디풀(편축)】 하루 8~15g씩 물 200ml에 달여 2~3번에 나누어 끼니 사이에 먹인다.

【우엉씨(대력자), 개구리밥풀(부평초)】 각각 같은 양을 보드랍게 가루 내어 한번에 2~3g씩 하루 3번 끼니 뒤에 먹는다.

【솔뿌리혹(솔풍령)】 하루 10~15g을 물에 달여 3번에 나누어 먹인다.

【익모초】 신선한 것 50g(마른 것 10g 정도)을 물에 달여 하루 3번에 나누어 끼니 뒤에 먹인다.

【댑싸리씨(지부자), 길짱구씨, 옥수수염】 댑사리씨와 길짱구씨 각각 10g, 옥수수염 한줌을 물 300ml에 달여 하루 3번에 나누어 먹인다. 또는 각각 10g을 물에 달여 하루 3번에 나누어 먹여도 된다.

【뽕나무뿌리껍질(상백피), 옥수수염】 뽕나무뿌리껍질 20g, 옥수수염 10g을 물에 달여 하루 3번에 나누어 끼니 뒤에 먹인다.

【웅담】 하루 0.5g을 6번에 나누어 자기 전에 한 번씩 먹인다.

【향오동나무열매】 하루 15~20g씩 물 200ml에 달여 3번에 나누어 먹인다.

소아 발육부전증일 때

발육이 장애된 조직, 장기 계통에 따르는 증상들이 나타난다. 뇌발육부전 때에는 사고력, 기억력 등 온몸의 운동기능이 해당 나이의 어린이보다 좀 뜨게 발육된다. 말의 발달도 떠진다. 비타민 D 부족, 콩팥장애 때문에 성장이 늦어지기도 하고 머리카락이 제대로 자라지 못하게 되며 이빨이 늦게 나오기도 한다.

【오갈피(오가피)】 보드랍게 가루 내어 한번에 1~1.5g씩 하루 3번 먹는다.

【왕벌젖】 왕벌젖 1g을 꿀 100g에 고루 섞어 한번에 5~10g씩 하루 3~4번 빈속에 먹

인다.

【인삼, 오미자】 인삼 1, 오미자 2의 비로 섞어서 보드랍게 가루
내어 한번에 0.5~1g씩 하루 3번 빈속에 먹인다.

【범뼈(호골)】 10~20g을 잘게 부스러뜨려 푹 고아서 하루
2~3번에 나누어 먹인다. 가루 내어 한번에 1~1.5g씩 하루
3번 먹여도 좋다.

【자리등딱지(별갑)】 5% 식초에 담그었다가 불에 충분히 볶아 가
루낸 것을 한번에 1~2g씩 하루 3번 먹인다.

인삼

소아 변비일 때

식사량이 적든가 음식물의 질이 적당치 못한 경우, 장관의 긴장도가 높아진 경우 또는 장이
나 복벽근의 긴장이 낮아진 경우, 선천적 장관의 기형, 설사약, 좌약을 잘못 쓰거나 관장을 함
부로 하는 경우에 변비가 생길 수 있다.

치료하는 방법과 약초

【대황, 당귀】 대황 4g, 당귀 6g을 각각 보드랍게 가루내서 고루 섞은 다음 한번에 1
살 된 어린이에게는 0.7g씩 하루 3번 꿀물에 타서 먹인다. 설사를 시키고 대변이 잘
나가게 한다.

【당귀, 복숭아씨(도인)】 각각 같은 양을 보드랍게 가루내서 고루 섞은 다음 한번에 1살
된 어린이에게 0.7g씩 하루 3번 꿀물에 타서 먹인다.

【인동덩굴꽃(금은화), 감초, 황련】 인동덩굴꽃 6g, 감초, 황련 각각 15g을 물 300ml에
넣고 천천히 달여 50ml 정도로 농축한 다음 적당한 양의 꿀을 타서 여러 번 나누어
먹인다. 대체로 대변이 4~5시간 후 나온다.

【만삼, 이스라치씨(욱리인)】 각각 4g을 물에 달여 3번에 나누어 먹인다.

【삼씨(마자인), 이스라치씨(욱리인)】 각각 같은 양을 보드랍게 가루 내어 잘 섞은 다음
한번에 1살 된 어린이에게 0.7g씩 더운 물에 타서 먹인다.

【말벌집(노봉방)】 보드랍게 가루 내어 1살 된 어린이에게 한번에 0.5g씩 죽이나 미음에 타서 먹이되 그 분량은 어린이 나이에 따라 가감한다.

소아 빈혈일 때

출혈, 철부족, 비타민 B12, 엽산의 부족, 적혈구의 심한 파괴, 골수기능장애 등이 빈혈의 중요 원인으로 된다. 빈혈이 있으면 머리가 무거우면서 아파오고 어지러우며 쉬 피로해 한다.

치료하는 방법과 약초

【만삼, 대추】 만삼 30g, 대추 10개를 물 500ml에 넣고 끓여서 차 대신에 자주 먹인다.

【인삼】 보드랍게 가루내서 1살 된 어린이에게 한번에 0.5g씩 하루 3번 먹인다.

【단너삼(황기), 당귀】 단너삼 20g, 당귀 4g을 물에 달여 하루 3번에 나누어 먹인다.

【갖풀(아교)】 6~8g을 달여 하루 3번에 나누어 먹인다. 피를 보하며 혈색소, 적혈구 수를 늘리는 작용이 있다.

【은조롱(백하수오), 시금치】 은조롱뿌리 10~30g, 시금치 30~60g을 같이 달여 은조롱 뿌리 찌꺼기는 버리고 시금치와 국물만 먹인다.

【짚신나물(용아초), 단너삼(황기)】 짚신나물 15g, 단너삼 5g을 물에 달여 하루 3번에 나누어 먹인다.

【노루피(장혈)】 4~8살 되는 어린이에게 한번에 8~10m씩 하루 2번 먹인다.

소아 신우신장염일 때

증상으로는 급성형에서 흔히 갑자기 중등도 또는 높은 열이 여러 날 계속되며 열이 내린 다음 미열이 계속된다. 이때에 불안해 하고 보채며 잠을 못 잔다. 식욕부진, 메스꺼움, 구토 등도 있으며 때로 경련이 일어날 수 있다.

으름나무

치료하는 방법과 약초

【으름덩굴줄기(목통), 곱돌(활석), 댑싸리씨(지부자)】 곱돌 60g, 으름덩굴줄기 30g, 댑싸리씨 20g을 각각 거칠게 가루 내어 섞어서 한번에 3g씩 물에 달여 하루 3번 나이에 따라 양을 조절하여 먹인다.

【도라지잎, 띠뿌리(모근)】 도라지잎 12g, 띠뿌리 8g을 같이 물에 달여 찌꺼기를 짜버리고 설탕을 약간 넣고 하루 3번에 나누어 먹인다.

【쇠비름(마치현)】 30g을 물에 2시간 정도(신선한 것이면 짓찧어 달인다)담그었다가 달여서 하루 3번에 나누어 먹인다.

【닭위속껍질(계내금), 돼지오줌통】 각각 같은 양을 바싹 말려 보드랍게 가루 내어 1살된 어린이에게 한번에 1.5g씩 하루 3번 먹인다.

【골풀속살(등심초), 댑싸리씨(지부자)】 골풀속살 4g과 댑싸리씨 10g을 물 150ml에 달여 하루 2번에 나누어 먹인다.

【생지황, 속썩은풀(황금)】 각각 같은 양을 보드랍게 가루 내어 한번에 1살 어린이는 4g씩 물에 달여 찌꺼기를 버리고 하루 3번 끼니 뒤에 먹인다.

【범싱아, 패랭이꽃(구맥), 마디풀】 각각 같은 양으로 가루 내어 1살 된 어린이는 하루에 8g씩 물에 달여 3번에 나누어 끼니 뒤에 먹인다.

【아욱씨(동규자), 패랭이꽃(구맥)】 2:1의 비로 섞어서 가루 내어 하루 8g씩 물에 달여 3번에 나누어 끼니 뒤에 먹인다.

소아 야뇨증(어린이 밤오줌증)일 때

보통 잠이 들어서 2~3시간 뒤에 자리에 오줌을 눈다. 며칠에 한 번 또는 매일 한 번씩 누는 때가 많은데, 심한 경우에는 하룻밤에 5~6번 누는 것도 있다. 자리에 오줌을 눈다고 부모들이 욕을 하거나 창피를 주는 일이 있어서는 안 다.

【개암풀열매(보골지)】약한 불에 볶아서 보드랍게 가루낸 것을 한번에 2~3g씩 하루 2~3번 먹인다.

【소오줌통】물로 깨끗이 씻은 다음 잘게 썰어 물에 삶아서 먹인다. 햇볕 또는 불에 말려 보드랍게 가루 내어 하루 3번에 나누어 먹여도 좋다. 이런 방법으로 3~5개를 해 먹이면 방광의 횡문근 수축작용이 세지면서 오줌을 참았다가 눌 수 있다.

【닭의 장, 돼지오줌통】깨끗이 씻은 닭의 장을 햇볕 또는 불에 말려 가루낸 것과 돼지 오줌통을 말려 가루낸 것을 각각 같은 양으로 섞어 한번에 2~4g씩 하루 2번 술에 타서 먹인다.

【연꽃열매, 돼지오줌통】연꽃열매 15g을 돼지오줌통 안에 넣고 푹 삶아서 한번에 먹인다. 하루 건너 한 번씩 4~5번 먹이면 효과가 난다. 연꽃잎 10g, 감초 5g에 물을 넣고 달여서 4살 이상은 하루 3번에 나누어 먹인다.

【귀뚜라미】한 마리를 약한 불에 말려 보드랍게 가루 내어 한번에 한 마리분씩 8~11 마리를 먹인다.

【회향열매, 사마귀알집(상표초)】회향열매 8g, 사마귀알집 20g을 돼지오줌통안에 넣고 약한 불에 말려 함께 가루내서 한번에 5~6g씩 하루 3번 끼니 뒤에 먹인다.

【닭의 볏】한 개를 말려서 물에 달여 먹인다. 거멓게 구운 것을 가루 내어 갖풀갑에 넣어 먹여도 좋다.

소아 여윔증일 때

몸이 여위며 몸무게가 늘지 않거나 준다. 심하면 키도 크지 않는다. 피부는 창백하고 마르며 탄력성이 낮아지고 색소가 침착된다. 입술, 입안 점막이 발적되고 건조하며 쉽게 염증이 생긴다. 입맛이 떨어지고 자주 설사를 한다.

【뱀장어(장어)】

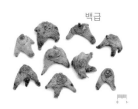

백급

구워서 먹인다. 뱀장어를 쪄서 익힌 것을 잘 말려 가루내서
넣고 반죽해서 알약을 만들어 한번에 5~7g씩 하루 2~3번
먹인다.

【자라】 자라의 고기와 피를 쓰는데 천을 입에 물려 잡아당기면
목이 길게 나온다. 이때 목을 만져보면 경동맥이 뛰는 것이 느껴진다.
여기를 칼로 찔러 피를 받아 먹인다. 고기는 국을 끓여 먹인다. 입쌀죽을 절반 익을
정도로 쑨 다음 쌀의 1/4 양의 마가루를 넣고 다시 푹 익힌 다음 끼니 대신 먹인다.

【왕벌젖, 꿀(봉밀)】 꿀 100g에 왕벌젖 1g을 넣고 고루 섞어 10~15g을 하루 3~4번에
나누어 끼니 사이에 먹인다.

【호박씨(남과자), 땅콩, 호두살】 세 가지를 각각 같은 양으로 잘 짓찧어 꿀을 넣고 잘 섞
은 다음 한번에 10~15g씩 하루 3번 끼니 뒤에 먹인다.

【메추리고기】 삶은 것을 말려 보드랍게 가루 내어 한번에 7~8g씩 먹이거나 냉장고
에 넣고 하루 20g 정도로 국을 끓여 먹인다. 메추리알을 한번에 1~2알씩 하루 3번
먹여도 좋다.

【개뼛가루, 참깨(호마)】 개뼈를 잘 말려 보드랍게 가루낸 것과 참깨를 1:2 비로 섞어
60~70%의 설탕 또는 비타민 C 단물에 넣어 먹기 좋게 만든다. 1살까지는 된미음
정도로 해서 한번에 3~4g씩 하루 3~4번 먹인다. 3살까지는 죽 정도로 해서 한번
에 8g씩 하루 4~5번 먹인다.

소아 유행성 이하선염(볼거리)일 때

갑자기 오슬오슬 추우면서 높은 열(39℃ 이상)이 난다. 그러면서 이하선이 붓는데 약간 뜬뜬
하고 누르면 아프다. 특히 입을 벌릴 때 긴장되면서 아파한다. 또한 입 안과 인두가 벌게진다.
이하선은 흔히 한쪽이 먼저 붓고 2~3일 지나서 다른 쪽이 붓는데 때로는 같이 부을 수도 있
다.

【가래나무열매】 익지 않은 가래나무열매 또는 가래나무잎을 짓찧어 즙을 내어 부은 곳에 하루 한 번씩 바른다. 겨울에는 껍질이나 나무를 진하게 달여서 바른다.

【지렁이(구인), 설탕가루】 깨끗이 씻은 지렁이를 유리그릇에 넣고 같은 양의 설탕가루를 고루 섞어둔다. 15~20분 지나 지렁이가 죽는데 이것을 잘 저어서 2~3시간에 한 번씩 부은 곳에 바른다. 그러면 1~3일만에 열이 내리면서 부은 것이 가라앉는다.

【달개비】 신선한 달개비를 하루 50~60g씩 물에 달여 2~3번에 나누어 끼니 전에 먹인다. 이것으로 급성 이하선염을 2~3일 치료하면 부은 것이 내린다.

【감자(마령서), 식초】 감자 한 알(싹이 나와 있는 것이 좋다)을 약간의 식초와 함께 짓찧어 즙을 짜내어 국소에 바른다. 생감자를 갈아서 얇은 천으로 싸거나 종이 위에 놓고 직접 부은 곳에 붙인다. 하루 2~3번 갈아 붙인다.

【마디풀】 신선한 것을 잘 짓찧어 석회수 적은 양과 달걀 흰자위를 넣고 고루 섞어 잘 개어서 부은 곳에 붙인다.

【도꼬마리열매(창이자)】 하루 15~20g씩 물에 달여 2~3번에 나누어 먹인다. 또한 도꼬마리 을 짓찧어 이하선이 부은 곳에 붙인다.

【민들레(포공초)】 신선한 민들레 적당한 양을 짓찧어 부은 곳에 붙인다.

【지치】 풀 5g을 물에 달여 하루 2~3번에 나누어 먹인다. 2~4일 동안 계속 먹인다.

【선인장】 신선한 선인장의 가시를 뜯어 버리고 짓찧어 얇은 천에 싸서 부은 곳에 붙인다. 곪는 때에 붙이면 빨리 곪아터지며 곪기 전에 붙이면 부은 것이 내리고 곪지 않게 하는 등 소염작용이 세다.

【구담】 말려 두었던 것을 물에 불려 터쳐서 솜이나 천에 발라 부은 곳에 붙인다. 신선한 구담은 그대로 터뜨려 발라도 좋다.

【뱀허물(사퇴)】 뱀허물 가루낸 것 10g을 물에 개어 하루 2번 부은 곳에 갈아 붙인다.

【누룩, 소금】 누룩(가루낸 것)30g에 소금 10g을 넣고 식초로 개서 붙인다.

소아 장염일 때

어린이 급성 장염은 흔히 병원성 대장균, 적리균, 살모넬라균 등의 감염으로 생긴다. 경한 때에는 물기 많은 점액변 또는 점액과립변을 하루 4~5번 보며 간혹 열이 난다. 중증인 때에는 정신을 잃을 수 있으며 경련이 일어날 수 있다. 대변 횟수는 많을 때도 있고 때로는 관장한 다음에야 비로소 농성 점액변이 나오는 정도일 때도 있다. 손발은 차고 자주 헛배가 부른다.

치료하는 방법과 약초

【쇠비름(마치현)】 신선한 것 10g에 물 100ml를 넣고 달여서 하루 양으로 하여 여러 번에 나누어 먹인다.

【인동덩굴꽃】 100g에 물 500ml를 넣고 200ml가 되게 달여서 1~2살 되는 어린이에게 한번에 20ml, 3살 어린이는 20~30ml씩 하루 4~6번 먹인다.

【황련】 그늘에 말린 것 10g에 물 500ml를 넣고 150ml 되게 달여 1~2살 된 어린이에게 한번에 20~30ml씩 하루 4~6번 먹인다.

【마디풀(편축)】 신선한 것 10~20g을 물에 달여 하루 4~6번에 나누어 먹인다.

【붉은 여뀌풀, 옻나무 태운 재】 벌건 색을 띠는 여뀌풀(풀)1kg(마른 것)과 옻나무 태운 재 100g을 마련한다. 먼저 여뀌풀을 물에 달여 찌꺼기를 짜버리고 다시 걸죽해질 정도로 달인다. 여기서 옻나무 태운 재를 넣고 반죽하여 1알의 질량이 0.5g 되게 만든다. 1살까지는 한번에 1알, 2~4살은 한번에 2알씩 물에 잘 풀어서 하루 3~4번 끼니 전에 먹인다.

【짚신나물(용아초)】 풀을 말려 한번에 4~5g 정도씩 물에 달여 1~2살 된 어린이에게 하루 3~5번에 나누어 먹인다.

【붉나무벌레집(오배자)】 약한 불에 말려 가루낸 것을 밀가루로 반죽하여 알약을 만들어 2~3살 어린이에게 0.3~0.5g씩 하루 3~4번 끼니 뒤에 먹인다.

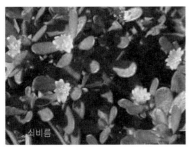
쇠비름

【소뿔, 구운백반】 잘게 부스러뜨린 소뿔과 구운 백반을 2:1의 비로 섞어 솥에 넣고 다 타도록 볶아서 가루낸다. 이것을 1~2살은 2.5g, 3~4살은 3g, 5~6살은 4g, 7~8살은 4.5g, 9~11살은 5.5g을 하루 양으로 하여 3~4번에 나누어 끼니 뒤에 먹인다. 보통 3~10일 동안 쓴다.

【선인장】 신선한 선인장에서 가시를 뜯어버리고 잘게 썰어서 햇볕 또는 불에 말려 가루낸다. 1~2살은 0.5~1g, 3살은 1~1.5g씩 하루 3~4번 먹인다.

【가죽나무뿌리껍질(저근백피), 목향(토목향)】 각각 같은 양을 보드랍게 가루 내어 고루 섞는다. 이것을 1살은 0.5~1g, 2살은 1~1.5g, 3살은 1.5~2g씩 3~5번 끼니 사이에 먹인다.

소아 척수마비 후유증이 있을 때

어린이 척수마비 후유증은 병을 앓고 난 다음에도 마비가 오래 남아 있으면서 근육이 쪼들고 관절에 기형이 생기며 마비성 강직이 온다. 또한 마비된 다리가 짧아지고 가늘어지며 허리(척주)가 구부러진다.

치료하는 방법과 약초

【으아리(위령선)】 으아리뿌리를 술에 축여 여러 번 쪄서 말려 가루낸 것을 한 알의 질량이 0.3g 정도 되게 알약을 만든다. 1살 된 어린이는 한번에 10알씩 하루 3번 먹인다.

【오갈피나무껍질(오가피)】 보드랍게 가루 내어 한번에 4~6g씩 하루 3번 먹인다.

【삼지구엽초(음양곽), 뽕나무겨우살이, 시호】 삼지구엽초 8g, 뽕나무겨우살이 8g, 시호 4g을 물에 달여 하루 3번에 나누어 먹인다.

【광대싸리】 잎이나 풀 4~6g을 물에 달여 3번에 나누어 먹인다.

【두충나무껍질】 신선한 것 30~50g와 돼지발쪽 1개에 물을 적당히 넣고 약한 불에 4시간 동안 달여 껍질 찌꺼기는 건져내고 약물과 고기를 하루 2번에 나누어 먹인다. 이런 방법으로 발쪽 10개를 먹인다.

【뽕나무뿌리껍질(상백피), 감초】 뽕나무뿌리껍질 0.5kg, 감초 0.1kg을 잘게 썰어서 물 1l를 넣고 약 2시간 동안 달여서 찌꺼기를 짜버리고 다시 물엿처럼 되게 졸인다. 한 알의 크기가 땅콩 알만하게 만들어 한번에

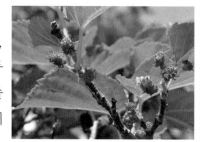

1~2알씩 하루 3번 끼니 사이에 먹인다.

【말뼈】 보드랍게 가루 내어 한번에 5g씩 하루 3번 먹인다.

소아 폐염(어린이 폐염)일 때

추운 계절, 삼출성 체질, 구루병, 영양실조증이 있는 어린이에게서 자주 생긴다. 처음에는 열이 38~39℃ 정도 또는 그 이상으로 오르면서 기침을 한다. 병이 점차 심해지면 어린이는 불안해 하고 숨결이 빨라지며 콧날개 호흡까지 하며 젖을 잘 빨지 못한다.

치료하는 방법과 약초

【흰가루병누에(백강잠)】 보드랍게 가루낸 것을 한번에 0.6g씩 하루 2번 물에 타서 먹인다.

【쇠비름(마치현)】 10~12g을 물 200ml에 넣고 50ml가 되게 달여서 1~2살 된 어린이에게 하루 3~5번에 나누어 먹인다. 그 찌꺼기로는 가슴찜질을 해주어도 좋다.

【인동덩굴꽃(금은화), 개나리열매】 각각 8~10g을 물에 달여 하루 4~6번에 나누어 먹인다. 또는 각각 같은 양을 보드랍게 가루 내어 1~2살은 1.3g, 3~4살은 1.5g을 하루 양으로 하여 3번에 나누어 끼니 전 또는 끼니 사이에 먹인다.

【선인장】 짓찧어 낸 즙에 설탕가루 또는 꿀 알맞은 양을 넣고 한번에 5ml씩(1~2살 어린이) 하루 3번 끼니 뒤에 먹인다.

【매발톱나무뿌리】 신선한 것 10~15g을 물에 달여 3~5살의 어린이에게 하루 3~5번 나누어 먹인다.

【무, 꿀(봉밀)】 무를 강판에 갈아서 그릇에 담아 이것이 잠길 정도로 꿀을 넣고 잘 섞은 다음 솥에 넣고 푹 쪄서 짜낸 물을 한번에 1살까지는 7ml, 2살은 10ml, 3살은 15ml, 4~5살은 20ml, 5살 이상은 25ml씩 하루 3번 먹인다.

소아마비일 때

 뇌성과 척수성이 있는데, 전자는 태내 혹은 분만할 때의 이상이나 또는 뇌염에 의하여 생기고, 후자는 유행성 척수염을 앓은 뒤에 남는 증상이다. 그 증세는 처음에 갑자기 고열이 나고 2~3일이 경과하면 사지가 마비되며 심하면 불구자가 된다.

치료하는 방법과 약초
【뽕나무가지(상지), 수세미오이】 각각 40g을 물에 달여 1~3번에 갈라 먹인다. 물에 달이면서 그 김을 마비된 쪽에 쐬어도 좋다.
【오갈피(오가피), 인삼】 각각 같은 양으로 가루 내어 졸인 꿀로 반죽해서 알약을 만들어 한번에 1~2g씩 하루 3번 먹인다.
【범뼈(호골)】 보드랍게 가루 내어 한번에 1~2g씩 하루 3번 먹인다.
【들국화, 인동등, 까지콩(백편두)】 각각 20~30g을 물에 달여 하루 2~5번에 갈라 먹인다.

술 먹고 체한 데

 식체는 실증과 허증으로 나누는데 실증일 때는 가슴이 답답하고 배가 트지근하며 시간이 오래되면 썩은 냄새가 나는 트림을 하고 점차 배가 몹시 아프면서 메스꺼워 게우며 입맛을 잃고 심하면 음식냄새조차 꺼리며 머리가 아프고 설사를 하는 수도 있다.

치료하는 방법과 약초
【팥】 10~20알을 날것대로 씹어 먹거나 50~100g을 삶아서 팥물과 함께 먹는다.
【녹두】 볶아서 한번에 30g씩 하루 3번 물에 달여 끼니 뒤에 먹는다. 술을 마신 뒤에 소화가 잘 안되고 머리가 무거우며 배가 아프고 설사하는 때에 좋다.
【오이】 생오이를 자주 먹거나 오이덩굴을 짓찧어 즙

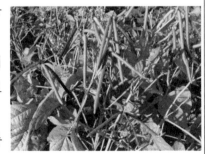

을 내어 먹는다.

【칡뿌리】 신선한 칡뿌리를 짓찧어 즙을 내어 한번에 50ml 씩 하루에 여러 번 먹거나 500g을 물에 달여 3번에 나누어 끼니 뒤에 먹는다.

【은행나무】 가지를 잘게 썰어 물에 달여 한번에 100~150ml 씩 끼니 뒤에 먹는다.

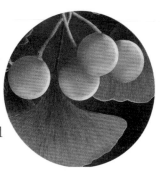

술중독일 때

빈속에 술을 많이 먹으면 5분 지나서 몸에 퍼지면서 중독이 나타나기도 한다. 이때에는 얼굴이 붉어지면서 흥분되기 시작한다. 좀 심해지면 메스꺼움, 구토 증상이 나타나며 비틀거리며 혀가 꼬부라져 말도 제대로 하지 못한다. 더 심해지면 정신을 잃고 쓰러진다.

치료하는 방법과 약초

【붉은팥】 20g 정도를 끓여 그 물을 받아 하루 3번 마시든가 마른 팥을 한번에 10~20g씩 씹어 먹으면 좋다.

【감나무잎차】 잎을 적당히 뜯어서 물에 달여 먹으면 술이 빨리 깬다.

【검은콩(흑두)】 검은콩 180ml를 물 540ml에 넣어 달인다. 물이 반쯤 되면 하루 동안에 몇 번 나누어 마신다.

【알로에(노회)생즙】 알로에를 깨끗이 씻어 가시는 버리고 강판에 갈아 즙을 한잔만 마시면 다음날 만취해도 고생하지 않는다.

【감, 녹차】 만취했을 때 감을 먹거나 녹차를 마시면 속이 차츰 풀린다.

【자두】 자두를 소금에 일주일 동안 절였다가 햇볕에 말려 매일 식사 때마다 하나씩 먹으면 주독이 제거된다.

【무즙】 청주에 만취하여 기분이 나쁠 때나 술에 곤드레할 때 머리와 가슴을 젖은 수건으로 식혀주면서 될 수 있는 대로 매운 무로 즙을 내어 많이 먹는다.

【대나무잎】 맥주를 과음했을 때는 대나무잎 12~13개를 포개어 잘게 썰어서 540ml

의 물에 달인다. 물이 반쯤 줄어들면 하루 동안에 몇 차례 나누어 마신다.

【참나무버섯】 술과 함께 참나무버섯을 먹으면 중독이 오지 않을 뿐 아니라 중독된 경우에도 해독이 빨리된다.

【꿀(봉밀), 설탕】 꿀이나 설탕을 뜨거운 물에 풀어서 자주 마시게 한다.

【칡】 칡꽃을 보드랍게 가루 내어 한번에 3~4g씩 하루 3번 빈속에 먹거나 칡뿌리를 짓찧어 즙을 내어 마신다. 칡뿌리를 구역질이 나고 메스껍거나 갈증이 나는 데 쓰면 좋다.

【조개】 조갯살로 국을 끓여서 먹으면 술독을 푼다.

【수박】 즙을 내서 한번에 30~90g씩 하루 3번 먹는다.

【달걀】 메스껍고 구토가 심하며 누우면 빙빙 돌면서 진정할 수 없을 정도로 중독되었을 때 생달걀을 몇 개 먹는다. 자고 난 다음에도 머리가 아프면서 어질어질할 때 먹어도 좋다.

【녹두】 녹두나물을 메워서 양념을 하여 먹는다. 녹두는 중독으로 가슴이 답답하고 목이 마를 때 먹으면 효과가 나타난다.

【계내금】 주체로 인한 위장기능 약화와 적체에 계내금과 마른 산약을 같은 양으로 함께 빻아 가루 내어 매일 3차례 식후 또는 식간에 찹쌀죽물로 오동나무열매만한 환을 지어 술 절반과 물 절반을 섞은 술이나 온수로 60알씩 먹으면 된다.

【미나리즙】 술을 마신 후 열이 나는 데는 미나리를 깨끗이 씻어 낸 즙 반 컵에 홍당무 즙 반 컵을 섞어 마시면 된다.

【띠뿌리(모근)】 주독으로 오장육부가 상한 데는 띠뿌리를 찧거나 압착기로 즙을 짜서 그 즙을 한 되 마신다.

【돼지의 젖과 흰 개의 젖】 술을 끊으려면 매일 아침저녁 식간에 돼지 젖과 흰 개의 젖을 한 컵씩 마시면 술을 끊을 수 있다.

【도꼬마리씨】 술을 끊으려면 도꼬마리씨를 까맣게 태워 술에 넣어 마시면 차차 주량이 줄어든다.

【두부】 술을 너무 마셔 인사불성이 되었을 경우에는 먼저 머리를 냉수에 담그고 옷을 벗긴 후 온몸에 두부를 붙였다가 잠시 후에 갈아붙인다.

【식초】 인사불성이 된 데에는 식초를 양주잔으로 한잔 가량 먹이면 곧 정신을 차린

다. 물에 꿀을 약간 섞어 먹어도 좋다.

【시금치】 술에 취해서 깨지 못하는데 시금치를 뿌리째 짓 찧어 즙을 내어 여러 번 먹이면 깨어난다.

【배추씨】 배추씨를 가루 내어 한 숟가락을 먹으면 곧 술 에서 깨어난다.

【무】 적당한 양의 무를 깨끗이 씻어 껍질을 벗겨버리고 먹거나 짓찧어 즙을 짜서 먹는다.

산사

【멀떠구니】 말린 닭의 멀떠구니(닭의 밥통, 또는 계내금이라함)와 같 은 양의 갈분을 섞어 가루를 낸 다음 쪄서 환을 지어 술로 마신다. 환의 크기는 오동 나무씨만큼 한다. 한번에 50알씩 먹는다. 오래된 식체도 근치된다.

【갈근】 술을 마시고 탈이 난 데 갈근(생것)을 짓찧어 즙을 내어 먹거나 마른 갈근을 가루 내어 미음에 타서 먹는다.

【산사, 곶감, 건강】 술을 마시고 탈이 난 데 산사 19g, 곶감 6g, 건강 10g, 계피 10g을 물에 달여서 사탕가루를 타서 먹는다.

【마(서여)】 술에 위를 상한 데는 연한 마 하나를 껍질을 벗긴 후 술 1잔과 물 2잔을 부어 삶아 익힌 후 식기 전에 매일 아침 먹는다.

습관성 유산일 때

습관성 유산은 자궁이 작은 것, 자궁경관이 찢어졌거나 또는 닫기는 힘이 약할 때, 자궁이 앞 뒤로 구부러진 때, 몸의 다른 곳에 병이 생겼을 때(콩팥질병, 고혈압병)에 오는 수가 있다. 아 랫배와 허리가 내리눌리는 듯한 감이 나며 피가 약간 보이는 증상이 있다.

치료하는 방법과 약초

【호박덩굴】 말려 가루낸 것을 임신 2~9달까지 매일 한 숟가락씩 먹는다.

【총백(파흰밑)】 임신중에 이러저러한 원인으로 유산될 우려가 있을 때 혹은 임신 중

에 아랫배가 아플 때 총백(파흰밑) 20개를 10cm로 잘라서 물 4ℓ를 넣고 1ℓ가 되게 달여 찌꺼기를 짜버리고 한번에 마신다. 또는 파국을 끓여 늘 먹으면 유산을 막는 데 좋다. 10~20번 달여 먹으면 좋다.

【단너삼(황기), 궁궁이(천궁), 쌀】 단너삼, 궁궁이 각각 5g을 거칠게 가루 내어 물에 달인 다음 찌꺼기를 짜버리고 그 물에 쌀을 넣고 죽을 쑤어 먹는다.

【속단, 두충】 각각 같은 양을 보드랍게 가루 내어 졸인 꿀로 반죽해서 알약을 만들어 한번에 6~8g씩 하루 3번 끼니 뒤에 먹는다.

【약방동사니, 차조기잎(자소엽)】 약방동사니 8g, 차조기잎 20g을 물에 달여 하루 2번에 나누어 끼니 사이에 먹는다. 또는 위의 약을 각각 같은 양으로 보드랍게 가루 내어 한번에 4~8g씩 하루 3번 먹을 수도 있다.

【속단, 밤나무겨우살이】 각각 같은 양을 가루낸 것 10~12g을 넣고 쌀죽을 쑤어 먹는다.

【황련】 가루 내어 한번에 6~8g씩 하루 3번 술에 타서 끼니 뒤에 먹는다. 눈이 붉어지고 몹시 불안해하고 허리가 아프면서 피가 보일 때 쓰면 유산을 막을 수 있다.

【잣(해송자)】 50~100g을 하루 양으로 하여 새참으로 계속 까먹는다.

【속단, 속썩은풀(황금)】 각각 8~10g을 물에 달여 하루 2~3번에 나누어 끼니 뒤에 먹는다.

【두충, 속단, 마(서여)】 두충, 속단을 각각 12g, 마 6g을 보드랍게 가루 내어 졸인 꿀로 반죽하여 알약을 만들어 한번에 6~8g씩 하루 3번 끼니 뒤에 먹는다.

【갖풀(아교)】 땅콩알 크기로 썰어 불에 볶은 것을 보드랍게 가루 내어 한번에 7~8g씩 하루 3번 먹는다.

【갖풀(아교), 약쑥(애엽), 총백(파흰밑)】 갖풀, 약쑥 각각 15g, 총백(파흰밑) 한 개를 물에 달여 하루 2번에 나누어 먹는다.

습진이 있을 때

급성 습진은 처음에는 피부염과 비슷하게 증상이 나타나며 점차 뾰루지, 작은 물집, 고름집,

더데가 생긴다. 약간 부어 있는 정도일 때도 있고 좁쌀알 또는 쌀알 크기의 물집들이 여기저기 널려 있거나 뭉쳐 있어 몹시 가려운 때도 있다. 만성 습진은 급성 습진이 좀 나았다가는 도지면서 거듭 오래 계속될 때를 말한다.

치료하는 방법과 약초

【싸리나무】 싸리나무를 약 20cm 길이로 잘라서 한줌되게 묶어 한쪽 끝을 좀 높이고 불을 피우면 다른쪽 끝에서 기름이 흘러내린다. 이렇게 얻은 기름을 하루 1~2번씩 습진이 생긴 곳에 바른다.

【소태나무(고목)】 가는 줄기와 잎 100g에 4배 양의 물을 붓고 12시간 정도 달여 찌꺼기를 짜버린 다음 녹말 10~20g을 넣고 잘 저어서 그릇에 담아두고 하루 1~2번 바른다.

【유황, 백반(명반)】 각각 같은 양을 보드랍게 가루 내어 국소에 하루 2번씩 바른다.

【백반, 너삼(고삼), 술】 구운백반과 너삼 각각 30g을 보드랍게 가루낸 데다 술(소주) 150ml를 붓고 고루 섞는다. 여기에 약천을 담가 적셔서 가려운 곳을 가볍게 비벼준다.

【쇠비름(마치현), 민들레(포공영)】 20~40g에 물 2~3ℓ를 붓고 15~20분 동안 끓인 것으로 국소를 씻는다.

【송진(송지), 돼지기름(저지)】 송진 20g에 돼지기름 40g을 함께 끓여서 국소에 하루 2~3번씩 바른다.

【오이풀】 뿌리를 불에 태워서 보드랍게 가루낸 것 30g에 바셀린 70g을 넣고 고루 섞이게 개어서 국소에 하루 1~2번 바른다.

【구담, 밀가루】 구담 3개를 따스한 물에 담갔다가 밀가루 100g에 잘 섞은 다음 물을 넣고 개어서 바른다.

【소뼈, 돼지기름(저지)】 소뼈를 불에 태워서 보드랍게 가루낸 것을 돼지기름에 개어 하루 2~3번씩 바른다.

【오리기름】 오리기름을 습진이 생긴 곳에 바른다.

【뱀도랏열매(사상자)】 30g에 물 200ml를 넣고 끓이면서 그 김을 국소에 쏘이고 그 물로 습진이 생긴 곳을 씻는다. 또는 보드랍게 가루 내어 바셀린(돼지기름)에 개어서 발라도 좋다.

【닭털, 바셀린】 닭털을 태워서 낸 재 30g에 바셀린(돼지기름)을 넣고 고루 섞이게 개어서 바른다. 2~3일 바르면 가려움이 멎고 물기가 없어지면서 꾸덕꾸덕해진다.

식도암일 때

식도 하부와 가슴부(흉부) 식도에 생기며 식도 종양 가운데서 많은 비율을 차지한다. 술, 뜨거운 음식, 자극성 음식을 즐기는 사람에게서 자주 본다. 초기증상은 식도부위에 이물감, 삼키기장애(연하장애), 음식물이 걸리는 느낌, 삼킬 때 아픈 감 등이다.

치료하는 방법과 약초

【마(산약)】 생마뿌리를 잘게 썬 것 500g을 60% 술 2l에 담가 우러난 것을 하루 50~100ml씩 3~4번에 나누어 빈속에 먹는다.

【해삼】 말려 가루낸 것을 한번에 7~10g씩 하루 3번 먹는다.

【등대풀(택칠)】 풀 20~30g을 물에 달여 하루 2~3번에 나누어 먹는다.

【젖풀】 신선한 젖풀의 잎과 줄기를 짓찧은 것 500g을 40% 술 2l에 담그어 하룻밤 지나서 찌꺼기를 짜 버리고 한번에 10ml씩 하루 3번 끼니 전에 먹는다.

【기와버섯(운지)】 기와버섯(벗나무기와) 100g을 1l의 물에 넣고 달여서 거른다. 또 물 1L를 넣고 2시간 동안 달인 다음 찌꺼기를 걸러서 처음 걸러낸 물과 합하여 전량이 1l가 되도록 다시 졸여서 7~10ml씩 하루 3번 먹는다.

【활나물】 9~15g을 물에 달여 하루 3번에 나누어 먹는다.

【갈퀴덩굴】 신선한 풀 120g을 물에 달여 하루 3번에 나누어 먹는다.

식도에 이물이 걸렸을 때

물고기뼈, 고깃덩어리, 돈, 옷핀침 등 좀 작은 것이 걸렸으면 음식물이나 침을 삼킬 때마다 아프면서 넘기기 힘들다. 큰 고기뼈가 걸렸으면 넘길 때마다 앞가슴이 아프고 심하면 아픔이 어깨쪽으로 퍼진다.

치료하는 방법과 약초

【부추죽】 부추를 따서 깨끗이 씻은 다음 죽에 넣어 먹으면 부추의 띠가 뼈에 감겨서 내려가므로 뼈가 그대로 빠져 나온다.

【봉선화씨】 3g을 보드랍게 가루 내어 더운 물로 먹는다. 봉선화의 줄기를 짓찧어 즙을 내어 한번에 10~15ml 마셔도 된다.

【식초】 식초를 1% 되게 희석하여 입 안에 물고 있다가 조금씩 자주 넘긴 다음 엿을 먹든가 가지를 삶아 먹으면 목에 걸린 뼈가 빠질 수 있다.

【고구마와 파】 고구마를 강판에 쳐서 그대로 먹거나 파를 길쭉하게 잘라서 많이 먹는다.

【생달걀】 목 안에 작은 뼈가 걸렸을 때에는 생달걀을 깨서 입에 물었다가 한 번에 삼킨다.

【쌈】 상치나 배추 잎으로 쌈을 싸서 먹는다. 목에 걸린 뼈가 상치나 배추 섬유에 걸려서 빠져 내려간다.

식욕부진이 왔을 때

입맛이 없다는 것은 몸 안에 어떤 병이 생겼다는 신호이기도 하다. 정신적으로 피로하거나 잠을 못 잤을 때에는 침과 위액이 잘 나오지 않으므로 입맛이 떨어진다. 특히 위병이나 소대장염이 있으면 입맛이 점점 없어진다. 변비가 오래 계속되어도 입맛이 떨어진다.

치료하는 방법과 약초

【귤껍질(진피)】 20~30g을 물에 달여 하루 2~3번에 나누어 끼니 사이에 먹는다.

【찔광이(산사)】 20~30g을 물에 달여 하루 2~3번에 나누어 끼니 사이에 먹는다.

【생강】 짓찧어서 즙을 짜내어 한번에 4~5ml씩 하루 1~2번 끼니 사이에 먹는다.

【마늘】 굽거나 쪄서 끼니 전에 5~6쪽씩 먹는다.

【닭위속껍질(계내금)】 말려 보드랍게 가루 내어 한번에 3~4g씩 하루 3번 끼니 뒤에 먹는다. 건강을 같은 양 섞어 보드랍게 가루 내어 한번에 3~4g씩 하루 3번 먹어도 된다.

【보리길금(맥아), 약누룩(신골)】 각각 같은 양을 보드랍게 가루 내어 한번에 3~4g씩 하루 3번 끼니 사이에 먹는다.

식은땀이 날 때

몸이 쇠약하여 병적으로 나는 땀을 말한다.

치료하는 방법과 약초

【홍화】 홍화 15g을 물로 달여서 하루에 2번 먹는다.

【뽕잎】 뽕잎을 가루 내어 한번에 3~6g씩 하루 한번 끼니 사이에 밥물로 먹는다. 7일간 계속 먹는다.

【마황뿌리, 황기, 모려】 마황뿌리 15g, 황기 15g, 모려 15g을 가루 내어 한번에 5g씩 하루에 2번 먹는다.

【황기, 모려분】 황기 30g을 물 500g에 달여서 하루에 2번 나누어 거기에 모려분 15g을 넣어 빈속에 먹는다.

【부소맥】 적당한 양의 부소맥을 불에 누렇게 닦아서 가루 내어 한번에 한 숟가락씩 하루에 3번 끼니 뒤 1시간 후에 먹는다.

【황기, 백출, 방풍】 허약하여 식은땀이 자주 나는 데는 황기 25g, 백출 15g, 방풍 10g을 물에 달여서 하루에 2번 먹는다.

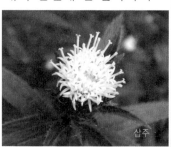
삽주

【오미자, 맥문동, 사삼】 허약하여 식은땀이 자주 나고 입

안이 마르는 데는 오미자, 맥문동, 사삼 각각 15g을 물로 달여서 하루에 2번 먹는다.

【옥죽, 방풍, 황기】 땀이 몹시 나는 데는 옥죽 15g, 방풍 15g, 황기 15g, 사삼 15g을 물로 달여서 하루에 2번 먹는다.

【백작, 산조인, 오매】 땀이 몹시 나는 데는 백작 25g, 산조인(닦은 다음 짓찧는다) 20g, 오매 20g을 물로 달여서 하루에 2번 먹는다.

【검은콩, 부소맥, 오매】 검은콩 15g, 부소맥 10g, 오매 1개를 물로 달여서 하루에 2번 먹는다.

【부소맥, 찰벼뿌리】 부소맥 50g, 찰벼뿌리 50g을 물 한사발을 두고 달여서 반사발이 되면 이것을 2번에 나누어 먹는다.

【쑥, 오매】 쑥7g, 오매 5개에 물 두 사발을 부어 한사발이 되도록 달여서 자기 전에 복용한다.

【옥수수대심】 적당한 양의 옥수수대심을 물로 달여서 수시로 먹는다.

【물 위에 뜬 밀】 물 위에 뜬 밀을 볶아 가루 내어 하루에 10g을 3번 나누어 끼니 사이에 밥물로 먹는다.

【뽕나무잎】 적당한 양의 뽕나무잎을 말려 가루 내어 한번에 10g씩 하루에 2번 미음에 타서 빈속에 먹는다. 이렇게 며칠간 먹으면 낮는다.

【도노, 오매, 파】 도노 1개를 오매 2개와 파뿌리 5~6개를 함께 섞어 끓인 물을 매일 3번씩 마신다.

【백복령, 애엽】 백복령 30g, 애엽 40g을 물 500ml에 달여서 하루에 3번으로 나누어 빈속에 먹는다.

【부추, 달걀】 부추를 달걀과 함께 쪄서 먹는다.

【돼지간】 밥을 먹으면 곧 땀이 나는 증세에는 돼지간을 잘게 썰어 기왓장 위에 놓고 구워 말린 다음 가루 내어 흰죽물에 개어 오동나무 열매 크기의 알약을 만들어 빈속에 50알씩 먹는다.

【부추즙】 갑자기 가슴, 등, 양쪽 옆구리가 찌는 듯이 아프며 식은땀이 흐르는 데는 부추를 뿌리째 깨끗이 씻어 즙을 짠 후 약간의 생강즙을 섞어 한 컵씩 복용한다.

【원지, 사삼, 오미자】 원지 10g, 사삼 15g, 오미자 5g을 물로 달여서 하루에 2번 먹는다.

식중독에 걸렸을 때

식중독은 여러 가지 원인에 의하여 생기는데 주로 살모넬라균에 의하여 생기는 것이 많다. 이 균은 조개나 낙지, 고기, 달걀 등이 변질된 곳에서 빨리 자라면서 나쁜 독소를 만들어낸다. 이것을 사람이 먹으면 식중독에 걸린다.

치료하는 방법과 약초

【식초】 메스껍고 배가 아프면서 설사가 날 때 식초를 30ml 정도 마신다. 식중독이 심하지 않은 초기에 좋다.

【흰양귀비】 풀 6~10g을 물 200ml에 달여 하루 3번에 나누어 먹는다.

【짚신나물(낭아)】 짚신나물 30g을 물 200ml에 달여서 한번에 먹는다.

【참외꼭지(과체), 팥】 참외꼭지와 팥을 각각 같은 양 가루 내어 하루 2g씩 한번에 먹는다.

【감초, 검정콩(흑두), 게루기】 감초와 검정콩을 각각 38g, 게루기 12g을 물에 달여서 하루 3번에 나누어 먹는다. 또는 감초, 검정콩을 각각 20g을 물에 달여 하루 1~2번 먹어도 좋다.

256

신경성피부병(피부신경증)일 때

국한성 신경성 피부염 때에는 목덜미, 목 때로는 겨드랑이, 음부, 넓적다리 안쪽, 무릎을 구부리는 쪽에 잘 생긴다. 피부가 발작적으로 가려우면서 차츰 그 부위에 좁쌀~팥알 크기의 만성 염증성 구진이 돋는다.

치료하는 방법과 약초

【달걀, 식초】 아가리가 작은 사기그릇에 달걀 5~10알을 넣은 다음 식초를 달걀이 다 잠기도록 부어 넣고 뚜껑을 잘 막아 그늘진 땅에 50cm 깊이로 묻어둔다. 5~14일 지나서 꺼내어 한번에 한 알씩 그릇에 까 넣고 고루 섞이게 잘 저어서 피부염이 생긴 곳에 1~2번 바른다.

【느릅나무뿌리껍질(유백피) ,황경피나무껍질(황백피)】 느릅나무뿌리껍질 100g, 황경피나무껍질 200g을 물 5l에 넣고 달여서 1l 되게 졸인 것을 피부염이 생긴 곳에 하루 2~3번 바른다.

【마늘, 바셀린】 신선한 마늘을 짓찧어 즙을 내어 바셀린 또는 식물성 기름에 섞어 30% 연고를 만들어서 국소에 바른다.

【가뢰(반묘), 알코올】 가뢰 15g을 70% 알코올이나 60% 술 100ml에 한 주일 동안 담가서 우려낸 것을 약솜에 묻혀서 조금씩 국소에 바른다.

【호두살, 아연화연고】 호두살을 짓찧어 거멓게 되면서 기름이 나올 때까지 볶은 다음 유리그릇이나 사기그릇에 넣고 짓이긴다. 이렇게 짓이긴 것 30~50g에 아연화연고 30~50g을 넣고 고루 섞이게 잘 개어서 피부염이 있는 곳에 바른다.

【백반(명반), 너삼(고삼)】 구운 백반과 너삼뿌리 각각 30g을 보드랍게 가루 내어 술 150ml를 붓고 고루 섞는다. 여기에 약천을 담가 적셔서 가려운 곳을 가볍게 비벼준다. 가려움을 멈추는 효과가 있다.

【검화】 뿌리 8~20g을 물에 달여서 하루 3번에 나누어 먹는다. 그리고 달인 물로 피부를 씻기도 한다.

신경쇠약(신경쇠약증)일 때

증상은 별스럽지 않은 일에 쉽게 흥분되고 자기감정을 억제하지 못한다. 머리가 몹시 아프고 어지럽다. 잠을 잘 자지 못하고 꿈이 많다. 주위집중력이 나빠지고 잊어버리기를 잘한다. 가슴이 활랑 거리고 숨이 차며 심장 부위가 답답하다. 손발이 차거나 저리며 입맛이 없고 소화장애가 있다.

치료하는 방법과 약초

【살맹이씨(산조인)】 25~30g을 물에 달여 하루 2~3번에 나누어 끼니 뒤에 먹는다.

【영지】 12g을 물에 달여 하루 2번에 나누어 끼니 사이에 먹는다.

【고본】 보드랍게 가루 내어 하루 6~9g을 2~4번에 나누어 아무 때나 먹는다. 10~15g을 물에 달여 하루 2~3번에 나누어 먹어도 된다.

【애기풀】 풀 20~30g을 물에 달여 밤에 자기 전에 먹는다.

【구릿대(백지), 소골】 구릿대뿌리를 보드랍게 가루낸 것 20g을 소골 50g과 같이 쪄 익혀서 하루 2번에 나누어 먹는다.

【길초v 15~20g을 물에 달여 하루 3번에 나누어 끼니 뒤에 먹는다.

【솔잎, 박하잎】 그늘에 말린 솔잎과 박하잎을 9:1의 비로 섞어 베개를 만들어 늘 베고 잔다. 한번 만든 베개는 2~3일마다 속을 바꾸어 넣는다. 이렇게 하면 잠이 잘 오고 깊이 잔다.

신우염일 때

주로 대장균, 포도알균, 사슬알균 등에 의하여 생긴다. 병의 진행정도에 따라 급성과 만성으로 나눈다. 급성 신우염 때에는 갑자기 춥고 떨리면서 열이 나며 콩팥 부위가 아프다. 오줌에는 피고름이 섞여 나온다. 만성 신우염은 대부분이 급성기 치료를 잘못하여 생긴다.

치료하는 방법과 약초

【율무쌀(의이인)】 율무쌀을 망에 갈아서 가루낸 것을 죽이나 떡으로 만들어 한번에 50g씩 하루 2~3번 끼니 사이에 먹는다.

【개나리열매】 15~18g을 물에 달여 하루 2~3번에 나누어 끼니 뒤에 먹는다.

【마디풀】 8~15g을 물에 달여서 하루 3번에 나누어 끼니 뒤에 먹는다.

【결명씨, 율무쌀(의이인), 강냉이수염】 결명씨, 율무쌀 각각 8~12g, 강냉이 수염 50g을 물에 달여 하루 2~3번에 나누어 먹는다.

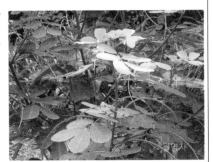
결명자

신장결석(콩팥결석)일 때

증상은 콩팥 부위에 참기 어려운 선통발작이 오는 것이다. 아픔은 결석이 작고 겉이 울퉁불퉁할 때 더 심하다. 발작 때에는 오줌량이 적고 피오줌을 누며 발작이 끝나면 오줌량이 많아진다.

치료하는 방법과 약초

【마디풀】20g을 물 200ml에 달여 하루 3번에 나누어 먹는다.

【으름덩굴열매, 율무쌀(의이인)】으름덩굴의 열매, 율무쌀 각각 30g을 물에 달여 설탕을 타서 하루 2~3번에 나누어 먹는다.

【닥풀꽃】볶아서 보드랍게 가루 내어 한번에 4~5g씩 하루 3번 끼니 전에 미음으로 먹는다. 씨 30~40알을 보드랍게 가루 내어 물에 달여 먹어도 좋다.

【앵두나무뿌리속껍질】잘게 썬 것 40~50g을 물에 달여 하루 2~3번에 갈라 먹는다.

【간유】한번에 10g씩 하루 3번 먹는다. 간유에 들어 있는 풍부한 양의 비타민 A는 콩팥결석을 예방할 뿐 아니라 결석을 녹여서 쉽게 빠져나가게 하는 작용이 있다.

【강냉이수염】40~50g을 물에 달여 하루 2~3번에 나누어 끼니 뒤에 먹는다.

【병꽃풀】10~20g을 물에 달여 하루 3번에 나누어 먹는다.

【호박, 꿀】묵은 호박의 꼭지를 따고 속을 파낸 다음 꿀 한식기를 넣고 꼭지를 덮어서 시루에 찐다. 다음 짜서 걸쭉한 물을 받아 한번에 50~100ml씩 하루 2~3번 먹는다.

【골풀속살(등심초), 길짱구씨(차전자)】골풀속살 한줌, 길짱구씨 10g을 물에 달여 하루 2번에 갈라 끼니 뒤에 먹는다.

【호두살, 콩기름】호두살 200g을 콩기름에 튀겨내어 설탕가루를 넣고 갈아서 1~2일 안에 다 먹는다.

【한삼덩굴(봉루)】신선한 줄기 또는 뿌리 200~250g을 짓찧어 즙을 내어 그대로 마시거나 즙에 더운 물을 타서 한 에 먹는다.

【멍석딸기】신선한 뿌리 또는 풀 100~120g을 잘게 썰어 술 또는 식초.100~120ml와 물을 적당히 넣고 약 1시간 달여서 하루 2~3번에 나누어 끼니 뒤에 먹는다.

신장결핵(콩팥결핵)일 때

증상은 오줌자주누기, 오줌 눌 때의 아픔, 흐린 오줌, 피오줌 등이 있으며 앓는 콩팥 부위의 아픔 특히 두드릴 때의 아픔이 있다. 온몸증상으로서 여위고 미열이 나며 나른한 감, 피로감, 빈혈이 있으며 혼합감염이 있을 때 높은 열이 있으며 일반상태가 나빠진다. 방광결핵, 전위선결핵, 부고환결핵 등이 따라 나타나기 쉽다.

치료하는 방법과 약초

【뽕나무뿌리껍질(상백피)】 잘게 썬 것을 하루 10g씩 물에 달여 3번 나누어 이소니찌드와 같이 먹는다.

【측백잎(측백엽)】 하루 30~40g씩 물에 달여 2~3번에 나누어 먹는다.

【송라】 하루 10~15g씩 물에 달여 3번에 나누어 먹는다.

【선인장】 하루 40~50g씩 물에 달여 3번에 나누어 먹는다. 가시를 다듬어 버린 신선한 선인장 1kg을 짓찧은 다음 참깨기름 60g, 마늘 (짓찧은 것) 300g, 설탕 800g을 고루 섞어 2~3일 동안 두었다가 한번에 한 숟가락씩 하루 3번 먹는다. 즙을 내어 먹어도 좋다.

【왕지네(오공)】 대가리와 발을 떼버리고 약한 불에 말려 보드랍게 가루낸 것을 한번에 3~5마리분씩 하루 2~3번 끼니 뒤에 먹는다.

신물이 넘어오는 신트림일 때

신물을 게우는 증을 말한다. 신물이 목구멍까지 올라왔다가 내려가는 것은 탄산이고 내려가지 않고 게우는 것은 토산, 즉 신트림이다.

치료하는 방법과 약초

【오징어뼈(오적골)】 껍데기를 벗기고 닦아서 가루 내어 한번에 4~5g씩 더운 물에 타서 끼니 사이에 먹는다. 신물이 올라 올 때 먹는다.

【삽주(창출) 또는 흰삽주(백출)】 쌀 씻은 물에 담그었다가 햇볕에 말리거나 불에 말려

보드랍게 가루내서 한번에 4~6g씩 하루 3번 끼니 뒤에 먹는다. 명치 밑이 트직하고 신물이 올라오는 데 쓴다.

【황련, 오수유】 황련 20g, 오수유 10g을 물에 달여 하루 3번에 나누어 끼니 뒤에 먹든지 가루내어 6~8g씩 하루 3번 끼니 뒤에 먹는다.

【오징어뼈(오적골), 감초】 껍데기를 벗기고 물에서 말려 가루낸 오징어뼈와 닦아서 가루낸 감초를 4:1 또는 3:1의 비율로 고루 섞어 한번에 4~6g씩 하루 3번 끼니 뒤에 먹는다.

【오수유, 생강】 오수유 10~20g을 생강 7~8g과 함께 물에 달여 끼니 뒤에 먹는다.

【소뼈】 태운 재를 가루 내어 한번에 4g씩 하루 3번 먹든지 감초가루와 4:1의 비율로 섞어 신물이 올라오고 명치 밑이 쓰릴 때마다 먹는다.

황련

심계항진(가슴두근거리기, 동계)일 때

 건강한 사람들이 심장이 뛰는 것을 스스로 느끼게 되는 것은 몹시 흥분하거나 심한 운동을 할 때다. 그러나 심장병이 있어 심장이 제대로 일하지 못하거나 폐에 병이 있을 때, 빈혈이 있거나 심장활동을 통제하는 신경이 지나치게 흥분되었을 때는 가슴 두근거림이 나타난다.

치료하는 방법과 약초

【살맹이씨(산조인)】 15~20g을 물에 달여 하루 2~3번에 나누어 먹는다. 또는 볶아서 가루 내어 한번에 6~8g씩 하루 3번 더운 물에 타서 끼니 사이에 먹어도 된다.

【복풀】 말린 것 60g을 끓는 물 200ml에 넣고 뚜껑을 덮은 다음 10분 동안 놓아두었다가 거른 물을 하루 3번에 나누어 먹는다.

【솔뿌리혹(솔풍령), 주사】 5:1의 비로 섞어서 보드랍게 가루 내어 한번에 4~6g씩 하루 3번 먹는다.

【영사, 꿀(봉밀)】 영사를 보드랍게 가루 내어 한 번에 2g씩 꿀 15g에 개어 하루 1~2번 아침저녁 끼니 전에 먹는다.

【찔광이(산사)】 30g에 물 400ml를 두고 달여 하루 3번에 나누어 끼니 사이에 먹는다.

【돼지염통, 영사】 돼지염통 한 개 안에 영사 2g을 넣고 쪄 익혀서 한 번에 먹거나 2번에 나누어 먹는다.

【연꽃열매】 신선한 것 20~30g을 소금을 조금 넣고 물에 달여 하루 2~3번에 나누어 먹는다.

【살맹이씨, 측백씨, 연꽃열매】 살맹이씨, 측백씨, 연꽃열매를 각각 같은 양 보드랍게 가루 내어 한번에 4~5g씩 하루 3번 먹기도 한다.

심근염(심근 염증)일 때

심근에 기질적인 변화가 오고 거기에 염증이 생기는 병이다. 이 병은 흔히 류머티스와 편도염, 디프레리아, 폐염 등 감염성 질병이 원인으로 된다. 주증상은 가슴이 항상 활랑거리고 심장 부위가 언제나 불쾌하며 묵직하고 답답하다.

치료하는 방법과 약초

【찔광이(산사)】 보드랍게 가루 내어 한번에 5~6g씩 하루 3번 끼니 사이에 먹는다. 또는 신선한 열매는 50g, 꽃은 20~30g을 물에 달여 하루 3번에 나누어 끼니 사이에 먹는다.

【연꽃열매】 하루 20g씩 물에 달여 2~3번에 나누어 끼니 사이에 먹거나 입쌀과 연꽃열매를 부스러뜨려 1:1의 비로 섞어 죽을 쑤어서 한번에 100~150g씩 하루 2~3번 끼니 사이에 먹는다.

【복풀】 잎을 보드랍게 가루 내어 한번에 0.5~0.7g씩 하루 3번 끼니 뒤에 먹는다.

【은조롱】 보드랍게 가루 내어 한번에 6~8g씩 하루 2~3번 더운물에 타서 끼니 사이에 먹거나 졸인 꿀로 반죽서 한 알의 질량이 0.3g 되게 알약을 만들어 한번에

20~30알씩 하루 3번 끼니 사이에 먹는다.

【쇠무릎풀(우슬)】 하루 30g씩 물에 달여 2~3번에 나누어 먹거나 술에 추겨 쪄서 햇볕에 말려 보드랍게 가루낸 것을 졸인 꿀로 반죽해서 한 알의 질량이 0.3g 되게 알약을 만들어 한번에 40알씩 하루 3번 더운물로 끼니 사이에 먹는다.

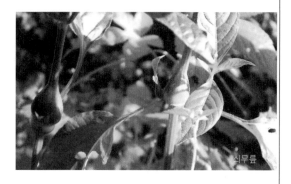
쇠무릎

【짚신나물(용아초)】 15~20g을 물에 달여 하루 2~3번에 나누어 끼니 사이에 먹는다.

【노루피】 한번에 20~30ml씩 하루 2~3번 끼니 뒤에 먹는다.

【은방울꽃, 팔파리(음양곽)】 은방울꽃 4.5g, 삼지구엽초 45g을 보드랍게 가루 내어 섞어서 한번에 5~10g씩 하루 2~3번 끼니 뒤에 먹는다.

【황기, 복수초】 황기 40g, 복수초 4g을 물에 달여 하루 3~4번 갈라 끼니 뒤에 먹는다.

【은방울꽃, 삼지구엽초】 은방울꽃 100g, 삼지구엽초 400g을 보드랍게 가루 내어 한번에 1g씩 하루 3번 끼니 뒤에 먹거나 물 600ml를 넣고 2시간 정도 달인 다음 찌꺼기는 짜버리고 다시 100ml되게 졸여서 한번에 2.0g씩 하루 3번 끼니 뒤에 먹는다.

【영사, 돼지염통】 돼지(또는 소)염통 1개 안에다 영사 4~5g을 넣어 쓰는데 염통의 핏줄 안에 영사를 넣고 잘 동여매서 단지나 남비에 넣고 뚜껑을 닫아 물가마에 들여놓아 쪄 익히거나 또는 젖은 종이로 5~7겹 정도 싸고 진흙으로 매질하여 불에 구어서 하루 2~3번에 나누어 끼니 뒤에 먹는다.

【영사, 달걀】 달걀 한쪽 끝에 구멍을 뚫고 영사 1~1.5g을 넣은 다음 젖은 종이로 구멍을 막고 삶아 끼니 뒤에 한 알씩 하루 3번 15일 정도 먹는다. 또한 영사 1g을 꿀에 섞어 먹어도 된다.

심부전일 때

대혈관을 통해서 심장으로 돌아오는 혈액을 심장이 충분히 박출할 수 없는 상태를 말한다.

치료하는 방법과 약초

【복수초】마른 잎을 보드랍게 가루 내어 한번에 0.3~0.5g씩 하루 2번 먹는다.

【강냉이수염】100g을 물에 달여 하루 2~3번 갈라 먹는다. 강냉이 수염은 이뇨작용이 있다.

【개정향풀뿌리】16g을 물 30ml에 담갔다가 약한 불에서 1시간 달인 다음 걸러서 달임약 200ml를 만든다. 한번에 100ml씩 하루 2번 끼니 뒤에 먹는다. 심박동수가 70~80번/분으로 줄면 한번에 50ml씩 먹는다. 약을 7~10일 써도 효과가 없거나 또는 이 기간에 부작용이 나타나면 더 이상 쓰지 않는다.

【은방울꽃】보드랍게 가루 내어 한번에 1~0.2g씩 하루 2~3번 먹는다.

심장신경증일 때

증상은 자그마한 일에도 잘 놀라고 가슴이 활랑거리며 숨이 차다. 또는 심장부위 아픔, 두통, 어지럼증, 잠장애 등도 겸해서 나타나는 때도 있다. 이런 증상들이 다른 일에 정신을 집중할 때에는 경해지거나 전혀 느끼지 못하게 되는 것도 이 병의 특징이다.

치료하는 방법과 약초

【측백씨(백거인)】증기에 쪄서 말려 약간 볶아 보드랍게 가루 내어 한번에 4g씩 하루 3번 따뜻한 물에 타서 끼니 사이에 먹는다.

【백복신, 주사】
5:1의 비로 섞어 보드랍게 가루 내어 한번에 4~5g씩 하루 3번 끼니 뒤에 먹는다.

【메대추씨(산조인)】25~30g을 물에 달여 하루 3번에 갈라 끼니 뒤에 먹는다. 보드랍게 가루 내어 한번에 3~~4g씩

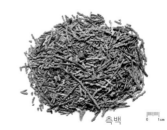

측백

하루 3번 먹어도 된다.

【메대추나무뿌리, 단삼】 메대추나무뿌리 40g, 단삼 16g을 물에 달여 끼니 뒤에 하루 2~3번 먹는다.

【오미자, 인삼, 메대추씨(산조인)】 오미자 15g, 인삼 5g, 메대추씨 10g을 물에 달여 하루 3번에 갈라 끼니 뒤에 먹는다. 보드랍게 가루 내어 두고 한번에 3~4g씩 하루 3번 먹기도 한다.

【영사(또는 주사), 돼지염통】 돼지 또는 소 염통 1개에다 영사 또는 주사 4~5g을 넣어 쓰는데 염통의 핏줄 안에 영사를 넣고 잘 동여매고 단지나 남비에 넣고 뚜껑을 닫아 물가마에 들여놓아 쪄 익히거나 또는 젖은 종이로 5~7겹 정도 싸고 진흙으로 매질 하여 불에 구워서 하루 2~3번에 나누어 끼니 뒤에 먹는다.

【달걀, 영사】 달걀 한쪽 끝에 구멍을 뚫고 영사 1~1.5g을 넣은 다음 젖은 종이로 구멍을 막고 삶아 끼니 뒤에 한 알씩 하루 3번 15일 정도 먹는다. 또한 영사 1g을 꿀에 섞어 먹어도 된다.

【연꽃열매】 보드랍게 가루 내어 한번에 3~4g씩 하루 3번 끼니 뒤에 먹는다.

【살맹이씨(산조인)】 25~30g을 짓찧어 물에 달여 하루 3번에 나누어 끼니 뒤에 먹거나 약한 불에 볶아 보드랍게 가루 내어 한번에 3~4g씩 하루 3번 끼니 뒤에 먹는다.

【길초】 15~20g을 물에 달여 하루 3번에 나누어 끼니 뒤에 먹는다.

【궁궁이(천궁), 길초】 궁궁이 150g, 길초 80g을 70% 알코올 1ℓ에 담그어 방안 온도에서 72시간 우린 다음 걸러서 한번에 3ml를 물 20ml에 타서 하루 3번 먹는다.

【석창포, 살맹이씨(산조인)】 각각 같은 양을 보드랍게 가루 내어 한번에 4g씩 하루 3번 끼니 뒤에 먹는다.

【대추, 총백(흰밑)】 대추 14알과 총백(파흰밑) 7개를 물에 달여 잠자기 전에 먹는다. 그러면 가슴이 편안해지고 잠이 잘 오며 깊이 잔다.

【달걀기름】 달걀노른자위를 볶음판 위에 놓고 검게 될 때까지 태운 다음 헝겊에 싸서 쥐어짜면 달걀기름이 나온다. 한번에 5g씩 하루 3번 끼니 뒤에 먹는다.

【석창포, 백복신, 메대추씨(산조인), 오미자】 석창포 12g, 백복신 20g, 메대추씨 12g, 오미자 16g을 보드랍게 가루 내어 소골로 반죽해서 알약을 만들어 한번에 5~6g씩 하루 3번 먹는다.

 원인에 따라 선천성 심장판막장애와 후천성 심장판막장애로 나누는데 후천성 심장판막장애가 많다. 심장판막장애 가운데서 제일 많은 비중을 차지하는 것은 승모판폐쇄부전 또는 승모판협착이다. 이때 일반적인 증상은 가슴두근거리기, 심장 부위 불쾌감, 답답한 감, 숨가쁨 등이다.

치료하는 방법과 약초

【은방울꽃】 꽃과 잎을 보드랍게 가루 내어 한번에 0.15~0.2g씩 하루 3번 끼니 뒤에 먹거나 1.2~1.5g을 하루 량으로 하여 물에 달여 2~3번에 나누어 끼니 뒤에 먹는다. 또는 뿌리 10g을 잘게 썰어 60% 알코올이나 40% 술 100ml에 10일 이상 담가두었다가 찌꺼기를 짜버리고 한번에 1ml씩 하루 3번씩 3일 동안 먹고 다음부터는 하루에 1ml씩 먹는다.

【쑥부지깽이】 풀 8~10g을 물에 달여 하루 2~3번에 나누어 끼니 사이에 먹는다. 또는 보드랍게 가루 내어 한번에 1~2g씩 하루 2~3번 끼니 사이에 먹는다.

【꽃다지씨(정력자)】 볶은 것 6~12g을 물에 달여서 하루 3번에 나누어 끼니 뒤에 먹거나 보드랍게 가루 내어 한번에 1~2g씩 하루 2~3번 끼니 뒤에 먹는다.

【달걀】 노른자위의 기름을 내어 한번에 3~4방울씩 하루 3번 끼니 전에 먹는다.

【은방울꽃, 살맹이씨(산조인)】 1:10의 비로 보드랍게 가루 내어 한번에 2~3g씩 하루 2~3번 끼니 뒤에 먹는다.

【은방울꽃, 삼지구엽초】 은방울꽃 10g, 삼지구엽초 15g에 물 600ml를 넣고 2시간 동안 달인 다음 찌꺼기를 짜버리고 다시 전량이 10ml한번에 1.5~2ml씩 하루 3번 끼니 뒤에 먹는다. 또는 보드랍게 가루 내어 한번에 1g씩 하루 3번 끼니 뒤에 먹는다.

【낚시둥굴레(황정)】 뿌리, 잎, 꽃, 열매를 다 쓰는데 15~20g을 물에 달여 하루 2~3번에 나누어 끼니 뒤에 먹는다.

【갯정향풀뿌리】 16g을 잘게 썰어 물 300ml에 담갔다가 약한 불에서 1시간 정도 달인 다음 찌꺼기는 짜버리고 100ml 나누어 끼니 뒤에 먹는다. 7~10일 정도 써서 효과가 없거나 가슴이 답답해지고 불안감이 나타나면 더 쓰지 말아야 한다.

【복풀】 잎을 보드랍게 가루 내어 한번에 0.1~0.2g씩 하루 2번 끼니 뒤에 먹는다. 또는 복풀과 단너삼을 1 : 2의 비로 섞어 보드랍게 가루 내어 한번에 2~3g씩 하루 3

번 끼니 뒤에 먹는다.

【등대풀(택칠)】 신선한 풀 30~40g을 물에 달여 하루 2~3번에 나누어 끼니 뒤에 먹는다. 또는 2~3 곳에 구멍을 뚫은 생달걀 2개를 등대풀 달인 물에 삶아 한번에 먹는데 하루 2번 먹는다.

【도루래(누고)】 대가리와 다리, 날개를 떼버리고 볶아서 보드랍게 가루 내어 한번에 2~3g씩 하루 3번 끼니 뒤에 먹는다.

십이지장충(십이지장충증, 채독)일 때

대변과 함께 밖으로 나온 알은 적당한 온도, 습도가 보장되면 자라서 3~5일 만에 감염성을 가지는 제3기 새끼벌레로 자라 입 또는 피부를 통해 사람 몸 안으로 들어간다. 제3기 새끼벌레가 몸 안에 들어와서 약 한 달 지난 다음 십이지장충의 증상들이 나타난다.

치료하는 방법과 약초

【오매】 숯불에 거멓게 그슬려 말린 다음 가루 내어 한번에 3g씩 하루 3번 끼니 뒤에 2~3일 동안 먹인다(5~8살). 이것을 먹이면 회충도 나가면서 복통증세가 나아진다.

【고련피】 잘게 썬 것 600g을 물 3l에 넣고 1l로 줄게 졸여서 한번에 10ml씩 하루 3번 끼니 뒤에 먹는다. 3일 동안 쓴다.

【고련피, 빈랑】 잘게 썬 고련피 40g, 빈랑 20g을 물에 달여 자기 전 빈속에 한번 먹는데 연거푸 2일 먹는다.

【솔잎】 닦아서 보드랍게 가루 내어 한번에 4~6g씩 하루 3번 먹는다.

【비자, 감초】 비자 20g, 감초 5g을 물에 달여 끼니 뒤에 먹는다.

【약능쟁이(헤노포티풀)】 보드랍게 가루 내어 한번에 5~6g씩 하루 2~3번 먹는다. 헤노포디풀에는 살충성분인 아스칼리돌이 들어 있다. 이 약을 먹을 때에는 기름기가 있는 식사를 하지 말아야 한다. 왜냐하면 살충성분이 흡수되어 중독을 일으킬 수 있기 때문이다.

【쇠비름(마치현)】 신선한 풀 150~300g 달인 물에 식초 50ml와 설탕가루를 달달할 정도로 넣고 하루 1~2번에 나누어 끼니 전에 먹는다. 연거푸 3일 동안 먹고 10~14일 동안 쉬었다가 다시 먹는다.

【담배풀열매】 보드랍게 가루 내어 빈속에 한번에 5~6g씩 식초로 먹는다. 담배풀열매 50g을 물에 진하게 달여서 두 번에 나누어 자기 전에 한번씩 먹는다.

【약쑥】 약쑥을 1.5cm 정도 되게 담뱃대처럼 말아서 불을 붙여 십이지장유충에 감염된 피부 국소 가까이에 대고 약 5분 동안 그 연기를 쏘인다.

【마늘(대산)】 10g을 잘 씻어 40% 술 100ml에 넣어 5~7일 지나서 한번에 20ml씩 하루 2~3번 먹는다.

【매화열매(오매), 조피나무열매(산초)】 각각 15g을 보드랍게 가루 내어 쌀가루를 적당량 넣어 반죽한 다음 한 알의 질량이 0.5g 되게 알약을 만들어 한번에 6~12알씩 먹는다.

【괴싱아】 풀 10g을 물에 달여 빈속에 한번에 먹고 한 시간 후에 설사약을 먹는다.

【뇌환】 40g을 물에 달여 하루 2~3번에 갈라 2~3일 먹는다. 약을 먹고 설사약을 먹으면 효과가 더 세진다.

아토피성 피부염일 때

치료하는 방법

• 집안의 온도와 습도를 항상 적정하게 유지시킨다. (온도 20 °C, 습도 50~60%)

• 집먼지나 진드기, 화학물질, 애완동물 등의 유발인자를 없애야 한다.

집안을 깨끗이 해 먼지진드기를 줄이는 것이 중요하다. 집먼지 진드기의 서식처인 카펫, 인형, 털이불, 커튼 등을 치우고 침대보다는 온돌에 재우는 것이 좋다.

• 온도변화가 매우 심한(너무 차거나 너무 더운) 환경에 노출되지 않도록 한다.

• 과거에 증상을 악화시켰던 요소들과 접촉하지 않도록 한다.

- 땀을 잘 흡수할 수 있도록 면으로 된 헐렁한 옷을 입는다.
- 가능하면 어린이가 생활하는 데에서 스트레스를 받지 않도록 한다.
- 어린이에게 천연두 예방접종을 하지말고, 이전에 천연두를 앓았던 경험이 있는 사람과도 접촉하지 않도록 한다.
- 긁으면 습진이 더욱 심해지므로 어린이의 손톱을 짧게 깎아주고 손톱면이 날카롭지 않도록 잘 갈아준다.
- 잘때는 장갑을 끼워 긁지 못하게 한다.
- 피부가 너무 건조하지 않을 정도로만 목욕을 시킨다.
- 목욕시 비누를 사용하면 습진이 심해질수 있으므로 무지방의 특수한 비누와 온수를 사용하고, 염증이 일어난 부위는 비누를 사용하지 않는 것이 좋다.
- 목욕후 피부를 부드럽게 해준다.(윤활제 사용)
- 온도변화가 매우 심한 환경에 어린이가 노출되지 않도록 한다.
- 과거에 증상을 악화시켰던 요소들과 접촉하지 않도록 한다.

안검연염(눈다래끼의 일종)일 때

속눈썹 부위가 빨갛게 되고 고름이 차며 몹시 가렵고 아프다. 속눈썹이 빠지는 경우도 있다. 허약한 체질인 사람에게서 많이 생긴다.

치료하는 방법과 약초

【매자나무】연필 굵기의 아지들을 잘라 가시 채로 잘게 썬 것 200g을 물 300ml에 달여서 100ml되게 하여 하루에 몇 번씩 눈을 씻는다. 그러면 눈곱이 없어지고 아픔이 없어진다.

【물푸레나무껍질(진피)】가는 줄기의 껍질 200g을 물 300ml에 달여서 100ml되게 하여 하루에 몇 번씩 눈을 씻는다.

【꿀(봉밀)】 꿀을 약천에 묻혀서 잠자기 전에 눈에 대고 반창고로 고정한다.

【단풍나뭇잎】 가을에 1kg을 뜯어 진하게 달여 찌꺼기를 짜버린 다음 다시 엿이 되게 졸여서 눈에 바른다. 눈이 빨개지면서 가려운 것이 낫는다.

【황련】 4g을 물에 달여서 하루 3번 먹거나 그 물로 눈을 씻어도 좋다. 눈이 빨개지고 아픈 것을 낫게 한다.

【곰열(웅담)】 물에 풀어서 눈에 넣는다.

안면신경마비가 왔을 때

안면신경마비 때는 얼굴표정이 좌우 쪽이 달라지고 마비된 쪽에는 코, 입술, 홈이 없어진다. 입귀가 내리쳐지고 이마 주름살이 잡히지 않으며 눈을 감지 못하고 눈을 뜨고 자는 때가 많다. 눈에서는 눈물이 흘러내리고 입에서도 침과 양칫물이 흘러내리며 휘파람을 불 수 없게 된다.

치료하는 방법과 약초

【따두릅(독활)】 10g을 물 200ml에 달여서 하루 3번에 나누어 먹는다. 진통작용과 진정작용이 있으므로 뼈마디아픔, 중풍으로 입과 눈이 삐뚤어지며 몸을 쓰지 못하는데, 안면신경마비 등에 쓰인다.

【절국대】 신선한 것 30g을 물에 달여 하루 3번에 나누어 먹는다. 가루낸 것은 한번에 3~6g을 하루 한번 술에 타서 먹는다. 안면신경마비가 온 초기에 쓰면 좋고 2년 이상 지난 것에는 효과가 없다.

【잉어피, 설탕가루】 각각 같은 양을 고루 섞어 병난 쪽에 바르고 잔다.

【두렁허리(선어)】 큰 두렁허리의 대가리에서 피를 뽑아 병난 쪽에 바르고 잔다. 안면신경마비 때 얼굴에 바르면 그것이 근육을 조여들게 하고 신경을 자극하기 때문에 마비된 근육이 회복되는 것으로 알고 있다.

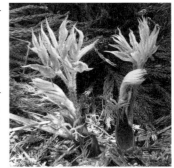

알레르기일 때

피부증상 (두드러기, 붉어지기, 꽃돋이, 가려움 등)과 함께 발열, 붓기 등을 일으킨다. 심한 경우는 경련을 일으키는 수도 있고 쇼크 상태에 빠질 수도 있다. 민간의료의 대상으로 되는 것은 심하지 않은 피부증상이 나타났을 때이다.

치료하는 방법과 약초

【백반, 식초】 백반 30g, 식초 100ml를 넣고 약간 달여서 두드러기가 난 곳을 문지른다. 가려움과 두드러기를 낫게 한다.

【쌀겨】 보드라운 쌀겨를 싼 천주머니로 목욕할 때 욕조 안에서 두드러기가 난 곳을 문지른다.

【우유, 소금】 약 5분 동안 끓인 우유 1l에 소금 30g 정도 넣고 완전히 녹인 다음 약간 덥혀서 두드러기가 난 곳에 바른다.

【복숭아잎】 50g을 잘게 썰어 500ml의 알코올에 24~48시간 담갔다가 찌꺼기를 짜 버리고 두드러기가 난 곳에 하루 3번 바른다.

양잿물 중독일 때

양잿물을 먹으면 먹은 즉시로 입술, 입안점막, 식도, 위에 화상을 일으키며 여러 가지 증상과 함께 화상된 점막 부위에서는 찌르는 듯이 아파온다.

치료하는 방법과 약초

【달걀】 2~3개를 까서 흰자위만 골라 우유 500ml에 타서 먹는다.
우유가 없을 경우에는 흰자위만을 물에 타서 마신다. 한번에 15ml씩 5분 사이를 두고 여러 번 마시면 좋다.

【쌀 씻은 물, 식초】 쌀을 한번 씻은 물을 버리고 다음부터 나오는 쌀 씻은 물을 받아 놓았다가 맑은 윗물을 버리고 앙금이 있는 물 한 사발에 식초 30ml를 타서 그대로

먹이든가 술에 타서 많이 먹여도 된다.

액취증(암내)일 때

겨드랑이에 있는 땀샘의 기능이 항진된 결과 땀이 많이 나오면서 나쁜 냄새를 풍기는 병이다.

치료하는 방법과 약초

【생강】 신선한 것을 짓찧어 즙을 내어 겨드랑이에 자주 바른다.

【참대잎(죽엽), 복숭아나무속껍질】 참대잎 600g, 복숭아나무속껍질 300g을 물에 달여 그 물로 겨드랑이를 자주 씻는다. 땀이 적게 나게 하고 나쁜 냄새를 없애는 작용이 있다.

【도꼬마리 잎】 썰어서 진하게 달여 그 물로 겨드랑이를 자주 씻는다.

【복숭아씨(도인)】 익지 않은 복숭아를 따서 씨를 내어 짓찧어 하루 한 번씩 겨드랑이에 붙인다.

【백반(명반)】 백반가루를 약천에 싸서 겨드랑이를 자주 문지른다.

【팥밥】 겨드랑이를 미리 씻고 팥밥을 뭉쳐서 주먹밥을 만들어 뜨거울 때 겨드랑이에 끼고 있다가 식으면 새 것으로 바꾼다. 이때 주먹밥은 노란빛으로 변한다.

【감수, 감초】 날돼지고기에 감수가루를 많이 뿌려 겨드랑이에 끼고 자고 아침에 감초 달인 물을 한 컵 마신다. 이렇게 3~4번 계속한다.

【우렁이(전라)】 살아 있는 우렁이 속에 파두 한 알을 넣어 여름에는 하루, 겨울에는 5~6일 놓아두면 진물이 흘러나오는데 그것을 겨드랑이에 바른다.

【구운 명반】 구운 명반으로 매일 악취가 나는 겨드랑이를 문지른다.

【용담사간탕】 시호와 택사 각각 3.8g, 차전자와 목통 각각 1.9g, 생지황, 당귀, 용담 각각 1.1g, 황금,

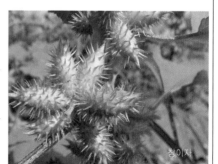
창이자

황련, 대황 각각 0.4g을 540ml의 물로 360ml될 때까지 달인다. 이것을 하루 3번 나누어 마신다. 이렇게 2개월간 계속하면 낫는다.

【자기소변】 겨드랑이를 먼저 자기 소변으로 씻고 다음은 쌀뜨물로 씻고 그 다음은 생강즙으로 씻는다. 이렇게 매일 10번씩 30일간 씻으면 근치된다.

야맹증일 때

야맹증은 선천적으로 오는 것과 후천적으로 오는 것이 있는데 후천적으로 오는 것은 주로 비타민 A 부족으로 생기는데 이것을 특발성 야맹증이라고 한다.

치료하는 방법과 약초

【짐승간】 닭, 양, 토끼, 돼지, 소 등의 간을 삶아서 한번에 100g씩 양념을 하여 하루 3번 먹는다.

【시금치, 돼지간】 시금치 250g, 돼지간 200g으로 국을 끓여 싱겁게 양념을 하여 하루 3번에 나누어 먹는다.

【호박꽃, 돼지간】 호박꽃 150g과 돼지간 200g으로 국을 끓여 싱겁게 양념을 하여 3번에 나누어 먹는다.

【홍당무】 하루 5~6개씩 생것을 그대로 먹거나 지지개를 해먹어도 좋다.

【뱀장어】 한번에 100g씩 구워서 하루 3번 먹는다.

【참새피】 하루 1~2번 눈에 한 방울씩 넣는다.

【솔잎】 신선한 것을 하루 30~40g씩 물에 달여 2~3번에 나누어 먹는다.

【진주조개, 꿀, 잉어쓸개(이어담)】 진주조개살 4g에 꿀 360ml, 잉어담 2개를 함께 달여서 눈에 자주 넣는다.

273

약시(시력장애)일 때

잘 보이지 않는 눈병의 한 종류이다. 밤눈증과 같이 비타민 A가 부족할 때 눈의 시력이 약해진다. 특히 편식을 하면 약시가 생기기 쉬우므로 영양을 충분히 섭취하는 것이 중요하다.

치료하는 방법과 약초

【칠성장어】칠성장어에 간장을 발라 거멓게 구워서 한번에 100g씩 하루 3번, 7~10일 동안 먹는다. 간장을 넣고 삶아 먹어도 된다.

【미꾸라지】통째로 삶은 것을 한번에 100g씩 하루 3번 뼈까지 다 먹는다.

【단국화(감국)】15g을 물 300ml에 넣고 100~150ml 되게 달여서 하루 3번에 나누어 먹는다. 눈이 잘 보이지 않을 때 눈을 밝게 하는 데 효과가 있다.

【댑싸리씨, 찔레나무열매, 구기자】각각 같은 양을 보드랍게 가루 내어 섞어서 한번에 4~6g씩 하루 3번 따뜻한 물로 먹는다.

【남가새열매】12g을 물에 달여 한번에 20ml씩 하루 2번 끼니 뒤에 먹는다. 눈을 밝게 한다.

【산딸기】12g을 물에 달여 하루 3번에 나누어 먹는다. 눈을 밝게 한다.

【새삼씨(토사자), 찐지황, 길짱구씨(차전자)】각각 같은 양을 섞어 가루 내어 한번에 6~8g씩 하루 3번 먹는다. 눈을 밝게 한다.

어혈(피가 뭉친 것)이 생겼을 때

피가 몸의 일정한 곳에 머물러서 생긴 병으로 외부적 손상, 경폐, 한사로 기가 몰리거나 혈열 등에 의해서 생긴다. 어혈이 생긴 부위에 따라 각이한데 일반적으로 얼굴이 검으며 피부가 청자색이고 거칠어지며 심한 아픔이 고정되어 있고 누르면 아프며 때로 자주색의 혈종이 있거나 아랫배가 뜬뜬하고 가슴과 양옆구리가 아프며 달거리가 멎고 대변이 검으며 혀는 암자색이거나 어혈반점이 나타난다.

【전나무잎】전나무잎을 뜯어다가 짓찧어 물에 타서 가제
나 엷은 천에 받아서 한번에 반 사발씩 하루에 세 번
먹는다. 가슴을 다쳤을 때는 5일간 쓰면 낫는다.

【할미꽃뿌리】8~9월에 할미꽃뿌리를 캐서 흙을 씻
어 버리고 햇볕에 말렸다가 가루 내어 한번에
3~4g씩 하루에 두 번, 술에 타서 빈속에 먹는다.

【웅담】웅담을 한번에 1~2g씩 소주에 타서 먹고 땀을
내면 오래된 어혈에도 좋다. 단 세 번 이상 반복하지 않는 것
이 좋다.

할미꽃

【딱총나무】딱총나무의 작은 가지를 1~2cm 길이로 썰어서 달여 먹고, 그 찌꺼기로
는 아픈 부위에 찜질한다. 한번에 10~15g씩 달여 먹는데 하루에 세 번, 끼니 30분
전에 먹는다.

【소나무껍질, 송진, 참기름】소나무의 겉껍질은 긁어 버리고 속껍질을 벗겨 말려서 가
루내고 황단도 가루 내어 적당량 섞은 다음, 여기에 송진과 참기름을 넣고 개어서
상처에 붙인다. 하루에 한번씩 갈아 붙이는 것이 좋으며 약을 섞는 비례는 적당히
한다.

【버드나무좀똥, 식초】오래 묵은 버드나무에 좀이 먹으면 나무껍질에 자황색을 띤 좀
똥이 생기는데, 이것을 채취하여 식초에 개서 고약처럼 만들어 상처에 바른다. 하루
에 한번씩 갈아 붙이는 것이 좋다.

【암탉, 마늘】암탉을 잡아서 털을 뽑고 내장을 버린 다음, 껍질을 벗긴 마늘 일곱 쪽
을 그 속에 넣는다. 여기에 물을 조금 넣고 고아서 한 번에 다 먹고 땀을 내면 낫는
다.

【개암나무 느재】햇개암나무 느재(개암나무에 곡식 이삭처럼 드리운 것)를 따다가 햇
빛에 말려서 보드랍게 가루 내어 한번에 한 숟가락씩 하루에 세 번, 따뜻한 술에 타
서 끼니 사이에 먹고 땀을 내면 낫는다.

【오가피나무껍질】6~8월에 껍질을 벗겨서 잘 짓찧어 상처에 붙이고 불돌을 달구어
그 위에 댄다. 불돌이 식지 않도록 자주 갈아준다. 혹은 돌을 더운물에 넣었다가 자

주 찜질해도 좋다.

【구담】 구담 반개를 15~20℃의 술에 타서 자기 전에 먹는데, 술의 양은 70ml를 초과하지 말아야 한다. 약 10일 정도 쓰면 효과가 좋다.

【생지황즙】 생지황즙 100g에 술 50ml를 타서 한번에 10ml씩 하루에 두 번, 약간 데워서 먹으면 잘 낫는다.

【도꼬마리, 율무쌀(의이인)】 도꼬마리 여문 것을 한 말쯤 따다가 약간 덖어서 절구에 찧으면 가시가 다 떨어진다. 가시를 버리고 다시 한번 불에 덖으면 도꼬마리의 겉껍질에 윤기가 돈다. 이것을 다시 절구에 찧어서 보드랍게 가루 내어 율무쌀로 쑨 풀에 개어서 작은 콩알 크기의 알약을 만들어 놓고 한번에 20~30알 정도를 하루에 두세 번씩 며칠간 계속 먹는다.

【은조롱뿌리, 승검초뿌리, 꿀】 은조롱뿌리 40g과 승검초뿌리 40g을 잘게 썰어서 꿀 400g과 소주 200ml에 넣고 소주가 휘발되지 않도록 덮개를 꼭 덮어서 두세 시간 두었다가, 물을 적당히 붓고 달여서 하루 두 번에 나누어 먹는다.

【개의똥집, 술】 어혈진 것이 잘 풀리지 않을 때 쓴다. 개의 똥집 앞, 뒤 끝을 잘라 버리고 깨끗하게 씻은 다음, 술을 적당히 넣고 앞, 뒤 끝을 술냄새가 나가지 않도록 꼭 잘라매어 하룻밤 두었다가, 달인 약물을 짜듯이 짜서 나온 술을 먹고 땀을 낸다.

【복숭아나무 잎】 복숭아나무 잎을 0.5~1kg 정도 따다가 짓찧어서 소주를 적당히 섞고 반죽하여 아픈 부위에 찜질한다. 마르면 다시 소주를 뿌려서 눅눅하게 한다. 복숭아나무 잎은 열매가 익은 후에 따야 한다.

【개의 간】 개의 간 한 마리분을 썰어서 술 1l에 섞어 단지 안에 넣고 뚜껑을 꼭 덮어서 1주일간 두었다가 한번에 100ml씩 하루에 세 번, 끼니 한두 시간 전에 먹는다.

【벚나무】 벚나무 속껍질을 달여 먹는데 젖은 껍질은 한번에 20~30g, 마른 껍질은 5~8g씩 달여서 하루에 세 번, 끼니 30분 전에 먹는다.

【싱아】 마른 싱아뿌리를 한번에 10g 정도씩 달여 먹는데 하루에 세 번, 끼니 한 시간 전에 먹는다. 5~7g씩 술에 타서 먹을 수도 있다. 단, 임신부에게는 쓰지 말아야 한다.

【잇꽃(홍화)】 산후 어혈에 잇꽃 말린 것을 한번에 3~4g씩 달여 먹는데 하루에 세 번씩 끼니 30분 전에 먹는다.

【구름나무】 구름나무 속껍질을 적당한 길이로 썰어서 물을 넣고 두 시간 이상 끓인 후, 껍질은 버리고 그 물을 계속 졸여서 고약처럼 만든다. 이것을 기름종이에 발라서 아픈 곳에 하루에 한번씩 갈아붙인다.

【달걀】 생달걀을 불에 따뜻하게 쪼여서 어혈진 곳에 굴리면서 문지른다. 이렇게 몇 번 하면 곧 낫는다.

여드름이 있을 때

여드름은 이마, 뺨, 코 부근과 심지어 가슴, 잔등에도 생기는데 자각증상은 없다. 꼭 짜면 지방성 흰재색인 비지 같은 것이 나온다. 심할 때에는 뾰루지가 되어 그것이 한데 모여 멍울이 된다.

치료하는 방법과 약초

【민들레(포공영), 인동덩굴꽃(금은화)】 각각 8g을 물 400ml에 넣고 절반이 되게 달인 것을 하루 3번에 나누어 끼니 전에 먹는다.

【호이초】 신선한 잎에서 짜낸 즙을 여드름에 바른다. 균억누름작용이 있으므로 여드름에 고름이 생길 때 쓰면 좋다.

【복숭아잎, 무즙】 복숭아잎을 삶아낸 물로 여드름을 씻어내거나 그 물과 무를 강판에 갈아 천으로 밭은 즙을 섞어서 여드름 부위를 씻는다.

염좌로 힘줄이 상했을 때

염좌된 뼈마디는 곧 부어오르고 아파오며 때로는 혈종이 생기면서 잘 쓸 수 없게 된다. 시간이 지난 다음에 쓰려면 시큰시큰하다. 염좌가 생기면 다친 곳을 고정하고 안정하면서 치료를 받아야 한다. 그렇지 않으면 자주 도진다.

치료하는 방법과 약초

【딱총나무】딱총나무 잎을 짓쪄서 아픈 곳에 대준다. 그리고 부목을 대고 아픈 곳을 움직이지 못하게 고정한다. 딱총나무는 진통작용이 있다. 뼈마디가 시그러져서 아플 때 며칠만 고정하면 효과가 있다.

【황경피나무껍질(황백피)】황경피나무껍질을 가루 내어 식초에 반죽하여 시그러진 곳에 두텁게 대고 붕대로 감아준다. 빨리 낫게 하기 위하여서는 여러 번 자주 갈아붙여야 하며 시그러진 곳을 쓰지 못하게 고정하는 것이 좋다.

영양실조에 걸렸을 때

영양소의 섭취부족 또는 섭취는 충분하나 소화 흡수가 나쁠 때, 체내의 총칼로리, 특히 단백질의 부족으로 인하여 나타나는 이상상태이다. 빈혈 부종 서맥 설사 등이 나타난다.

치료하는 방법과 약초

【다시마(곤포)】보드랍게 가루 내어 젖떼는 시기에는 1.5~2.5g, 유아시기에는 3~4g, 유치원시기에는 4~4.5g씩 하루 1~2번 먹인다.

【개뼈(고골), 참깨(호마)】개뼈는 물에 약간 구워서 보드랍게 가루내고 참깨는 닦아 가루낸다. 이것을 섞어 한 살까지의 어린이에게는 3~4g, 1~3살은 8g, 4~7살은 10~15g을 하루 양으로 하여 2~3번에 갈라 먹인다.

【마(서여), 인삼】각각 같은 양을 보드랍게 가루 내어 졸인꿀로 반죽해서 알약을 만들어 한번에 2~3g씩 하루 3번 먹인다.

【인삼, 귤껍질(진피), 계내금】각각 같은 양을 보드랍게 가루 내어 한번에 2~3g씩 하루 3번 끼니 뒤에 먹인다.

옴에 옮았을 때

옴은 손가락 사이, 관절을 굽히는 쪽, 서혜부, 넓적다리, 아랫배, 엉덩이 등에 잘 생기며 남자에게는 주로 음낭부에, 여성에게서는 젖몸 주위에, 어린이에게서는 손바닥과 발바닥에 잘 생긴다. 옴은 환자와 접촉하여 전염되는 것이 가장 많으나 환자가 쓰던 물건을 통해서도 전염될 수 있고, 드물게는 개나 고양이 등으로부터 전염될 수도 있다.

치료하는 방법과 약초

【오갈피나무껍질(오가피)】 잘게 썰어서 물을 넣고 달여 찌꺼기를 버리고 약 30분 동안 다시 달여서 옴이 생긴 곳에 하루 2~3번 바른다. 또한 오갈피나무껍질을 물에 2일 동안 담그어 우려서 그 물로 씻어도 된다.

【너삼(고삼), 꿀(봉밀)】 너삼뿌리를 깨끗이 씻어 달여서 그 물로 옴이 생긴 곳을 자주 씻거나 햇볕에 말려 보드랍게 가루 낸 다음 꿀에 개어 하루에 1~2번 바른다.

【유황, 돼지비계】 돼지비계를 끓이다가 기름이 다 녹은 다음에 보드라운 유황가루를 적당히 넣고 잘 저어서 식힌 것을 옴이 생긴 곳에 바른다. 3일 후에 목욕하고 다시 바른다. 가려움이 없어지고 물집, 미란 들이 말라들면서 딱지가 벗겨져 나간다.

【유황, 참나무버섯】 유황에 참나무버섯가루를 같은 양 섞고 거기에 약 1/10 정도의 유산동가루(CuSO4)를 더 넣고 잘 뒤섞은 다음 전체를 보드라운 가루로 만든다. 이 가루를 돼지기름이나 식물성 기름에 개서 고약을 만들어 옴이 생긴 곳에 바른다. 이것을 하루에 두 번씩 바르면 피부가 깨끗해지면서 가려움이 멎는다.

【싸리나무】 기름을 내어 하루 2~3번 옴이 생긴 곳에 바른다. 1주일 동안 계속 바르면 곧 낫는다.

【가래나무껍질(추목피)】 잘게 썰어 물을 충분히 넣고 달여서 찌꺼기는 짜버리고 그 물로 옴이 생긴 곳을 하루에 여러 번 씻어준다.

호두나무 신선한 가지와 잎을 잘게 썰어 단지에 넣어 물을 넣은 가마에 들여놓고 오래 끓인 다음 약천으로 짜면 물이 나오는데 이것으로 옴이 생긴 곳을 여러 번 씻는다.

【온천침전물, 소리쟁이】 소리쟁이즙에 온천침전물을 넣고 식초와 함께 묽은 고약형태로 만든 것을 옴이 생긴 곳에 문질러 바르고 얼마 있다가 목욕을 한다.

【박새뿌리(여로), 소기름】 박새뿌리를 봄 또는 가을에 캐서 햇볕에 말려 가루 내어 소

기름에 개어 바른다. 하루 한두 번 옴이 생긴 곳에 바른다.

【가뢰(반묘), 꿀(봉밀)】 가뢰를 불에 노랗게 될 정도로 잘 볶아서 보드랍게 가루 낸 다음 꿀에 개어 하루 2번씩 바른다.

옻에 올린 피부염일 때

옻과 접촉하여 증상이 나타나는 시간은 각이하나 보통 12시간 안에 팔과 얼굴에서부터 작은 물집이나 농포 같은 것이 생긴다. 처음에는 피부가 붉어지고 몹시 붓는다. 국소가 몹시 가렵고 화끈 달아오르며 때로는 아프다. 점차 작은 물집들이 많이 돋고 터지면서 진물이 많이 흘러나온다.

치료하는 방법과 약초

【닭피】 닭의 피를 옻이 생긴 부위에 자주 바른다.

【달걀】 달걀 흰자위를 옻이 생긴 부위에 하루 한 번 바른다.

【밤나무】 껍질 또는 뿌리 달인 물로 옻이 생긴 부위를 자주 씻는다.

【게】 산 것을 짓찧어 그대로 옻이 생긴 부위에 1~2번 바르거나 보드라운 채에 받아 그 물로 자주 씻는다.

【개미나물】 신선한 풀을 잘 씻어 짓찧은 다음 식물성 기름을 넣고 개어서 고약처럼 만들어 옻이 생긴 부위에 하루에 1~2번 바른다.

【푸른딱총나무】 줄기와 가지 80~120g을 달여 옻이 생긴 부위를 자주 씻는다.

외과적 창상을 당했을 때

칼날 따위에 의해서 물리적으로 다친 상처를 말한다.

치료하는 방법과 약초

【냉이(제채)】 신선한 것 10~20g을 짓찧어서 즙을 내어 먹고 그 찌꺼기를 상처에 붙인다.

【물황철나무껍질】 20g을 물에 달여 하루 2번에 갈라 먹는다. 걸쭉해질 정도로 졸인 것을 상처에 발라도 좋다.

【백급】 겉껍질을 벗겨버린 신선한 백급을 생리적 소금물로 깨끗이 씻고 10배양의 멸균증류수에 하룻밤 담가두었다가 그 이튿날에 달여서 찌꺼기를 짜버리고 30분 동안 고압증기로 멸균하여 거충약으로 쓴다. 먼저 생리적 소금물로 상처면을 깨끗이 씻은 다음 이것을 바르고 그 위에 바셀린약천을 덮은 다음 몇 겹의 약천으로 싸맨다. 이 약을 1~2번만 바르면 대체로 상처가 아문다.

【조뱅이(소계)】 깨끗하게 씻어 그대로 붙이거나 짓찧어서 붙인다. 조뱅이는 피를 멈추고 염증도 가라앉힌다.

【오징어뼈(오적골)】 보드랍게 가루 내어 병에 담아 마개를 잘 막고 시루에 1시간 동안 쪄서 보관해 두었다가 상처에 뿌린다. 조개껍질, 달걀껍질을 보드랍게 갈아서 위와 같은 방법으로 소독하여 써도 된다. 이것을 피 나오는 곳에 붙이면 피가 잘 멎고 새살이 빨리 살아나오며 딱지가 빨리 앉게 된다.

【측백잎】 15~30g을 물에 달여 하루 3번에 갈라 먹는다. 깨끗이 씻어 그대로 상처에 붙이거나 짓찧어서 붙이기고 한다.

【참나무재】 참나무를 태워서 낸 재를 기름에 개어서 상처에 바른다.

【삼껍질】 태워서 낸 재에 소금을 약간 넣고 기름에 개어 발라도 좋다.

【황단, 곱돌(활석)】 가루 내어 피가 나오는 곳에 뿌린다.

곱돌

요도염일 때

 주로 임균 대장균 포도상 구균등의 세균의 감염 또는 그밖의 원인으로 일어나는 요도의 염증 요도에 가려움과 아픔을 느끼며 배뇨통이 있는데 심하면 요도에서 고름이나 점액이 나온다.

치료하는 방법과 약초

【접시꽃뿌리】 접시꽃뿌리 15~30g을 물로 달여서 하루 2번 먹는다.

【살구씨(행인) 태운 가루】 살구씨(껍질을 벗긴 것)를 까맣게 태워 짓찧어 엷은 탈지면에 싸서 음도에 넣어둔다. 3~4시간 건너 한번씩 새 것으로 바꾸어 준다.

【구맥, 활석, 차전자】 구맥, 활석, 차전자, 동규자 각각 15g을 물로 달여서 하루에 2번 먹는다.

【삼나무의 속껍질, 감초】 삼나무의 속껍질 11.3g, 감초 7.5g을 540ml의 물로 360ml 되게 달여서 먹는다.

【편축, 지모, 황백】 편축 15g, 지모 10g, 황백 15g, 생지 25g, 활석 15g을 물로 달여서 하루에 2번 먹는다.

【계내금】 마른 계내금 몇개를 기와에 얹어 불에 구워서 가루 내어 한 번에 20g씩 하루 3번 식전에 온수로 먹는다. 요도염 또는 소변 볼 때 아픈데 좋다.

【고삼】 고삼 50g을 물로 달여서 하루에 2번 먹는다.

고삼

【손톱】 손톱을 밀폐된 그릇 속에서 태워 그 가루를 3~5g 냉수로 먹는다.

【마치현, 감초】 마치현 100g, 감초 10g을 물로 달여서 하루에 2번 먹는다.

【옥수수수염, 노근, 생당쑥】 옥수수수염 250g, 노근 50g, 생당쑥(인진) 25g을 물로 달여서 하루에 2번 먹는다.

요붕증일 때

 오줌이 많이 나가고 물을 많이 마시는 것이 특징이다. 요붕증의 원인은 아직 분명하게 밝혀지지 않았으나 유전, 내분비계통기능장애, 머리외상, 혈관장애 등이 주목되고 있다. 오줌은 하루에 보통 3~10ℓ 심하면 30ℓ까지 누기도 한다.

치료하는 방법과 약초

【뽕나무겨우살이(상기생)】 보드랍게 가루 내어 한번에 4g씩 하루에 2번 끼니 사이에 먹는다. 콩팥의 기능을 높여주며 갈증을 막는 작용이 있다.

【생지황】 짓찧어 즙을 짜서 한번에 20~40ml씩 하루 3번 끼니 뒤에 먹는다. 잘게 썬 것 60~100g을 물에 달여 하루 2~3번에 나누어 끼니 뒤에 먹어도 된다. 오줌 량을 줄이고 물을 적게 마시게 하며 몸이 여위면서 맥이 없는 것을 낫게 한다.

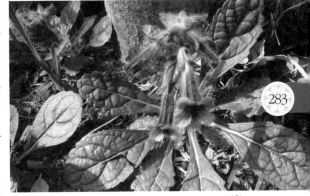
지황

【새삼씨(토사자)】 12~15g을 물 200ml에 달여 하루 3번에 나누어 끼니 전에 더운 물로 먹는다.

【오약, 익지인, 마(산약)】 마 50g에 쌀을 적당량 씻어 두고 풀을 쑨 다음 보드랍게 가루낸 오약 20g, 익지인 15g을 고루 섞어 반죽해서 팥알 크기의 알약을 만들어 한번에 15~20알씩 하루 2번 끼니 사이에 먹는다.

【칡뿌리(갈근), 인삼】 2:1의 비로 섞어서 보드랍게 가루 내어 한번에 12g씩 하루 2~3번 물에 달여 끼니 뒤에 먹는다. 몸의 여윔을 막고 콩팥의 기능을 높여주며 갈증을 멈추는 작용이 있다.

【콩】 콩을 삶아 맷돌에 갈아 채에 걸러서 물 대신에 제한 없이 마신다.

요충이 있을 때

항문 주위가 몹시 가려운 것은 요충의 암컷이 알낳기를 하려고 항문 밖으로 기어 나오기 때문이다. 심한 경우는 가려움 때문에 잠을 들지 못하게 된다. 장 안에 요충의 수가 많은 때에는 복통, 설사, 메스꺼움, 입맛없기 등의 증상이 나타난다.

치료하는 방법과 약초

【비자】200g을 약간 볶아 쌀과 함께 죽을 쑤어 먹는다.

【백부, 사군자】백부 15g을 물 100ml에 달여서 관장한다. 이와 함께 사군자가루를 낮 2시와 저녁 8시에 각각 한번씩 3~6일 동안 먹인다.

【참나무꽃】여름철에 참나무꽃을 따서 따뜻한 물에 한나절 담가둔 다음 걸러서 관장을 한다.

【황백】보드랍게 가루 내어 바셀린에 개어 약천에 싸서 잘 무렵에 항문 안에 밀어 넣고 다음날 아침에 뺀다.

【솔잎】솔잎을 닦아서 보드랍게 가루 내어 한번에 4~6g씩 하루 3번 먹는다.

【황련, 백반】각각 같은 양으로 보드랍게 가루 내어 와셀린에 개어서 알약을 만들어 항문 안에 넣는다.

【식초】30ml를 물에 타서 밤에 잠자기 전 항문 안에 천천히 하루 한 번씩 넣어 준다.

【마늘(대산)】생즙을 내어 물에 타서 항문 주위를 씻으면 좋다.

【구담】종이심지에 묻혀서 항문 안에 넣는다. 여기에 있는 글리코콜산을 비롯한 담즙산이 요충을 죽이는 작용을 한다.

【참깨기름】솜뭉치에 묻혀서 항문 안에 넣는다.

【마늘(대산), 된장】마늘에 된장을 발라서 구워 먹는다. 한번에 2~3쪽씩 구워 하루 3번 끼니 사이에 먹는다.

【호박씨】껍질을 벗겨 버린 호박씨에서 짜낸 기름을 한번에 10ml씩 주사기로 항문에 넣어준다.

【들기름】솜뭉치에 묻혀서 항문 안에 넣는다.

【미꾸라지】끓인 물로 항문을 씻는다.

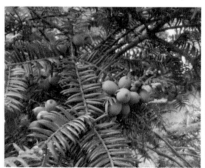

비자

요통으로 허리가 아플 때

등뼈대와 등뼈에 병이 생겨도 아프고 허리를 다치거나 허리의 근육과 인대 등이 눌려도 아프다. 또한 다른 장기(소화기, 비뇨기, 부인 질병)에 병이 생겨도 허리가 아플 수 있다. 이 밖에도 요통은 허리를 심하게 썼을 때, 감기, 편도염, 류머티스, 만성 신장염, 비타민부족, 당뇨병 등으로 앓을 때도 나타난다.

치료하는 방법과 약초

【으아리(위령선), 두충】 으아리 15g, 두충 20g을 물 300ml에 달여 하루 2~3번에 나누어 끼니 전에 먹는다. 또는 으아리 20g에 물 100ml를 넣고 달여서 하루 3번에 나누어 먹거나 가루 내어 한번에 3~5g씩 하루 2~3번 술에 타서 끼니 전에 먹기도 한다. 두충 한 가지만을 쓸 수 있는데 약한 불에 볶아 보드랍게 가루낸 것을 한번에 3~4g씩 하루 3번 술에 타서 먹는다.

【속단】 8~12g를 가루 내어 물 200ml에 달여서 하루 3번에 나누어 먹는다. 두충을 같은 양 넣고 달여 먹으면 더욱 좋다.

【마삭풀】 보드랍게 가루 내어 한번에 5~6g씩 하루 2~3번 끼니 뒤에 먹는다.

【복숭아씨】 밀기울과 함께 닦아서 가루 내어 한번에 15g씩 하루 2번 더운 술에 타서 먹는다.

【쇠무릎(우슬)】 가루 내어 한번에 8~12g씩 술에 달여 하루 2~3번 끼니 뒤에 먹는다.

【남가새열매】 가루 내어 6~10g씩 하루 2번 끼니 뒤에 술에 타서 먹는다. 어혈로 허리와 등골이 켕기며 아픈 데 쓴다.

【으아리(위령선)】 가루 내어 한번에 8g씩 하루 2~3번 끼니 뒤에 술에 타서 먹는다.

【새삼씨(토사자), 쇠무릎풀(우슬)】 각각 같은 양을 술에 담갔다가 말려 가루낸 다음 술을 넣고 쑨 풀로 반죽하여 한 알의 질량이 1g 되게 알약을 만든다. 한번에 5~7알씩 하루 3번 끼니 뒤에 먹는다.

【호두살】 한번에 12~15g을 넣고 쌀죽을 쑤어 하루 3번 먹는다. 허리맥이 없거나 허리가 시리고 시큰시큰한 때 쓴다.

【개암풀열매】 보드랍게 가루 내어 한번에 4g씩 하루 3번 술에 타서 먹는다. 허리가 은근히 아프면서 시린 데 쓴다.

【솔잎】 볶아서 보드랍게 가루낸 것을 한번에 4~6g씩 하루 3번 먹는다. 또한 솔잎

200~250g을 술 1l에 넣고 10~15일 담갔다가 한번에 한 잔씩 먹는다.

【보골지】 가루 내어 한번에 4g씩 하루 3번 술에 타서 먹는다.

【새삼씨(토사자)】 술에 축여 닦아서 가루 내어 한번에 8g씩 더운물에 타서 먹는다.

【새삼씨, 두충, 매(산약)】 새삼씨까루 75g, 꿀을 발라 구워서 가루낸 두충가루 38g을 술을 넣고 쑨 마가루풀로 반죽해서 1g 되게 알약을 만든다. 한번에 5~7알씩 하루 3번 끼니 뒤에 술로 먹는다.

【석곡】 잘게 썬 것 8~12g을 물에 달여 먹거나 가루 내어 풀어먹는다.

요폐증(오줌을 누지 못하는 것)일 때

이 병은 흔히 요도에 결석이나 핏덩이 같은 것이 끼이거나 또는 뇌 지리병, 척수 질병으로 방광을 지배하는 신경이 마비되어 정상적인 기능을 수행하지 못하는 데서 오는 경우도 있으며, 배 수술 후에 오줌을 누지 못하는 경우도 있다.

치료하는 방법과 약초

【수박(서과)】 수박의 벌건 부분을 짓찧어 즙을 짜서 걸쭉해질 정도로 졸여서 끼니 전에 1~2숟가락씩 하루 3번 끼니 전에 먹는다. 수박즙을 계속 졸여 단묵을 만들어 먹어도 된다. 또는 수박껍질을 그늘에 말려 물에 달여 한번에 150ml 정도씩 하루 3번 먹어도 된다.

【달개비, 길짱구씨(차전초)】 달개비의 잎과 줄기 10~15g과 길짱구씨 8~10g을 물에 달여 하루 3번에 나누어 끼니 뒤에 먹는다.

【자리공(상륙), 쇠고기】 자리공 4g과 쇠고기 100g을 함께 끓여 하루 3번에 나누어 먹는다.

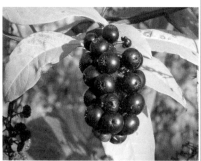

자리공

욕창이 생겼을 때

 욕창은 딴딴한 포단을 깔았거나 간 요에 주름이 잡혔을 때 피부가 어지럽거나 오줌이나 땀으로 자리가 축축해지면서 더 잘 생긴다. 욕창을 미리 막기 위하여서는 환자의 자리가 항상 깨끗하면서도 푹신해야 할 뿐 아니라 환자의 옷과 몸을 깨끗하게 해주어야 한다.

치료하는 방법과 약초

【알코올, 술】 처음에 욕창이 잘 생기는 곳이나 생기려 할 때에는 50% 알코올 또는 도수가 높은 술(또는 식초)에 물을 절반씩 섞어서 피부를 닦고 가볍게 문질러준다. 그러면 눌려 욕창이 생기려던 곳에 혈액순환이 잘 되게 하므로 욕창을 막을 수 있다.

【하늘타리 뿌리】 깨끗이 씻어 말린 뿌리를 보드랍게 가루 내어 욕창이 생긴 곳에 자주 바른다.

【잇꽃】 500g을 물 3l에 달여서 찌꺼기를 짜버리고 다시 약한 불에 3~4시간 정도 걸쭉해질 정도로 졸인 것을 약천이나 비닐박막에 고루 발라 하루건너 한 번씩 욕창이 생긴 부위에 붙인다.

원형탈모증일 때

 탈모증의 한가지로 머리털이 갑자기 원형 또는 타원형으로 빠지는 증상이다. 때로는 눈썹이나 솜털에도 이러한 증상이 일어나는데, 그 빠진 경계가 뚜렷하며 피부는 반드럽고 붉은 빛을 띤다.

치료하는 방법과 약초

【복숭아꽃, 뽕나무싹】 그늘에 말린 복숭아꽃봉오리와 뽕나무싹을 같은 양으로 가루 내어 돼지기름에 개어서 바른다.

월경과다증일 때

월경주기에는 이상이 없이 월경할 때마다 나오는 피 양이 정상에 비하여 많이 나오는 것을 말한다. 월경과다증 때는 흔히 월경 지속 날짜가 길어지는 경우가 많다.

치료하는 방법과 약초

【조뱅이(소계)】 가루 내어 밀가루와 5:1의 비로 섞어 알약을 만들어 한번에 8~10g씩 하루 3번 끼니 뒤에 먹는다.

【측백잎】 거멓게 태워 보드랍게 가루 내어 한번에 4~6g씩 하루 3번 끼니 뒤에 먹는다. 또한 20~25g을 물에 달여 하루 2번에 나누어 먹기도 한다.

【현호색】 보드랍게 가루 내어 한번에 6g씩 하루 3번 끼니 전에 먹는다. 알약을 만들어 먹어도 된다. 달거리가 고르지 않는 데, 월경통에 쓴다.

【찐지황】 보드랍게 가루 내어 졸인꿀에 반죽해서 0.6g 되게 알약을 만들어 한번에 25알씩 하루 3번 끼니 전에 더운물로 먹는다.

【약쑥(애엽)】 10g을 물에 달여 하루 2번에 갈라 먹는다.

【당귀】 잘게 썬 것 15~18g을 물에 달여 하루 2번에 나누어 끼니 뒤에 먹는다.

【익모초】 20g을 물에 달여서 하루 2번에 나누어 끼니 뒤에 먹는다.

【궁궁이(천궁)】 쌀 씻은 물에 하룻밤 담갔다가 불에 말려 보드랍게 가루낸 것을 한번에 2g씩 하루 3번 끼니 1시간 전에 물에 타서 먹는다.

【오징어뼈(오적골)】 보드랍게 가루 내어 한번에 3~4g씩 하루 2~3번 끼니 뒤에 먹는다.

【공작고사리v 줄기와 잎 40g씩을 돼지고기 100g과 함께 끓여서 찌꺼기는 버리고 하루 한번씩 먹는다.

【부들꽃가루(포황)】 거멓게 볶아서 가루 내어 한번에 6~8g씩 하루 3번 끼니 뒤에 먹는다.

【두루미꽃】 20~40g을 물에 달여 하루 3번에 나누어 먹는다.

【오이풀뿌리(치유)】 말린 것 200g을 물에 달여 하루 2번에 나누어 끼니 전에 먹는다.

【맨드라미(계관화)】 꽃이삭을 햇볕에 잘 말린 다음 가루 내어 한번에 6g씩 하루 2번 끼니 전에 술에 타서 먹는다.

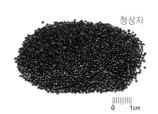
청상자

0   1cm

【연꽃(연화)】 꽃송이를 가루낸 다음 그것을 술에 타서 한 번에 5~6ml씩 하루 3번 끼니 전에 먹는다.

【연꽃뿌리】 연꽃뿌리 30~60g으로 즙을 내어 하루 3번에 나누어 먹어도 월경과다에 좋은 효과가 있다.

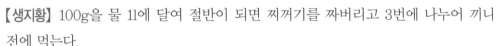
단삼

【봉선화씨】 3~9g에 물 한 사발 정도 넣고 달여 하루 3번에 나누어 먹는다. 씨를 가루 내어 한번에 1~2g씩을 하루 3번 끼니 뒤에 당귀 10g을 넣고 달인 물로 먹는다.

【생지황】 100g을 물 1l에 달여 절반이 되면 찌꺼기를 짜버리고 3번에 나누어 끼니 전에 먹는다.

【단삼】 보드랍게 가루 내어 한번에 8g씩 하루 3번 데운 술에 타서 끼니 전에 먹는다.

【익모초】 15~20g을 물에 달여 하루 2번에 갈라 끼니 뒤에 먹는다. 엿을 만들어 한번에 3~5g씩 하루 3번 먹어도 된다.

【냉초】 보드랍게 가루 내어 한번에 3~4g씩 하루 3번 먹는다.

월경불순(월경부조)일 때

월경불순에는 월경주기가 정상 날짜에 비해 1주일 이상 앞당겨 오는 것(빈발월경)과 1주일 이상 늦어지는 것(희발월경)월경할 때마다 나오는 피 양이 정상에 비하여 많이 나오는 것(과다월경)과, 적게 나오는 것(과소월경), 월경할 때마다 주기적으로 복통을 위주로 하여 허리아픔과 몸의 괴로움을 호소하는 월경곤란증(월경통), 무월경 등이 속한다.

치료하는 방법과 약초
【생지황】(월경 선기, 잦은 월경에 사용) 100g을 물1l에 넣고 달여 절반이 되면 찌꺼기를 짜버리고 3번에 나누어 끼니 전에 먹는다.

【냉초】(월경 선기, 잦은 월경에 사용) 보드랍게 가루 내어 한번에 3~4g씩 하루 3번 먹는다.

【산딸기】(월경 후기에 사용) 한번에 12~18g씩 하루에 3번 물에 달여서 끼니 뒤에 먹는다.

【단삼】(월경 후기에 사용) 보드랍게 가루 내어 한번에 8g씩 하루 3번 데운 술에 타서 끼니 전에 먹는다.

【약쑥(애엽), 파흰밑(총백)】(월경 후기에 사용) 약쑥 40g과 총백(파흰밑) 2대를 물에 달여 하루 3번에 나누어 끼니 전에 먹는다.

월경통(월경곤란증)일 때

증상은 아랫배아픔이고 다음은 허리아픔이다. 아픔은 발작적으로 오는 경우가 있고 지속적으로도 오는 경우가 있다. 아픔은 월경 시작하기 전부터 월경이 끝날 때까지 때로는 월경이 끝난 다음에도 계속될 수도 있다.

치료하는 방법과 약초

【쉽싸리】 10~20g을 물에 달여 하루 2번에 갈라 먹는다.

【향부자, 단삼】 1:2의 비율로 보드랍게 가루 내어 한번에 5~6g씩 끼니 전에 먹는다.

【아카시아나무꽃과 뿌리】 각각 같은 양을 물 11에 넣고 진하게 달여서 한번에 한 숟가락씩 먹는다.

【당귀, 법제한 부자】 각각 같은 양으로 가루 내어 10~15g을 물에 달여 2번에 갈라 빈속에 먹는다.

【약방동사니】 4번 이상 시루에 쪄서 말린 다음 보드랍게 가루 내어 한번에 3~4g씩 하루 3번 끼니 뒤에 먹는다.

【약방동사니, 익모초】 각각 같은 양으로 보드랍게 가루 내어 한번에 4g씩 하루 3번 끼니 뒤에 먹는다. 약방동사니 10g, 익모초 8g을 같이 물에 달여 하루 2~3번에 나누어 끼니 뒤에 먹기도 한다.

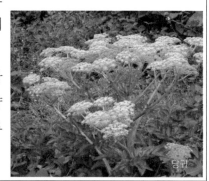
당귀

익모초

【당귀】 15~20g을 물에 달여 하루 3번에 나누어 끼니 뒤에 먹는다. 또는 보드랍게 가루 내어 한번에 3~4g씩 하루 3번 먹기도 한다.

【잇꽃(홍화)】 보드랍게 가루 내어 한번에 1~2g씩 하루 3번 먹는다.

【익모초, 복숭아씨(도인)】 익모초 100g, 복숭아씨 50g에 물을 1l 붓고 500ml가 되게 달인 것을 한번에 10~15ml씩 하루 2~3번 끼니 뒤에 먹는다.

【월계꽃】 보드랍게 가루 내어 한번에 1~2g씩 하루 3번 먹는다.

【현호색】 현호색을 깨끗이 씻어서 식초에 하룻밤(6~8시간) 담갔다가 볶아서 가루 내어 한번에 2g씩 하루 3번 먹는다.

【약쑥(애엽)】 5~6월경에 뜯어 그늘에 말렸다가 쓴다. 또는 30g을 한번 양으로 하여 물에 달여 찌꺼기를 짜버린 다음 달걀 흰자위 한 개를 풀어 넣고 잘 섞어 하루 3번 끼니 전에 먹는다.

【단삼, 복숭아씨(도인), 잇꽃(홍화)】 가루낸 단삼 6g을 술 또는 더운물로 먹는다. 단삼, 복숭아씨, 잇꽃을 각각 3g씩 물에 달여 하루 3번 먹으면 좋다.

【잇꽃(홍화), 살구씨(행인), 현호색】 잇꽃 2g, 살구씨 12g, 현호색 8g을 물에 달여 하루 3번에 나누어 끼니 뒤에 먹는다.

【박태기나무】 8~16g을 물에 달여 하루 3번에 나누어 먹는다.

위 신경증일 때

입맛이 없고 심할 때에는 음식을 보기만 해도 메스꺼워 하고 구역질을 한다. 메스꺼움은 일정한 사이를 두고 주기적으로 반복한다. 또한 식사와는 관계없이 빈트림을 자주 하기도 한다.

치료하는 방법과 약초

【현호색】 뿌리를 25% 술에 20~30분 동안 담가두었다가 약한 불에 볶아서 보드랍

게 가루낸 것을 한번에 3~4g씩 하루 3번 끼니 전에 먹는다.

【달걀껍데기】 약한 불에 누렇게 볶아서 보드랍게 가루 내어 한번에 3~4g씩 하루 3번 더운 물로 끼니 뒤에 먹거나 달걀 3개의 껍데기를 가루 내어 술 한잔, 설탕가루 5~10g을 섞어서 한 숟가락씩 하루 3번 끼니 뒤에 먹는다.

【족두리풀뿌리(세신), 삽주(창출)】 족두리풀뿌리와 삽주 각각 같은 양을 보드랍게 가루 내어 한번에 2~3g씩 하루 3번 끼니 뒤에 먹는다.

【호프】 보드랍게 가루낸 다음 한 알의 질량이 0.2g 되게 알약을 만들어 한번에 2알씩 하루 3번 끼니 뒤에 먹는다.

위 및 십이지장궤양일 때

오랫동안 조잡한 식사나 섭생을 잘 지키지 않았을 때 그리고 위염이나 소화불량증을 제때에 치료하지 않았을 때 그것을 바탕으로 하여 생길 수 있다. 흔히 보는 증상은 명치끝 부위가 쓰리고 아픈 것인데 이 아픔이 계절 및 식사시간과 밀접한 관계가 있는 것이 특징이다.

치료하는 방법과 약초

【감초】 보드랍게 가루 내어 한번에 2~3g씩 하루 3번 먹는다.

【황기】 잘게 썰어 물을 넣고 물엿처럼 걸쭉해지게 졸여서 한번에 150~200g씩 하루 3번 끼니 뒤에 먹는다.

【가래나무(추목)】 잘 익지 않고 녹색이 나는 신선한 열매 3.6kg을 잘 짓찧어서 술 6에 2~3주일 동안 담가두었다가 찌꺼기는 짜버리고 다시 여과하여 한번에 10~15ml씩 하루 3번 끼니 뒤에 먹는다.

【달걀껍질, 구운 백반】 3:1의 비율로 보드랍게 가루 내어 한번에 4g씩 하루 3번 끼니 뒤에 먹는다.

【골뱅이껍데기가루, 감초가루】 3:1의 비율로 보드랍게 갈아 한번에 4~5g씩 하루 3번 끼니 뒤에 먹는다.

【목향】 보드랍게 가루 내어 한번에 2~4g씩 하루 2~3번 끼니 뒤에 먹는다.

【귤껍질(진피), 감초】귤껍질 6g, 감초 12g을 물에 달여 꿀 60g을 넣고 하루 3번에 갈라 먹는다.

【단너삼(황기)】잘게 썰어 물에 2~3시간 정도 달이다가 찌꺼기는 짜버리고 물엿처럼 걸쭉해지게 졸여서 한번에 15~20g씩 하루 3번 끼니 뒤에 먹는다.

【산죽】40~50g을 물에 달여 하루 3~4번에 나누어 끼니 뒤에 먹는다. 산죽을 엿상태로 졸여서 먹는 것이 더 좋다.

【오징어뼈(오적골)】보드랍게 가루 내어 한번에 3~4g씩 하루 3번 끼니 사이에 먹는다.

【오징어뼈(오적골), 결명씨(결명자), 감초】5:3:1의 비로 섞어서 보드랍게 가루 내어 한번에 3~4g씩 하루 3번 끼니 뒤에 먹는다.

【오징어뼈(오적골), 패모】각각 같은 양을 보드랍게 가루 내어 한번에 3~4g씩 하루 3번 끼니 사이에 먹는다. 또한 오징어뼈만을 가루 내어 한번에 3~4g씩 하루 3번 끼니 사이에 먹어도 된다.

【오징어뼈(오적골), 달걀껍데기】오징어뼛가루와 약한 불에 누래지도록 볶아서 가루낸 달걀껍데기가루를 3:1의 비로 섞어서 한번에 3~4g씩 하루 3번 끼니 사이에 먹는다.

【굴조가비(모려), 감초】각각 보드랍게 가루 내어 5:1의 비로 섞어서 한번에 4g씩 하루 3~4번 끼니 뒤에 먹거나 또는 감초만을 보드랍게 가루 내어 한번에 2g씩 하루 3번 끼니 뒤에 먹어도 된다.

【가두배추(양배추)】신선한 가두배추를 짓찧어서 짜낸 즙을 한번에 70~80ml씩 하루 3번 끼니 뒤에 먹는다.

【인동넝굴꽃(금은화)】20~30g을 물에 달여 하루 2~3번에 나누어 끼니 뒤에 먹는다. 또는 인동덩굴꽃 1kg을 물 4에 달여서 찌꺼기를 짜버리고 다시 1가 되게 졸여 설탕을 60% 되게 넣어 한번에 10ml씩 하루 3번 끼니 뒤에 먹으면 더욱 좋다.

【벌풀(봉밀), 알코올】벌풀(벌통의 틈 사이나 벌통 덮개천에 붙어 있는 수지 모양 물질) 20g을 60% 알코올 100ml에 풀어서 한번에 5~10ml씩 하루 3번 끼니 뒤에 먹는다.

위경련(가슴앓이)일 때

위신경증, 위염, 위 및 십이지장 궤양, 담낭염, 담석증, 충수염 등 때에 생길 수 있다. 또한 몸을 차게 하거나 기분상태가 나쁠 때, 지나치게 많이 먹거나 마셨을 때에 갑자기 명치끝 부위가 쥐어 비트는 듯이 아프고 가슴으로 올려 뻗치는 심한 아픔이 온다.

치료하는 방법과 약초

【현호색】 보드랍게 가루 내어 한번에 2~3g씩 하루 3번 끼니 뒤에 먹는다. 이 약은 진통작용, 진정작용이 있다.

【목향】 8~10g을 잘게 썰어 물에 달여서 하루 2~3번에 나누어 끼니 뒤에 먹는다.

【약방동사니】 8~10g을 잘게 썰어서 물에 달여 하루 3번에 나누어 끼니 뒤에 먹는다.

【아편꽃열매깍지(앵속각)】 10~15g을 물에 달여서 하루 3번에 나누어 끼니 뒤에 먹는다.

【족두리풀뿌리(세신), 삽주(창출)】 각각 같은 양을 보드랍게 가루 내어 한번에 2~3g씩 하루 3번 끼니 뒤에 먹는다. 국소마비작용이 있어 위경련을 잘 멈춘다.

【설탕가루】 누런 설탕가루를 더운 물 한 사발에 풀어서 단숨에 마신다.

위산과다일 때

위에서 분비되는 염산의 양이 많은 병증으로 신경질 체질, 흡연, 빠른 식사 등으로 일어난다.

치료하는 방법과 약초

【오패산】 오징어의 뼈가루 80g과 패모가루 16g을 고르게 섞어 식사후마다 4g씩 먹는다.

【결명자와 이질풀】 결명자와 이질풀 각각 18.8g을 720ml의 물로 540ml되게 달여서 하루에 여러 차례 차 대신 복용한다.

【황련】 황련을 잘게 썰어서 작은 술잔으로 한잔 정도를 360ml의 물로 달여서 물이 180ml 가량 되면 하루 3번에 나누어 복용한다. 가루를 내어 하루에 3.8g씩 3번에

나누어 복용한다.

【쑥, 달걀】 신물을 통하여 위가 아픈 증세에는 쑥잎 80g, 달걀 60g을 물 세 사발로 절반이 되게 끓인 다음 달걀 1.2개를 덥게 해서 점심때에 먹는다. 1~1.5kg 먹으면 근치된다.

【무즙과 생강즙】 위산과다와 딸꾹질에 무즙과 생강즙을 반반 섞어서 한번에 한 컵씩 3번 식후에 먹는다.

【흑산치】 속에서 신물이 올라오는 데는 흑산치 11.3g을 진하게 달여 약간의 생강즙을 섞어 마시면 된다.

위암일 때

위암은 처음 위점막에서 생겨 점점 근층으로 퍼져 주위 장기로 침윤되어 들어간다. 비교적 전이가 빠른 것이 특징인데 흔히 간, 폐 그리고 목의 임파절에 잘 전이된다. 병 초기에는 입맛이 없고 소화가 잘 안되며 윗배가 무직하고 썩은 트림이 나며 자주 게우고 차츰 배가 더 아프며 몸이 여윈다.

치료하는 방법과 약초

【젖풀】 잎과 줄기를 뜯어다가 생채로 짓찧은 것 50g을 술 200ml에 하룻밤 담그었다가 짠 액을 한번에 10ml씩 하루 3번 끼니 전에 먹는다. 술을 마시지 못하는 사람은 설탕물에 타서 마셔도 된다. 또한 젖풀의 잎과 줄기를 5~6월경에 뜯어서 그늘에 말린 것 8~10g을 물에 달여 하루 2~3번에 나누어 끼니 뒤에 먹어도 좋다.

【살구씨(행인)】 하루 20~30g씩 까서 3번에 나누어 먹는다.

【왕지네(오공)】 말린 것을 대가리와 발을 떼버리고 한번에 2~3마리를 보드랍게 가루 내어 하루 2~3번 끼니 뒤에 먹는다.

【비슬나무】 나무껍질 30g을 물 300ml에 달여 하루 3번에 나누어 먹는다.

【율무쌀(의이인)】 30g을 물에 달여 위암 초기에 하루 3번에 나누어 먹는다.

【다래나무뿌리】 20~60g을 물에 달여 하루 2~3번에 나누어 끼니 전에 먹는다.

【다래나무뿌리, 범싱아】 다래나무뿌리 1kg, 범싱아뿌리 500g을 잘게 썰어 물이 절반 되게 달여서 한번에 20~30ml씩 하루 3번 끼니 뒤에 먹는다.

【청미래덩굴뿌리】 깨끗이 씻어 햇볕에 말린 것 250~500g에 6~7배 양의 물을 붓고 한 시간 담가두었다가 약한 불에 3시간 동안 달인 다음 찌꺼기를 짜버리고 돼지비계 50~100g을 넣고 전량이 500ml 되게 졸인다. 이것을 한번에 20~30ml씩 하루 2~3번 먹는다.

【두꺼비껍질】 말린 두꺼비껍질을 보드랍게 가루 내어 한번에 1g씩 하루 2번 10일 동안 먹고 5일 쉬었다가 다시 10일 동안 먹는다.

【두릅나무뿌리껍질】 20~30g을 물 300ml에 넣고 절반이 되게 달인 것을 하루 3번에 나누어 먹는다.

【금잔화】 금잔화꽃가루를 한번에 0.25g씩 하루 3번 먹는다. 10일 동안 먹고 3일 동안 끊었다가 다시 먹는다.

【깜또라지】 신선한 풀 30g을 물에 달여서 하루 3번에 나누어 먹는다.

위하수(위가 아래로 처지는 것)일 때

위의 긴장도가 낮아지고 위의 운동 및 위 분비기능이 약해진다. 먹은 것이 잘 내려가지 않고 아랫배가 늘 무직하면서 아프다. 때로 메스껍고 게우기도 한다. 아랫배는 불러 있고 배에서 물소리가 난다.

치료하는 방법과 약초

【탱자열매】 100g을 물 0.5에 24시간 동안 담가두었다가 건져서 잘게 썬다. 이것을 다시 물에 1~2시간 정도 담가두었다가 1시간 30분~2시간쯤 달여서 찌꺼기는 짜버리고 다시 100ml가 되게 졸인 것을 한번에 10~20ml씩 하루 3번 끼니 뒤에 먹는다.

【승마, 꿀】 승마를 보드랍게 가루 내어 같은 양의 꿀을 넣고 반죽해서 콩알 크기의

알약을 만들어 한번에 20알씩 하루 3번 끼니 뒤에 먹는
다.

【돼지오줌보】돼지오줌보 속에 달걀 3개를 넣고 실로 맨
다음 삶아서 한번에 한 개씩 하루 3번 끼니 전에 먹는
다.

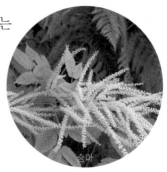
승마

유뇨증일 때

아이에게 많이 볼 수 있는데 선천적으로 또는 후천적으로 하초가 허하고 차서 신, 방광이 기
능을 하지 못하여 생기거나 비폐의 기가 허하여 수습을 제대로 운화하지 못하여 생기며 간경
의 습열이 방광에 영향을 주어 생긴다.

치료하는 방법과 약초

【닭의 멱주머(소낭) 안껍질】닭의 멱주머니 안껍질을 깨끗이 씻어서 햇빛에 말렸다가
보드랍게 가루 내어 한번에 0.3g씩 하루에 세 번, 1주일간 계속 먹으면 효과가 나타
난다.

【닭창자, 돼지오줌통】닭창자를 깨끗이 씻어서 말렸다가 가루낸 것과 돼지오줌통을
말려서 가루낸 것을 각각 같은 양씩 섞어서 한번에 4g씩 술 한 잔에 타서 하루에 두
번 먹는다. 술이 없으면 물에 달여서 먹어도 좋다.

【붉은팥잎】붉은팥잎을 장독에 묻어 두었다가 먹거나, 삶아서 나물로 먹기도 하며,
물에 달여서 수시로 그 물을 먹기도 한다.

【소오줌통】소오줌통은 아이들이 오줌을 자주 누거나 밤에 자다가 깨지 못하고 이부
자리에다 오줌을 눌 때 대단히 좋은 약재로 쓰인다.

【상표초, 속썩은풀뿌리(황금)】뽕나무에 붙은 사마귀 알집(둥지)을 상표초라고 한다. 상
표초를 누런 빛이 나도록 닦은 것 30매에 속썩은풀뿌리 40g을 넣고 물에 적당히 달
여서 두 번에 나누어 먹는다. 부인들의 유뇨증에는 상표초를 술에 버무려 덖어서 가
루낸 것을 생강즙에 타서 한번에 8g씩 먹는다.

【백미꽃, 함박꽃뿌리】 오줌이 저절로 나올 때, 특히 부인들의 임신 전후에 오줌이 자기도 모르게 저절로 나올 때, 백미꽃과 함박꽃뿌리를 각각 같은 양씩 섞어서 보드랍게 가루 내어 한번에 한 숟가락씩 하루에 세 번 아무 때나 술에 타서 먹으면 효과가 좋다.

유방암(젖암)일 때

처음에는 특별한 증상이 없다가 젖몸(흔히 바깥 위쪽 1/4부위)에 아프지 않은 굳고 작은 종물이 만져진다. 그것이 빨리 크면서 피부와 근층에 맞붙어 나중에는 잘 움직이지 않는 하나의 큰 종물로 된다.

치료하는 방법과 약초

【자주꿩의 비름】 신선한 풀을 짓찧어 유방암이 생긴 곳에 붙인다.

【천문동】 하루 60g씩 시루에 쪄서 3번에 나누어 먹는다.

【연잎밑둥】 한번에 7개씩 약성이 남게 태워서 술에 타 먹는다.

【두꺼비껍질】 껍질을 벗겨 겉면에 있는 과립들을 터쳐서 직접 암이 생긴 부위(피부)에 붙여둔다. 심부암 때에는 암이 있는 곳과 제일 가까운 곳에 있는 침혈에 하루 2번씩 신선한 것으로 갈아붙인다. 겸해서 두꺼비껍질을 말려 가루낸 것으로 0.3g 되게 알약을 만들어 한번에 3~5알씩 하루 3번 끼니 뒤에 먹으면 더욱 좋다.

【붉나무벌레집(오배자)】 가루낸 것을 식초에 개서 앓는 부위에 붙인다. 유방암의 초기에 쓴다.

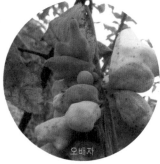

오배자

유선염(젖앓이)일 때

아이를 낳고 3~4주일 사이에 자주 생기는데 젖꼭지가 우묵하게 들어가서 젖이 잘 나오지 않거나 애기가 젖을 잘 빨지 못할 때에 생기기 쉽다. 한편 젖꼭지나 그 주위가 헐거나 터지면 그곳으로 병균이 들어가서 젖몸이 곪는다. 이렇게 되면 젖몸이 불어오고 화끈 달아오르면서 벌개며 뜬뜬한 곳이 생긴다.

치료하는 방법과 약초

【선인장】 가시를 떼 버리고 짓찧어 하루 4~5번 갈아 붙인다.

【민들레(포공초)】 젖몸이 벌겋게 되면서 화끈 다는 때 신선한 것 40g을 짓찧어낸 즙에다 술 20ml를 섞고 하루 2번에 나누어 끼니 뒤에 먹고 그 찌꺼기는 젖몸에 붙인다.

【우엉잎(대력엽)】 마른 것은 15g, 신선한 것은 50g을 물에 달여 하루 2~3번에 갈라 먹는다. 급성 유선염에 쓴다.

【민들레(포공초), 금은화】 민들레 5g, 금은화 10g을 물에 달여 하루 2번에 갈라 먹는다.

【마가목열매】 짓찧어서 2배 양의 물을 붓고 4~6시간 끓인 다음 찌꺼기를 짜버린 다음 이것을 다시 물엿 정도로 걸쭉해지게 졸여서 거충약으로 쓴다. 기름종이에 3~4mm 두께로 고르게 발라 앓는 쪽 젖에 하루 건너 한 번씩 붙인다. 곪기 전에 붙이면 염증이 가라앉고 곪을 때에 붙이면 빨리 곪아 터지게 된다.

【마늘, 파】 각각 같은 양을 짓찧어 젖몸의 제일 아픈 곳에 여러 번 갈아 붙인다.

【귤껍질(진패), 감초】 귤껍질 20g, 감초 10g을 물에 달여서 하루 2번에 나누어 먹는다.

【마(서여)】 깨끗이 물에 씻고 생즙이 나올 때까지 짓찧어서 부은 곳에 붙인다. 곪지 않고 멍울이 지었을 때 쓰면 멍울이 풀리고 또 곪는 것도 막는다.

【해바라기】 씨만을 말려 부스러뜨린 다음 탈 정도로 볶아 가루낸다. 9~15g을 더운 물에 타서 하루 3번 먹는다. 처음 먹었을 때에는 땀을 내야 한다.

【감자】 싹이 있는 생감자를 갈아서 아픈 곳에 여러 번 갈아 붙인다.

【누에】 볶아서 보드랍게 가루 내어 식초에 반죽해서 하루 3~5번 뜬뜬해진 곳에 붙인다. 5일 동안만 붙이면 거의 다 낫는다.

【풀솜나물】 신선한 풀을 잘 짓찧어 젖앓이 하는 젖몸에 붙인다.

【무릇】 풀 3~9g을 물에 달여 하루 3번 먹거나 짓찧어서 젖앓이 하는 젖몸에 대고 찜질한다.

【홰나무꽃(괴화)】 40g을 물에 달여 하루 2번에 갈라 먹는다.

【노봉방(말벌집), 감초】 말벌집 10g, 감초 5g을 물에 달여 하루 2번에 갈라 먹는다.

【수세미오이】 40g을 거멓게 닦아서 가루 내어 술이나 더운물에 타서 먹는다.

유정(정액이 무의식적으로 나오는 증)일 때

신경쇠약 또는 등뼈손상 때 하나의 증상으로 오는 수도 있다. 유정이 있으면 정신상태가 늘 우울하고 흐리터분하며 잠을 잘 자지 못하고 머리가 늘 아프며 어지럽고 맥이 없으며 식은땀 이 난다.

치료하는 방법과 약초

【꽈리뿌리】 5~7g에 물 한 사발(500ml)을 넣고 30ml 되게 달여 한 번에 먹는데 하루 3번씩 15일 동안 먹는다.

【산수유】 보드랍게 가루 내어 한 번에 4~5g씩 하루 3번 끼니 뒤에 먹는다.

【새삼씨(토사자)】 보드랍게 가루 내어 졸인 꿀로 반죽하여 한 알의 질량이 0.3g 되게 알약을 만들어 한번에 10~20알씩 하루 3번 끼니 전에 먹는다.

【연꽃잎, 사마귀알집(상표초)】 2:1의 비로 섞어 보드랍게 가루 내어 한번에 4~5g씩 하루 3번 끼니 뒤에 먹는다.

【생건지황】 가루 내어 졸인 꿀로 반죽하여 3g 되게 알약을 만든다. 한번에 3~5알씩 하루 2~3번 빈속에 먹는다. 또 생건지황 100g을 술 1ℓ에 약 20일 동안 불려두었다 가 한번에 20~30ml씩 하루 3번 끼니 전에 먹는다.

【오미자】 1kg을 잘 씻어 물에 하룻밤 담갔다가 즙을 낸다. 여기에 꿀 2kg을 넣어 천 천히 달여 약엿처럼 되면 한 번에 1~2순가락씩 하루 3번 빈속에 먹는다.

【계내금(닭똥집속껍질)】 약한 불에 말려 가루낸 것을 한번에 4~6g씩 하루 2~3번 술

에 타서 끼니 사이에 먹는다.

【구기자】 가루 내어 졸인 꿀로 반죽해서 3g 되게 알약을 만들어 한 번에 5~7알씩 하루 3번 빈속에 먹는다.

【육종용, 양고기】 먼저 육종용 40g을 물에 달여 풀어지게 한 다음 잘 갈고 여기에 양고기 100g과 쌀 200g을 넣고 죽을 쑤어 양념을 쳐서 하루 3번에 갈라 빈속에 먹는다.

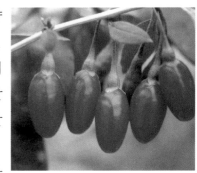

【연자육, 주사】 연자육 30g, 주사 4g을 각각 따로 가루 내어 잘 섞어서 한번에 4~6g씩 하루 2~3번 끼니 사이에 더운물에 타서 먹는다.

【고슴도치가죽(자위피)】 약한 불에 말려 보드랍게 가루 내어 한번에 4~5g씩 하루 3번 물에 타서 끼니 사이에 먹는다.

유즙부족(젖부족증)일 때

젖 부족증은 처음부터 젖이 없어서 적게 나오는 것과 젖이 잘 나오다가 이러저러한 원인에 의하여 젖이 부족되는 경우가 있다. 젖이 잘 나오다가 나오지 않는 것은 젖빠는 힘이 약하거나 젖을 불규칙적으로 먹일 때에 흔히 있는 현상이다.

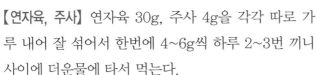

【으름덩굴(목통)】 8~10g을 물에 달이다가 돼지족 4개를 넣고 푹 끓여서 족과 함께 먹는다.

【달걀, 꿀】 달걀 흰자위 4개에다 같은 양의 꿀을 넣고 잘 섞어서 먹는다.

【절구대뿌리】 10g을 물에 달여 2번에 갈라 끼니 뒤에 먹는다.

【팥】 삶아 물을 먹는다.

【장구채(왕불류행), 쥐참외뿌리】 각각 같은 양으로 가루 내어 한번에 8g씩 따끈한 술에 타서 먹는다.

【검은참깨(호마)】 100g을 닦아 물에 갈아 즙을 내어 한번에 10~15ml씩 먹는다.

【으름덩굴줄기(목통), 돼지족】 으름덩굴줄기 8g에 물 1l를 넣고 달이다가 돼지족 4개를 넣고 3~6시간 푹 삶아서 그 물을 한번에 250ml씩 하루 2번 끼니 뒤에 먹는다.

【부루씨, 찹쌀, 감초】 부루씨, 찹쌀 각각 50g을 보드랍게 가루 내어 물 한 사발을 넣고 잘 섞은 다음 감초가루 1g을 넣고 끓여서 먹는다. 젖이 잘 나오게 한다.

【돼지족죽】 돼지족을 푹 삶은 물에 입쌀 또는 찹쌀을 넣고 죽을 쑤어 먹는다. 젖이 잘 나오게 하는 효능이 있다.

【수세미오이】 수세미오이덩굴을 태워서 가루 내어 한번에 4g씩 하루 한번 3일 동안 먹는다.

【역삼씨(대마인)】 짓찧어서 물에 달여 한번에 10ml씩 하루 3번 먹는다. 또는 보드랍게 가루 내어 졸인 꿀로 반죽하여 알약을 만들어 한번에 3~4g씩 하루 2~3번 먹어도 된다. 역삼씨는 혈액순환을 좋게 하고 젖도 잘 나오게 한다.

【절국대】 뿌리 10~15g을 물에 달여 하루 3번에 나누어 먹는다. 절국대뿌리는 젖을 잘 나오게 하는 데 쓴다.

【장구채(왕불류행)】 장구채 씨를 보드랍게 가루 내어 한번에 3~4g씩 하루 3번 끼니 사이에 먹는다. 또는 풀을 하루에 8~16g씩 물에 달여 2~3번에 나누어 끼니 사이에 먹는다. 몸 푼 뒤에 젖이 잘 나오지 않을 때 쓰면 좋다.

【별꽃】 풀 30~60g을 물에 달여 하루 2~3번에 나누어 먹는다. 별꽃 100g을 가루 내어 식초에 반죽하여 3g의 질량으로 알약을 만들어 한번에 2알씩 하루 3번 먹어도 좋다.

【메기】 한 마리로 국을 끓여 먹거나 어죽을 쑤어 먹는다. 달걀을 넣어 먹으면 더 효과가 있다.

【잉어(이어)】 뼈 채로 탕쳐서 된장국을 끓여 먹거나 고기떡을 만들어 된장국이나 죽에 넣어 먹는다. 또한 잉어를 구워 가루내서 한번에 4g씩 술에 타서 먹으면 입맛을 돋구면서 몸도 좋아지고 젖이 잘 나온다.

302

【회향열매】 하루에 5~10g을 적당한 양의 물에 달여 하루 3번에 나누어 먹는다. 여기에 민들레뿌리를 같이 넣어서 달여 먹어도 좋다. 먹을 때 감주와 같이 먹으면 더 좋다. 회향열매에는 정유가 2~3%나 들어 있는데 이 정유는 젖선의 분비를 세게 하므로 젖을 잘 나오게 한다.

유행성간염(돌림간염)일 때

바이러스로 오염된 손, 음식물, 물, 여러 가지 물품(기저귀, 놀이감, 그릇, 변기, 수건, 옷 등), 파리 등을 통하여 입으로 바이러스가 들어가서 옮는 수도 있고 바이러스를 가지고 있는 사람의 피나 혈장이 건강한 사람에게 주입될 때, 주사기를 비롯한 의료 기구를 통하여 옮는 수도 있다.

치료하는 방법과 약초

【생당쑥】 15~20g을 물에 달여 하루 3번에 나누어 끼니 뒤에 먹는다. 대추와 함께 달여 먹으면 더 좋다. 생당쑥은 간보호작용 및 이담작용을 한다.

【찔레나무】 신선한 뿌리 20~30g을 돼지 살코기 80g과 같이 끓인 다음 술 120~160ml를 넣고 1시간 정도 또 끓여 점심이나 저녁 때에 하루 한 번 먹는다.

【속새(목적)】 잘게 썬 것 40g을 물에 달여 하루 2~3번에 갈라 끼니 뒤에 먹는다.

【패랭이꽃(구맥), 범부채, 길짱구씨(차전자)】 팰랭이꽃 20g, 범부채 12g, 길짱구씨 40g을 물에 달여 하루 2~3번에 갈라 먹는다.

【더위지기(인진), 대추】 더위지기 20g, 대추 5알을 물에 달여 하루 2~3번에 갈라 먹는다.

【으아리(위령선)】 약한 불에 말려 보드랍게 가루낸 것 8~12g을 한번 양으로 하여 달걀 한 알에 섞어 기름에 볶아 하루에 2~3번 먹는다.

【생당쑥, 흰삽주(백출)】 각각 같은 양을 잘게 썰어 물에 달여서 찌꺼기를 버린 다음 다시 엿처럼 되게 졸여서 한번에 5~10g씩 하루 3번 끼니 뒤에 먹는다.

【바위손(권백), 마타리】 바위손 80g, 마타리 20g을 물 500ml에 달여서 찌꺼기를 짜버

리고 다시 전량이 100ml로 되게 졸인 것을 20~30ml씩 하루 3번 끼니 뒤에 먹는다.

【가물치(여어)】 말려 가루낸 것을 한번에 8g씩 하루 3번 먹는다. 가물치로 국을 끓이거나 회를 쳐서 먹어도 좋다.

【참외꼭지(과체)】 누렇게 볶아서 보드랍게 가루 내어 하루 0.1g을 3번에 나누어 아침 끼니 뒤에 양쪽 콧구멍을 깨끗이 닦고 40분 간격으로 3번 불어 넣는다. 그러면 코 안에서 누런 물이 나온다. 7~10일 지나서 다시 0.1g을 불어 넣는다.

【띠뿌리(모근), 흰삽주(백출)】 각각 10g을 물에 달여 하루 3번 나누어 먹는다. 황달이 있으면서 몸이 붓고 오줌이 잘 나가지 않을 때 쓴다.

【미나리(수근)】 하루 150~200g씩 물에 달여 3번에 나누어 끼니 뒤에 먹는다. 데쳐서 양념을 하여 부식물로 먹어도 좋다.

【계명초】 20~30g을 물에 달여 하루 2~3번에 나누어 먹는다. 이담작용, 이뇨작용을 한다.

【자라】 3마리분의 피를 뽑아 한번 양으로 하여 생것으로 먹고 고기는 삶아서 먹는다.

【솔나물】 풀 20~40g을 물에 달여 하루 3번에 나누어 먹는다.

【더위지기(인진)】 15~20g을 물에 달여 하루 3번 끼니 뒤에 먹는다.

【더위지기(인진), 속썩은풀(황금)】 더위지기 100g과 속썩은풀 30g을 따뜻한 물 1ℓ에 4시간 동안 담가두었다가 대황 8g을 넣어 15분 동안 달여서 더울 때에 거른다. 이것을 한번에 15~20g씩 하루 3번 끼니 전에 먹는다.

【더위지기(인진), 흰삽주(백출)】 각각 같은 양을 잘게 썰어 물에 달여서 찌꺼기를 짜버린 다음 다시 엿이 되게 졸여서 한번에 5~10g씩 하루 3번 끼니 뒤에 먹는다.

【백반】 어린이 유행성간염에 백반을 한번에 1g씩 하루 3번 끼니 뒤에 먹는다.

【솔잎, 설탕가루】 생솔잎과 설탕가루 각각 1kg을 물 2ℓ에 섞어 단지에 넣고 뚜껑을 잘 막아 여름이면 3~4일, 겨울이면 온돌방에 10일 동안 놓아두었다가 걸러서 한번에 200~300ml씩 하루 3번 끼니 뒤에 먹는다.

【구담, 자단향】 자단향 30g을 태워서 가루낸 데다 구담 10개를 넣고 반죽해서 콩알 크기의 알약을 만들어 한번에 한 알씩 하루 3번 끼니 뒤에 먹는다.

【소담즙, 울금】 소담즙 100g에 울금가루 50g을 섞어 반죽해서 0.5g 되게 알약을 만들어 한번에 3~4알씩 하루 3번 끼니 뒤에 먹는다.

【녹반, 더위지기(인진)】 녹반은 불에 구워 가루내고 더위지기는 물에 달여 물엿처럼 되게 졸인다. 다음 녹반가루를 더위지기엿에 반죽하여 0.3g 되게 알약을 만들어 한번에 5~10알씩 끼니 뒤에 먹는다. 한 알에 녹반가루가 0.01g 들어가게 알약을 만든다.

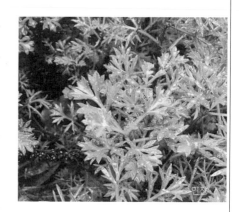

유행성감기(돌림감기)일 때

공기, 침방울 전염 방법으로 또는 바이러스에 의하여 더러워진 물건, 식기 등과의 접촉으로도 옮는다. 12시간~3일(보통 1~2일간)의 잠복기를 거쳐 갑자기 높은 열(38~40℃), 오한, 심한 두통으로 병이 시작되며 뒤이어 콧물, 기침, 가래, 코막힘, 목아픔 등의 증상이 나타난다. 메스꺼움, 구토, 설사 등의 소화기증상도 나타날 수 있다.

치료하는 방법과 약초

【마늘(대산)】 한번에 2~3g씩 하루 2~4번 끼니 뒤에 먹는다. 유행성감기가 한창 도는 때에 생마늘을 한번에 2~3g씩 씹어 먹으면 마늘에 피톤찌드가 들어 있어 유행성감기바이러스를 막을 수 있다.

【인동덩굴꽃(금은화), 개나리열매】 각각 6~8g을 물에 달여 하루 3번에 나누어 끼니 뒤에 먹는다.

【둥근노루오줌】 풀 20~30g을 물에 달여 하루 3번에 나누어 먹는다.

【박하잎】 25~30g을 물에 달여 하루 2~3번 나누어 끼니 뒤에 먹는다.

【총백(파흰밑), 생강】 총백(파흰밑) 6g, 생강 10g을 함께 짓찧어 끓는 물에 풀어 넣고 그 김을 입과 코에 쏘인다. 파, 생강을 각각 25g, 소금 5g을 함께 짓찧어 약천에 싸

서 앞가슴, 잔등, 발바닥, 손바닥 등을 문질러도 효과가 있다.

【칡뿌리(갈근), 승마】 30~40g을 물에 달여 하루 2~3번에 나누어 끼니 사이에 먹어도 되고 각각 10~15g을 물에 달여 하루 2~3번에 나누어 먹어도 된다.

【배, 마늘(대산)】 큰 배 1개에 구멍을 10곳을 뚫고 여기에 껍질을 벗긴 마늘을 하나씩 박아 넣은 다음 물에 적신 종이로 잘 싸서 불에 구워 먹는다.

【생강, 술】 생강 8~10g을 짓찧어 술 20~30ml에 넣고 잘 섞어 단번에 마시고 이불을 덮고 땀을 낸다.

음부가 가려울 때(음부포진)

가려움증은 신경성 요인에 의하여 생길 수도 있으나 질염, 자궁내막염 때 이슬이 많이 흐르면서 자극되어 생기는 수가 드물지 않다. 가려움은 밤에 더 심해지고 잠도 잘 자지 못하며 심하면 신경쇠약까지 걸릴 수 있다.

치료하는 방법과 약초

【뱀도랏열매(사상자)】 50g에 500ml의 물을 붓고 달인 것으로 음부를 자주 씻는다. 또는 뱀도랏열매 10g, 백반 6g 또는 뱀도랏열매 10g, 인동덩굴꽃 10g을 같이 넣고 달인 물로 음부를 자주 씻는다.

【황경피나무껍질(황백피), 감초】 각각 25g에 물 500ml를 붓고 달인 것으로 가려운 곳을 자주 씻는다.

【백반, 삼씨(마자인)】 각각 같은 양을 가루 내어 돼지기름에 개어서 음부를 깨끗이 씻은 다음에 바른다.

【너삼(고삼), 백부, 복숭아나무잎(도엽)】 너삼, 백부 각각 25g, 복숭아나무잎 50g을 물에 달여 외음부를 자주 씻는다.

【백반, 뱀도랏열매(사상자)】 각각 같은 양으로 물에 달여 씻어 준다.

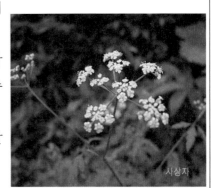
사상자

【뽕나무껍질(상피)】 달인 물로 음부를 자주 씻는다.

【도꼬마리】 풀을 솥에 넣고 물을 알맞게 넣고 달여 찌꺼기를 버리고 40℃ 정도로 덥혀서 하루에 여러 번 음부를 씻는다.

【너삼(고삼)】 물에 달여 찌꺼기를 짜버리고 그 물로 목욕을 하거나 또는 가려운 곳을 씻는다.

【소리쟁이뿌리】 50g을 물 500ml에 달인 것으로 음부를 자주 씻는다.

【붉나무벌레집(오배자)】 50g을 물 500ml에 넣고 달여서 찌꺼기를 짜버리고 그 물로 음부를 씻는다. 그리고 겸해서 붉나무벌레집을 재가 되지 않을 정도로 태워서 보드랍게 가루 내어 하루 2~3번씩 음부에 뿌려준다.

【유황】 보드랍게 가루 내어 하루에 3번 정도 음부에 뿌려준다.

음위증(발기불능)일 때

성욕은 있으면서도 음경이 발기되지 않아 성생활을 할 수 없는 경우와 부분적으로 성욕 자체도 없는 경우가 있다. 지나친 성생활, 정신적 피로, 오랜 기간 성생활을 하지 않는 것 등이 원인으로 된다.

치료하는 방법과 약초

【인삼】 보드랍게 가루 내어 한번에 4~5g씩 하루 3번 끼니 전에 먹는다. 또는 졸인 꿀로 반죽하여 그대로 혹은 알약을 만들어 한번에 5~6g씩 하루 3번 끼니 전에 먹는다.

【녹용, 마(산약)】 잘게 썬 녹용 20g과 마가루 40g을 약천에 싸서 술 200ml에 7~10일 동안 담가 우려낸 술을 한번에 10~15ml씩 하루 2~3번 끼니 전에 먹는다. 술을 다 먹은 다음 술에 담갔던 약을 약한 불에 말려 보드랍게 가루 내어 한번에 5~6g씩 하루 2~3번 끼니 뒤에 먹는다.

【수캐성기】 수캐의 외생식기 여러 개를 삶아 양념을 하여 끼니 전에 먹는다.

【뱀장어(장어)】 한번에 2마리씩 양념을 하여 익혀 먹는다.

【해삼】 한번에 10여 개씩을 지지거나 볶아서 먹는다. 보드랍게 가루 내어 한번에 8~10g씩 하루 3번 더운 물에 타서 끼니 전에 먹어도 된다.

【삼지구엽초(음양곽)】 말린 것 10~15g을 물에 달여 하루 2~3번에 나누어 끼니 사이에 먹는다. 또는 보드랍게 가루 내어 졸인 꿀로 반죽해서 알약을 만들어 한번에 5~6g씩 하루 3번 끼니 전에 먹는다.

【구기자】 15~20g을 물 200ml에 달여 하루 2~3번에 나누어 끼니 전에 먹는다. 또는 보드랍게 가루 내어 한번에 3~4g씩 하루 3번 끼니 전에 먹거나 졸인 꿀로 반죽하여 알약을 만들어 한번에 4~5g씩 먹어도 좋다.

【바닷말(해마)】 4~10g을 물에 달여 하루 2~3번에 나누어 끼니 뒤에 먹는다. 또는 보드랍게 가루 내어 한번에 2~4g씩 하루 3번 더운 물 또는 술 한 잔에 타서 먹는다.

【새삼씨(토사자)】 6~12g을 보드랍게 가루 내어 하루 3번에 나누어 먹는다. 풀은 12~20g을 물에 달여 하루 2~3번에 나누어 끼니 뒤에 먹는다.

이질에 걸렸을 때

흰곱만 섞일 때에는 백리, 피만 섞일 때에는 적리라고도 한다. 농혈리는 대변에 고름과 피가 섞여 나오는 이질인데 적백리보다 병세가 심하다. 일반적으로 오슬오슬 춥고 열이 나며 배가 몹시 아프고 뒤가 무직하다.

치료하는 방법과 약초

【마(산약)】v 30~40g을 물에 달여 하루 2~3번에 갈라 끼니 뒤에 먹는다.

【연자육】 가루 내어 한번에 8g씩 하루 3번에 갈라 끼니 뒤에 먹는다.

【오이풀뿌리(지유)】v 30g을 푹 달여 하루 3번에 나누어 먹는다.

【소뿔(우각)】 태운 재를 가루 내어 한번에 8g씩 끼니

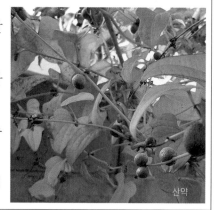

산약

전에 미음에 타서 먹는다.

【목근피(무궁화나무뿌리껍질)】 4~10g씩 물에 달여 먹는다. 또는 가루 내어 미음에 타서 먹거나 밀가루를 섞어 떡을 만들어 먹는다.

【냉이】 뿌리와 잎을 가루 내어 한번에 4g씩 빈속에 미음에 타서 먹는다.

【쇠비름(마치현)】 즙 150g에 달걀 흰자위 1개를 넣고 익힌 다음 한번에 먹는다.

【약쑥(애엽)】 4~12g씩 식초에 달여 끼니 전에 먹는다.

【속썩은풀(황금), 집함박꽃뿌리(백작약)】 각각 6~12g을 물에 달여 하루 2~3번에 갈라 먹는다.

【목향, 황련】 각각 4~6g을 물에 달여 먹거나 가루 내어 알약을 만들어 먹는다.

【마늘, 황경피나무(황백)】 마늘즙으로 황백가루를 반죽해서 콩알만 하게 알약을 만들어 한번에 30~50알씩 하루 3번 미음으로 끼니 전에 먹는다.

【백초상】 백초상이란 아궁이의 이맛돌 검댕이를 말하는데 나무나 잡초를 때서 생긴 것만을 쓰며 석탄을 때서 생긴 검댕이는 쓰지 못한다. 설사를 심하게 할 때, 특히 피똥을 눌 때 백초상을 한번에 5~10g씩 꿀과 섞어서 먹든가, 미음에 타서 하루에 세 번씩 밥 먹은 후에 먹으면 좋은 효과를 본다.

【오이풀, 오갈피나무】 오이풀뿌리와 오갈피나무 껍질 또는 뿌리의 껍질을 햇빛에 말렸다가 가루 내어 각각 같은 양씩 섞어서 꿀에 갠다. 이것을 한번에 5~10g씩 하루에 세 번 먹는다.

【꿀】 꿀 50~100g을 단번에 먹는다. 주의할 것은 꿀을 먹은 후에 물을 마시지 말며 꿀과 파는 상반 작용이 있으므로 파와 같이 먹지 말아야 한다. 특히 물 같은 대변을 누는 환자에게는 쓰지 말아야 한다.

【말발둥지(노봉방)】 6~8월 기간에 벌의 둥지를 구하여 그늘에서 말려 두었다가 필요할 때에 불에 태워서 가루 내어 한번에 1~2g 정도를 젖에 타서 먹이든가 꿀물에 타서 하루에 서너 번씩 먹인다.

【개뼈(구골산)】 개뼈를 흰재가 되도록 불에 태워서 가루를 만들어 끼니 전에 5g씩 더운물에 먹거나 미음에 타 먹는다. 또는 개뼈 태운 재 1에 고백반 0.5의 비율로 섞어서 꿀을 적당히 넣고 한번에 10g 정도씩 오래 먹으면 좋다.

【붉나무뿌리】 붉나무뿌리 50g을 물 200ml에 넣고 절반쯤 되도록 다려서 하루 세

번에 나누어 끼니 뒤에 먹는다.

【흰함박꽃뿌리, 백반】흰함박꽃뿌리를 말려서 가루낸 것 10~15g과 백반 3~5g을 섞어서 한번에 5~6g씩 하루에 세 번 끼니 뒤에 먹으면 배 아픈 것이 나으면서 설사가 멎는다.

【쑥, 생강】쑥(뜸쑥)과 마른 생강을 각각 10g씩 물 200ml에 넣고 절반이 될 때까지 달여서 한번에 먹는데, 하루에 세 번씩 밥 먹은 후에 먹는다. 쑥과 생강은 신선한 것일수록 좋다.

【측백나무잎】측백나무잎을 먼지를 씻어 버리고 2~3cm 길이로 썬 것 10g 정도를 물 200ml에 넣고 달여서 한번에 먹는데 하루 서너 번씩 식간에 먹는다.

【부들꽃】부들꽃가루(포황) 마른 것을 천으로 만든 주머니에 넣고 달여서 그 물을 하루에 세 번씩 밥 먹은 후에 먹는다.

【곱돌, 파뿌리】곱돌가루에 생파 뿌리를 물에 씻어 넣고 절구에 짓찧어서 콩알 크기의 알약을 만들어 한번에 10~15알씩 끼니 뒤에 먹는다.

【현호삭v 현호삭뿌리를 말렸다가 가루 내어 먹기도 하고 물에 달여 먹기도 하는데 먹는 양은 한번에 5~10g씩 하루에 세 번 끼니 뒤에 먹는다.

【찰수수쌀】정미하지 않은 찰수수쌀을 가루 내어 풀죽을 쑤어서 설탕을 달게 섞어 식사 대신으로 실컷 먹는다.

【할미꽃뿌리, 물푸레나무껍질】할미꽃뿌리 10g과 물푸레나무껍질 15g에 물 200ml를 넣고 2/3가 되도록 달여서 하루 세 번에 나누어 먹는다. 12일간 계속 먹고 1주일간 쉬는 것을 네 번 반복한다.

흰함박꽃뿌리, 황경피나무껍질(황백피)】흰함박꽃뿌리 한 줌과 황경피나무껍질 40g을 섞어서 물 1l를 넣고 절반쯤 되도록 달여서 하루 세 번에 나누어 끼니 전에 먹는다. 3일간 만 쓰면 효과가 있다.

【가죽나무뿌리(저근백피) 속껍질, 황경피나무 속껍질】가죽나무뿌리 속껍질 20g과 황경피나무 속껍질 8g을 말려서 보드랍게 가루 내어 말풀로 반죽하여 팥알 크기의 알약을 만들어 한 번에 15~20알씩 하루에 세 번 끼니 후 30분 있다가 먹는다. 혹은 가죽나무뿌리 속껍질을 가루 내어 한번에 3~4g씩 빈속에 먹는다.

【깽깽이풀뿌리】적리 초기에 깽깽이풀뿌리 마른 것 3~4g에 물 100ml를 넣고 절반

으로 줄 때까지 달여서 하루 세 번에 나누어 밥 먹기 30분 전에 먹는다.

【솔잎, 대추, 입쌀가루】 솔잎 2kg, 씨를 뺀 대추 300g, 입쌀가루 300g을 잘 섞고 시루에 쪄서 햇빛에 말려 보드랍게 가루낸다. 이것을 물엿에 반죽하여 한 개의 무게가 10g 정도 되게 과자를 만들어 한번에 서너 개씩 끼니 뒤에 먹는다.

【가죽나무뿌리껍질(저근백피), 황경피나무껍질(황백피), 오이풀】 가죽나무뿌리껍질, 황경피나무껍질, 오이풀뿌리를 말려서 보드랍게 가루 내어 각각 같은 양을 섞어서 한번에 2g씩 하루에 세 번 끼니 뒤 30분 후에 먹는다.

【뱀】 어린아이가 만성적으로 설사를 할 때 쓴다. 뱀을 잡아서 대가리는 버리고 껍질을 벗긴 다음 말렸다가 태워서 보드랍게 가루낸다. 2~3세의 어린아이에게는 한번에 1g씩 하루에 세 번 끼니 30분 전에 먹인다. 어떤 뱀이든지 다 쓸 수 있는데 그중에서도 황구렁이가 제일 좋다.

【가물치껍질(예어)】 만성 대장염에 대단히 좋다. 가물치껍질을 벗겨 노릿노릿하게 구워서 보드랍게 가루 내어 한번에 한 숟가락 정도를 하루에 세 번씩 10~20일 만 먹으면 고질적인 대장염도 잘 낫는다.

【돌배나무 잎 혹은 꽃】 돌배나무잎을 한 줌 따다가 물에 적당히 넣고 달여서 한번에 먹되 하루에 세 번씩 끼니 뒤 30분 후에 먹는다. 떨어진 꽃을 말려 두었다가 한번에 한 줌씩 달여 먹으면 더욱 좋다.

【역삼잎 혹은 씨, 꿀】 역삼잎을 보드랍게 가루 내어 꿀이나 밀가루 풀로 반죽하여 입쌀알 크기의 알약을 만들어 한번에 5알씩 하루에 세번 끼니 뒤 30분 후에 먹는다. 씨도 같은 방법으로 쓰는데 팥알 크기의 알약을 만든다.

【달걀 흰자위, 백초상】 어린아이가 갑자기 설사를 하거나 이질에 걸렸을 때 쓰면 좋다. 달걀 두 개분의 흰자위에 백초상 두 숟가락을 섞어서 두 번에 나누어 하루에 먹인다.

【할미꽃뿌리, 물푸레나무껍질, 쥐손이풀】 할미꽃뿌리 4g, 쥐손이풀 3g의 비례로 섞은 다음 이것이 푹 잠길 정도로 물을 넣고 절반쯤 되도록 달여서 찌꺼기는 버리고 그 물

을 한번에 150~200ml씩 하루에 세 번 먹는다.어린아이는 연령에 따라 양을 조절한다.

【구담, 인동덩굴꽃, 흰함박꽃뿌리(백작약), 고백반】 구담, 인동덩굴꽃, 흰함박꽃뿌리를 말려서 보드랍게 가루 내어 40:25:25와 고백반 가루 10의 비례로 고루 섞어서 한번에 6g씩 하루에 세번 끼니 30분 전에 먹는다.

【생도라지, 고삼뿌리, 뽕나무뿌리속껍질(상백피), 복숭아씨(도인), 아편대】 생도라지, 고삼뿌리, 뽕나무뿌리 속껍질 각각 한 줌, 저절로 떨어진 복숭아씨 반 줌, 아편대 한 줌에 물을 푹 잠길 정도로 넣고 달여서 세 번에 나누어 하루에 먹는다.

【장풍뿌리】 장풍뿌리를 캐어 삶아서 더운 김이 나는 것을 아가리가 적은 단지에 넣고 그 위에 오강을 타고 앉듯이 앉아서 항문에 김을 쏘인다. 한편 뿌리를 보드랍게 가루 내어 한번에 1g씩 하루에 세 번 끼니 뒤 30분 후에 먹는다.

【노간주나무열매】 노간주나무열매 한 줌에 물을 적당히 넣고 달여서 한번에 먹되 하루에 세번 끼니 30분 전에 먹는다. 속이 찬 증상과 위장 기능이 허약하며 음식 먹은 것이 내려가지 않고 오래 정체되어 있는 것을 치료한다.

인후두염(인두염, 후두염)일 때

인두염 때에는 목 안이 마르고 아프며 헤운다. 아픔은 음식물을 삼킬 때보다 침을 삼킬 때 더하다. 입 안 뒷벽에서 찐득찐득한 점액이 많이 나오고 그 무엇인가 목 안에 붙어 있는 것 같은 느낌이 있다. 목 안 뒷벽의 점막은 벌겋게 충혈된다. 후두염 때에는 주로 목소리가 갈라지고 차츰 쉬며 심한 경우는 목소리가 전혀 나오지 않게 된다. 울대가 마르고 가려우며 근질근질한데 말하거나 깊은 숨을 들이 쉴 때 더하다. 울대에 붙은 가래를 떼려고 마른기침, 잔기침을 자주 한다.

치료하는 방법과 약초

【도라지(길경),감초】 도라지 20g, 감초 8g을 물에 달여 하루 2~3번에 나누어 끼니 뒤에 먹는다. 또는 위의 약을 보드랍게 가루 내어 염증 부위에 불어 넣으면 더욱 좋다.

도라지 6~9g을 물 100ml에 달여 하루 3번에 나누어 먹어도 된다.

【구운백반,감수】 각각 같은 양을 보드랍게 가루 내어 목 안에 불어 넣는다. 감수는 독성이 강하므로 법제해서 써야 하며 양을 1.5g 이상 넘기지 말아야 한다.

【미역취】 풀 15~30g을 물에 달여 하루 3번에 나누어 끼니 뒤에 먹는다.

승마

【승마】 가루낸 것 4~5g을 약천에 싸서 입 안에 물고 빨아 침을 삼킨다.

【복숭아나무껍질(도피)】 짓찧어서 짜낸 즙을 한번에 10~20ml씩 하루 2~3번 끓여서 끼니 뒤에 먹는다.

【붕사】 끼니 전에 3g을 입 안에 넣고 인후두벽에 가 닿게 한다. 될수록 오랫동안 물고 있다가 침과 함께 뱉어 버린다.

【새모래덩굴】 보드랍게 가루낸 것을 한번에 2g씩 입 안에 넣고 오래 머금고 있다가 침과 함께 뱉어 버린다.

【황경피나무껍질(황백피)】 보드랍게 가루낸 것 2g을 컵에 넣고 끓은 물을 부어 노랗게 우려낸 물로 하루에 7~10번 정도 양치한다. 약물이 오랫동안 인후벽에 작용할 수 있게 물고 있다가 뱉아버린다.

【장구채】 풀 8~15g을 물에 달여 하루 2~3번에 나누어 끼니 뒤에 먹는다.

【삼씨(마지인), 돼지기름(저지)】 삼씨 50g을 태워서 보드랍게 가루 내어 돼지기름 150g에 반죽하여 하루 3번에 나누어 끼니 뒤에 먹는다.

【범부채】 3~6g을 물 200ml에 달여 하루 3번에 나누어 끼니 뒤에 먹는다.

【꿩의 다리풀】 풀 또는 뿌리 100g을 300ml의 물에 달여 찌꺼기를 짜버리고 다시 100ml되게 졸인다. 여기에 설탕가루를 60%되게 넣어 쓴다. 6달 아래는 5ml, 7~12달은 8ml, 1~3살은 10ml, 3살 이상은 15~20ml씩 하루 3~4번 끼니 전에 먹는다. 이렇게 3일간 쓴다.

【돌나물】 풀 20~40g을 물에 달여서 하루 3번에 나누어 끼니 뒤에 먹는다.

【가물치담(여어담)】 가물치담을 터뜨려 목 안에 그대로 바르거나 물에 진하게 타서 자

주 목안가심을 한다.

【타래붓꽃씨(마린자), 우엉씨(대력자)】타래붓꽃씨 30g, 우엉씨 20g을 보드랍게 가루 내어 한번에 반 숟가락씩 더운 물로 하루 3번 먹는다.

【애기풀】8~20g을 물 200ml에 달여서 하루 3번에 나누어 끼니 뒤에 먹는다.

일사병일 때

몹시 무더운 여름날 맨머리에 내려 쪼이는 햇빛을 받으면서 오래 서 있을 때 흔히 생긴다. 처음에는 얼굴이 벌개지면서 메슥메슥하고 구역질이 나며 어지럼증이 나타난다. 점차 열이 높아지면서 맥박이 빨라지며 머리가 아파온다. 더 심해지면 얼굴이 새하얘지면서 아찔하여 정신을 잃고 쓰러진다.

치료하는 방법과 약초

【식초】식초를 끓이면 증기가 나오는데 환자의 코를 대고 증기를 들이마시게 한다. 갑자기 식초가 없을 때에는 암모니아수 같은 것을 코에 대고 그 냄새를 맡게 한다. 환자가 의식을 잃고 쓰러졌을 때 의식을 회복시키는 데 효과가 있다.

【박하】박하잎을 짓찧어 코 밑에 대주거나 박하뇌를 물에 풀어 솜에 묻혀 코 밑에 대준다. 환자의 의식이 회복되면 찬물에 박하뇌를 약간 섞어서 마시게 한다.

【오미자】오미자 10g을 따뜻한 물 100ml에 담가서 우린 물을 하루 3번에 나누어 먹는다.

【오이】오이꼭지 6g을 물 500ml에 넣고 달여서 식힌 다음에 마신다. 오이를 잘게 썰어 짓찧은 다음 천에 싸서 즙을 내어 먹는다.

【녹두】녹두 생것을 짓찧어 즙을 내든가 녹두를 물에 넣고 달여서 그 물을 마신다.

【녹두, 쌀】녹두 50g에 쌀 30g을 넣고 죽을 쑤어 먹는다.

【곱돌(활석), 감초】곱돌과 감초를 6:1의 비로 섞어서 보드랍게 가루 내어 한번에 6~8g씩 하루 3번 먹는다.

일산화탄소중독(연탄가스 중독) 되었을 때

처음에는 머리가 뗑하고 귀에서 소리가 나며 어지럽고 몸이 나른해진다. 점차 숨이 가빠지면서 가슴이 답답해진다. 차츰 메스껍고 게우며 정신이 흐리터분해진다. 정신은 있으나 생각뿐이고 팔다리가 마음대로 움직이지 않는다.

치료하는 방법과 약초

【무】 생무를 깨끗이 씻어 강판에 갈아서 즙을 내어 중독을 발견하자마자 많이 먹인다.

【김칫국물】 시원한 김칫국을 특히 무김치 국물을 한 사발 정도 마시는 것이 좋다.

자간(임산부의 경련 발작)일 때

증상은 의식이 없고 눈동자가 커지며 혈압이 높아지고 열이 오르면서 발작을 일으키는 것이다. 일단 정신이 들면 온몸피로감, 두통, 근육통 등이 나타난다. 먼저 경련발작 때 혀를 깨물지 않도록 입을 벌리고 어금니 사이에 젓가락 같은 것을 물려 놓아야 하며, 의식을 회복하기 전에는 아무것도 먹이지 말아야 한다

치료하는 방법과 약초

【울금, 흰가루병누에(백강잠)】 7:3의 비로 보드랍게 가루 내어 한번에 3~4g씩 하루 3번 끼니 뒤에 먹는다.

【길초, 귤껍질(진피)】 길초 10g, 귤껍질 2g을 물에 달여 3~4번에 나누어 끼니 뒤에 먹는다.

【소열(우담) 또는 돼지열(저담)】 말려 가루 내어 한번에 1g씩 빈속에 먹는다.

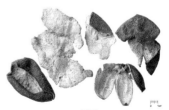

진피

입덧일 때

입덧의 정도는 사람마다 다르다. 심한 경우에는 식사를 하지 못하고 온몸의 영양장애가 와서 몸이 여위게 된다. 식사를 하고 난 뒤에 곧 메스꺼우면서 게우는 경우도 있고 때로는 식사와 관계없이 하루 10~15번 또는 그 이상 게우는 때도 있다.

치료하는 방법과 약초

【잉어, 백반】 큰 잉어 뱃속에 백반 1g을 넣고 잉어가 잠기도록 물을 붓고 끓여 먹는다. 잉어에는 필수아미노산이 많아 좋은 영양 식료품으로 될 뿐 아니라 독을 푸는 작용이 있으므로 보통 2~3마리를 먹으면 메스꺼움이 없어지면서 소화도 잘되고 영양상태도 좋아진다.

【복룡간】 잡관목을 때는 부엌 아궁이 밑바닥 흙 15~30g을 물에 끓여 가라앉힌 윗물을 받아서 설탕 또는 꿀에 타서 2~3번에 나누어 먹는다.

【끼무릇(반하), 소회향】 끼무릇 10g을 물에 달이다가 소회향 8g을 또 넣고 다시 달여 하루 2번에 나누어 먹는다.

【포도덩굴】 살아있는 가지를 자르고 그 끝을 2~3일 동안 병에 꽂아두면 물이 나와 병에 가득 차게 된다. 이 물을 하루 3~4번씩 마신다. 겨울철에는 가지를 잘라서 쓰는데 100g 정도에 물 4~5l 가량 넣고 천천히 달여서 그 물을 마신다. 이 밖에 민간에서는 잎과 뿌리를 하루 10~20g씩 물에 달여 3~4번에 나누어 먹기도 한다.

【끼무릇(반하), 생강】 각각 8~10g을 물에 달여 하루 2~3번에 나누어 끼니 사이에 먹는다.

【솔뿌리혹(솔풍령), 생강, 끼무릇(반하)】 솔뿌리혹, 끼무릇 각각 10g, 생강 6g을 섞어서 물 360ml를 넣어 절반이 되게 달여서 하루 2번에 나누어 먹는다.

【약방동사니, 방아풀, 감초】 약방동사니 6g, 방아풀 10g, 감초 3g을 물에 달여 하루 3번에 나누어 끼니 사이에 먹는다.

【끼무릇(반하), 복룡간】 끼무릇 6g, 복룡간 10g에 물 400ml를 넣고 달여서 하루 3번에 나누어 끼니 전에 먹는다.

【생대추】 한번에 10~30개 정도씩 하루에 여러 번 먹는다.

【사인】 5g을 붕어 또는 잉어 뱃속에 넣고 쪄 익혀서 먹는다. 하루 한 마리분씩 먹는다.

임질에 걸렸을 때

 임균에 의하여 일어나는 요도 점막의 염증 주로 성교에 의해서 전염되며 감염후 2~3일이 되어 증상이 나타난다. 주요한 증상으로 오줌을 눌 때 가렵거나 동통이 있으며, 오줌이 잦고 처음에는 점액상의 것이 나오다 나중에는 고름이 나온다.

치료하는 방법과 약초

【하고초, 삼백초, 산귀래】 하고초, 삼백초, 산귀래 각각 3.8g을 540ml의 물로 360ml 되게 달여 하루 3번에 나누어 먹는다.

【하고초】 하고초의 꽃, 잎, 줄기를 그늘에서 말려 차보다 진하게 달여서 자주 먹는다.

【삼백초】 삼백초를 달인 물을 매일 많이 마신다. 그늘에서 말린 삼백초 한줌에 흑설탕 5 순가락쯤 섞어 540~720ml의 물로 절반이 되게 달여 매일 마신다. 삼백초 한 가지만 40g씩 달여 마셔도 열림, 백탁, 백대하에 좋다.

【쑥】 쑥 한줌을 720ml의 물로 진하게 달여서 먹는다. 2주일이면 완치된다.

【붕어의 흑소분】 붕어를 질그릇속에서 태워 가루를 내여 찻순가락으로 반 순가락씩 하루 3번 먹는다.

【구기자나무뿌리껍질(지골피)】 연성하감에 구기자나무뿌리의 껍질을 하루 10~15g씩 달여 마신다. 또 녹각의 흑소분을 헌데 바르면 좋고 삼백초를 매일 30g씩 달여 마셔도 효과가 있다.

【박초】 박초를 차순가락으로 하나씩 하루 3번 공복에 먹으면 효과가 있다.

【메밀대궁】 숯처럼 태운 메밀대궁의 가루 한줌을 900ml의 뜨거운 물에 넣고 식으면 그 속에 음경을 두 시간 가량 잠근다.

【으름덩굴】 으름덩굴의 가지, 줄기, 뿌리를 그늘에서 말려 잘게 썬 것 18.8g을 물 720ml로 절반이 되게 달여 3번에 나누어 먹는다.

【가지잎가루】 임질로 피가 나오는데 좋다. 가지잎을 많이 볶아 가루를 내어 한번에 7g씩 하루 3번 식전에 약간의 소금과 술을 탄 온수로 먹는다.

【보리와 꿀】 보리 180ml에 물 한 사발을 붓고 끓여 반사발이 되면 생강즙 한잔과 꿀 한 순가락을 타서 한 번에 다 먹는다. 매일 3번 식전에 먹는다.

【삼백초와 이질풀】 삼백초와 이질풀을 절반씩 섞어 진하게 달여 하루에 1.8l정도 마신

다.

【창출, 목통】 볶은 창출과 목통을 각각 100g씩 가루 내어 탁주로 달여 마시면 효과가 있다.

【호두 태운가루】 호두를 껍데기채로 까맣게 태워 낸 가루를 매일 아침저녁 따뜻한 술로 5g씩 먹는다(술을 받지 않으면 물로 먹어도 된다). 임질, 매독, 독창 등의 성병에 좋다.

【조협】 조협을 하루 10g씩 달여 3번에 나누어 마신다.

임파절결핵에 걸렸을 때

병이 생기면 땅콩알 크기의 여러 개의 임파절들이 만져지는데 잘 움직이고 눌러도 아프지 않다. 심해지면 임파절주위염을 일으켜 서로 한데 뭉쳐 큰 덩어리를 이루고 피부와 들러붙어 잘 움직이지 않게 된다.

치료하는 방법과 약초

【담뱃잎, 다시마(곤포), 복숭아나무진(도교)】 담뱃잎이나 줄기를 잘게 썰어 물엿처럼 졸인 것 150g, 다시마 50g, 복숭아나무진 100g, 꿀 300g을 한데 넣고 고루 섞이게 개어서 국소에 바른다.

【솜양지꽃】 신선한 꽃 또는 마른 풀 혹은 뿌리를 40~80g을 물에 달여 하루 2~3번에 나누어 먹는다.

【대암풀뿌리】 보드랍게 가루 내어 멸균한 것을 곪아터진 곳에 채워 넣고 소독한 약천을 붙여준다. 하루 한번씩 약을 넣다가 분비물이 적어지는 데 따라 2~3일에 한 번씩 모두 10~15번 정도 약을 갈아댄다.

【석웅황, 구운백반】 각각 같은 양을 보드랍게 가루 내어 바셀린에 개어서 무른 고약을 만들어 약천에 발라서 하루 한번 누공이 생긴 데 붙인다.

【할미꽃뿌리(백두옹), 생강】 각각 10g을 잘게 썰어 물에 달여서 하루 3번에 나누어 끼니 뒤에 먹는다.

【현삼, 굴조가비(모려), 패모】 각각 같은 양을 보드랍게
가루 내어 알약을 만들어 한번에 8~12g씩 하루
3번 먹는다.

【개나리열매, 꿀풀(하고초), 현삼, 귤껍질(진피)】 각
각 12g을 물에 달여서 하루 3번에 나누어 먹
는다.

하고초

【오디】 검게 익은 오디 1.5kg을 물에 달여 졸
여서 약엿을 만들어 한번에 30~40g씩 하루
2~3번 끼니 뒤에 먹는다.

【개나리열매, 참깨(호마)】 각각 같은 양을 섞어서 보드랍게
가루 내어 한번에 10g씩 하루 3번 먹는다.

【꿀풀(하고초), 감초】 꿀풀과 감초를 각각 같은 양 보드랍게 가루낸 것을 6:1의 비로
고루 섞어서 한번에 8g씩 하루 3번 끼니 뒤에 먹는다. 또는 꿀풀 12g을 물에 달여
하루 3번에 나누어 먹기도 한다.

자궁경관염일 때

균에 의한 감염이 제일 많으며 자궁경의 수술조작과 월경 때 위생을 잘 지키지 못한 경우에
생긴다. 자궁경관염의 주증상은 이슬이 많아지면서 자궁질부는 붉어지고 부으며, 분비물에
서는 역한 냄새가 나고 아랫배와 허리가 아프며 성기부정출혈 등이 있는 것이다.

치료하는 방법과 약초

【개나리열매】 열매를 따서 말린 것 10~12g을 물에 달여 하루 3번에 나누어 먹는다.
【오이풀】 신선한 뿌리 120g을 깨끗이 씻어 식초 1에 넣고 여러 번 끓여서 한번에
50ml씩 하루 3번 끼니 전에 먹는다.
【형개】 형개이삭을 약성이 남게 태워 가루 내어 한번에 6~9g을 하루 2~3번 나누어
끼니 뒤에 먹는다.

【익모초, 쑥(애엽)】 각각 15g을 물에 달여 하루에 2~3번에 나누어 먹는다.

【산죽】 보드랍게 가루 내어 한번에 4g씩 하루 3번 끼니 사이에 먹는다.

【쇠무릎(우슬), 조뱅이(소계)】 각각 150g을 물에 달여 찌꺼기를 짜버리고 걸쭉해질 정도로 다시 약한 불에 졸여서 병에 넣어두고 10일에 나누어 먹는다.

【향부자, 집함박꽃뿌리(백작약)】 각각 같은 양을 보드랍게 가루 내어 한번에 3~4g씩 소금물에 타서 하루 2번 먹는다.

【홰나무꽃(괴화), 굴조개껍질(모려)】 각각 같은 양으로 보드랍게 가루 내어 한번에 4~5g씩 하루 3번 끼니 뒤에 먹는다.

【너삼(고삼), 굴조개 껍질(모려)】 너삼 200g, 굴조개 껍질 150g을 가루 내어 돼지의 위에 넣고 잘 익도록 삶은 다음 짓찧어 0.2g 되게 알약을 만든다. 한번에 50~70알씩 따뜻한 술로 먹는다. 이슬이 많을 때에 쓴다.

【오이풀뿌리(치유), 약쑥(애엽)】 오이풀뿌리 30g, 약쑥 20g을 물에 달여 하루 2~3번에 갈라 끼니 뒤에 먹는다.

【쇠비름(마치현), 감초】 마른 쇠비름 20g, 감초 3g을 물에 달여 하루 3번에 갈라 끼니 뒤에 먹는다.

자궁부정출혈이 있을 때

증상은 월경하는 기일이 일정하지 않은 것이다. 2~3달 월경이 없다가 갑자기 많은 양의 피가 나오는 때가 있고, 10~20일 심지어는 1~2달 동안 계속 피가 조금씩 자궁으로부터 나오는 경우도 있다.

치료하는 방법과 약초

【꽈리뿌리】 15~20g씩 물에 달여 하루 2~3번에 나누어 끼니 뒤에 먹는다.

【고추뿌리, 닭발】 신선한 고추뿌리 50g과 닭발 2~4쌍을 함께 물에 달여 하루 2~3번에 나누어 끼니 뒤에 먹는다. 자궁을 수축하여 피를 멎게 하는 작용이 있다. 또한 월경을 고르게 한다. 피가 멎은 다음에도 5~10일 동안 더 달여 먹으면 후에 또 출혈하

지 않는다.

【고사리뿌리】 40g에 물 500ml를 넣고 200ml 되게 달여
하루 3번에 나누어 먹는다. 또한 가루 내어 먹을 때에
는 한번에 4~5g씩 하루 3번 더운물로 먹는다. 1~4
일 동안 달여 먹으면 출혈하던 것이 멎는다.

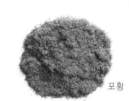
포황

【부들꽃가루(포황)】 볶아서 한번에 8g씩 하루 2~3번
물에 타서 끼니 전에 먹는다. 꿀에 반죽하여 알약을 만
들어 한번에 8~10g을 먹어도 좋다.

【목화뿌리】 20~30g을 물에 달여 하루 2~3번에 나누어 끼니 뒤
에 먹는다.

【약쑥(애엽), 부들꽃가루(포황), 민들레】 약쑥을 불에 볶은 것 30g, 부들꽃가루, 민들레
각각 15g을 물에 달여 하루 2~3번에 나누어 먹는다.

【칡, 목화씨】 칡뿌리 30g과 목화씨 10~20개를 물에 달여 하루 3번에 나누어 끼니
뒤에 먹는다. 또한 찌꺼기를 배꼽에 대고 2시간 동안 찜질한다.

【냉이(제체)】 뿌리까지 달린 신선한 것 60g을 물 600ml에 달여 하루 3번에 나누어
먹는다. 신선한 냉이꽃 20~30g을 물에 달여 먹어도 된다.

【꼭두서니(천초)】 뿌리를 거멓게 볶은 것을 하루 15~20g씩 물에 달여 2~3번 끼니 뒤
에 먹든가, 줄기를 하루에 30~60g씩 물에 달여 2~3번에 나누어 끼니 뒤에 먹기도
한다.

【형개이삭】 약성이 남게 태워서 가루 내어 한번에 8g씩 하루 2~3번 끼니 뒤에 먹는
다.

【형개이삭, 부들꽃가루, 측백잎, 갖풀】 형개이삭, 부들꽃가루, 측백잎, 갖풀을 각각 같은
양으로 하여 한번에 15~20g을 물에 달여 3번에 나누어 먹기도 한다.

【짚신나물(용아초)】 하루 10~20g씩 물에 달여 2번에 나누어 먹는다.

【생지황, 익모초】 생지황에서 짜낸 즙과 익모초에서 짜낸 즙 각각 10ml에 술 5~6ml
를 넣고 약간 끓여 하루 2~3번에 나누어 먹는다.

【동백나무】 꽃과 잎 6~12g을 물에 달여 하루 3번에 나누어 먹는다.

【엉겅퀴(대계)】 신선한 것을 하루 20~30g씩 물에 달여 2~3번에 나누어 먹는다.

자궁암일 때

 이슬이 많이 내리고 성기출혈을 자주하다가 오줌이 자주 마렵고 잘 나가지 않으며 허리와 아랫배가 아프다. 나중에는 심히 여위고 아픔으로 하여 잠을 이루지 못한다.

치료하는 방법과 약초

【가죽나무껍질, 보리겨】 가죽나무껍질 500g, 보리겨 250g에 물 3l를 붓고 1l가 되게 달여서 한번에 50ml씩 하루 3번 먹는다.

【큰뱀무】 20g을 물에 달여 하루 3번에 나누어 먹는다.

【지치뿌리(자초근)】 신선한 뿌리 20~30g을 잘게 썰어 물에 달여서 하루 2~3번에 나누어 먹는다. 한 치료주기를 10일로 하고 4 치료주기 동안 쓴다.

【마타리】 10g을 잘게 썰어 물 200ml에 달여 하루 3번에 나누어 끼니 전에 먹는다.

【젖풀】 잎과 줄기를 생채로 짓찧은 것 50g에 40% 술 200ml를 넣어서 하룻밤 두었다가 짜낸 것을 한번에 10ml씩 하루 3번 끼니 전에 먹는다.

【천남성】 10~15g을 잘게 썰어 물에 달여 하루 2~3번에 나누어 먹는다. 반응상태를 보아가면서 차츰 양을 늘려 하루 양을 30~40g에 이르게 한다. 그리고 신선한 천남성 10g을 짓찧은 데다가 75% 알코올 0.5ml를 넣고 고루 섞은 다음 소독된 약천에 싸서 자궁경부의 암병조가 덮이게 넣어준다.

【활나물】 신선한 것을 깨끗이 씻어 짓찧어 솜에 발라서 자궁경부에 닿도록 넣거나 말려 가루 내어 솜에 묻혀서 자궁경부에 닿도록 밀어 넣는다.

자궁질부미란일 때

 자궁 내막염과 자궁경관의 분비물들이 자궁질벽을 자극하여 생기며 특히 임신부들에게서 많이 보게 된다. 찐득찐득한 이슬이 많이 흐르고 부정성기출혈이 있으며 염증이 주위 조직에 미치면 허리와 아랫배가 아프고 염증이 근육층에 깊이 퍼져서 오래 끌게 되면 질부는 커지고 굳어지기까지 한다.

【구운 백반, 저담】 구운 백반을 가루낸 것 100g에 저담을 넣고 풀처럼 개어서 말렸다가 가루 내어 자궁질부에 뿌려주거나 솜에 묻혀 질강에 넣어주되 3~7일에 한 번씩 바꾸어 준다.

【단국화(감국)】 20~30g을 물에 달여 찌꺼기를 짜버리고 다시 걸쭉하게 졸인다. 여기에 담가 적신 약솜뭉치를 질강 안에 하루에 한 번씩 바꾸어 넣어준다.

【측백잎】 잎을 따서 말려 가루낸 것을 한번에 12g씩 미음에 타서 하루 3번 끼니 뒤에 먹는다.

【집함박꽃뿌리(백작약), 측백잎】 집함박꽃뿌리를 노랗게 볶은 것 10g과 측백잎을 약간 구운 것 40g을 함께 가루 내어 한번에 8g씩 따뜻한 술에 타서 하루 3번 끼니 전에 먹는다.

감국화

323

자궁탈출증(자궁탈수)일 때

자궁이 정상위치보다 내려와 질입구 밖으로 처진 상태를 말하는데 많은 경우에 자궁의 일부가 질 밖으로 나와 있다. 자궁탈출증이 있으면 처음에는 주로 아랫배가 무직하고 아래로 무엇이 잡아당기는 감을 느끼며 허리가 아프고 오줌 눈 끝에 마려운 감이 있다.

치료하는 방법과 약초

【승마】 20~25g을 물에 달여 하루 2번에 나누어 먹는다. 약 15~20일 동안 쓴다.

【백반】 보드랍게 가루내서 한번에 5~6g씩 직접 탈출된 자궁체와 궁륭부에 3~4일에 한번씩 골고루 뿌리고 밀어 넣는다. 약을 뿌리기 앞서 자궁과 자궁궁륭부를 따끈한 물 또는 1% 백반물로 씻는다. 이 방법으로 5~6번만 하면 효과가 난다.

【문어알】 볶아서 보드랍게 가루 내어 한번에 3~4g씩 하루 3번 끼니 뒤에 먹는다.

【밤오줌대열매, 두충, 속당】 밤오줌대열매 8g, 두충, 속단 각각 12g을 물에 달여 하루

2~3번에 나누어 끼니 사이에 먹는다.

【망초, 구운 백반】 각각 같은 양을 더운물에 풀어 질을 씻는다.

【고슴도치가죽(자위피)】 거멓게 닦아서 가루 내어 한번에 8g씩 하루 3번 먹는다.

【밤오줌대열매】 밤오줌대열매을 20~30g을 물에 달여 하루 2~3번에 나누어 먹는다.

【목화뿌리, 탱자열매】 목화뿌리 20~30g, 탱자열매 10~15g을 물에 달여 하루 2~3번에 나누어 빈속에 먹는다.

【너구리기름, 달걀】 너구리기름 15g을 솥에 넣고 끓이다가 달걀 7개를 넣고 볶아서 먹는다.

【아주까리씨】 짓찧은 것을 배꼽 가운데로부터 3치 아래 되는 곳(관원혈)을 중심으로 두께 0.5cm, 직경이 1cm 되게 댄 다음 반창고로 고정시킨다. 하루 한번씩 갈아대면서 15~20일 계속한다.

【절구대】 1kg을 물 2l에 넣고 달여서 찌꺼기를 버린 다음 다시 걸쭉하게 졸여서 약솜에 발라 질 안에 밀어 넣는다.

【지각, 피마주뿌리】 지각, 피마주뿌리 각각 20g을 물에 달여 하루 2번 끼니 뒤에 먹는다.

【지각, 승마】 지각 20g, 승마 4g을 물에 달여 하루 2~3번 끼니 뒤에 먹는다.

【뱀도랏열매(사상자), 매화나무열매(오매)】 뱀도랏열매 200g과 매화나무열매 14개에 물 2l을 넣고 1L가 되게 달여서 찌꺼기를 버리고 하루 4~5번씩 음부를 씻어준다.

자반병(출혈성 반점)이 있을 때

증상은 점 모양 또 그보다 큰 출혈반이 온몸에 불규칙적으로 나타나는 것이다. 약간 다쳐도 쉽게 피가 나는 것이 특징이다. 코를 풀 때 코피가 나오고 칫솔질을 할 때 잇몸에서 피가 난다. 여성인 경우는 자궁출혈도 흔히 본다.

【영지】 15~20g을 잘게 썰어 물에 달여 하루 2~3번에 나누어 끼니 뒤에 먹는다.

【감나무잎】 서리맞아 떨어진 것을 깨끗이 씻어 햇볕에 말려 보드랍게 가루 내어 한 번에 4~5g씩 아침저녁으로 먹는다.(두 달 써서 효과가 없을 때에는 더 쓸 필요가 없다)

【대추나무껍질】 하루 20~30g씩 물에 달여 2~3번에 나누어 먹는다. 대추를 한번에 10~20알씩 하루 3~4번 먹어도 좋다.

【서각】 잘게 부스러뜨린 것 1~2g을 물에 달여 2~3번에 나누어 먹는다. 생지황 15~20g과 함께 달여 먹으면 더 좋다.

【땅콩속껍질】 땅콩알에 붙어 있는 얇은 속껍질을 보드랍게 가루 내어 한번에 2~3g 씩 하루 2~3번 빈속에 먹는다.

【감초, 생감초】 40g을 물에 달여 하루 2번에 나누어 먹는다.

【사슴피】 사슴의 목정맥에서 뽑은 피를 30% 술에 넣어 만든 사슴피 술을 한번에 10ml씩 하루 3번 먹는다.

325

【백급, 삼칠】 각각 같은 양을 보드랍게 가루 내어 한번에 4g씩 하루 3번 끼니 사이에 먹는다.

장결핵일 때

소장 및 대장에 생기는 결핵성 병변이다. 병이 생겨서 얼마간 지나서 변비와 설사가 엇바뀌고 헛배부르기, 배끓기와 새벽설사를 한다. 또한 아랫배 특히 오른쪽 아랫배가 아프며 미열이 나고 소화가 잘 안되며 몸이 여윈다.

【율무쌀(의이인), 마타리(패장), 부자】 율무쌀 16g, 마타리 6g, 부자(법제한 것) 2g을 한 첩으로 하여 하루 2첩 물에 달여 3번에 나누어 먹는다.

【마늘(대산)】 마늘 100g을 짓찧어 짜낸 즙에 물을 부어 100ml 되게 한 것을 한번에

15~20ml씩 하루 2~3번 먹는다.

【대암풀뿌리】 보드랍게 가루 내어 한번에 2g씩 하루 3번 먹는다.

【너삼(고삼), 꿀(봉밀)】 너삼뿌리를 가루 내어 꿀로 반죽해서 알약을 만들어 한번에 4~5g씩 하루 3번 끼니 뒤에 먹는다.

【황경피나무껍질(황백피)】 보드랍게 가루 내어 한번에 3~4g씩 하루 3번 끼니 먹는다.

장불통증일 때

증상은 몹시 게우면서 대변을 보기 힘들고 방귀가 나가지 않는다. 그리고 장운동이 멎고 배에 가스가 몹시 차서 팽팽해진다. 아픔은 대체로 주기성을 띠고 장이 꼬이거나 치미는 듯이 아프고, 심한 경우에는 심지어 장 내용물까지 게운다.

326

치료하는 방법과 약초

【콩기름, 연꽃뿌리】 콩기름 60g에 연꽃뿌리가루를 넣고 풀처럼 고루 섞이게 개어서 하루 3번에 나누어 끼니 사이에 먹는다.

【땅콩기름】 60ml를 끓여서 15살 아래는 한번에 먹이는데 6시간이 지나도 효과가 없는 경우에는 다시한번 먹인다. 땅콩기름은 장벽에 대한 윤활작용이 있다. 1~2일 안에 방귀가 나가면서 증상이 풀리는 수가 있다.

【총백(파흰밑)】 참기름 또는 콩기름과 파흰밑을 짓찧어 낸 즙을 먹이고 약 2시간 지나 참기름 또는 콩기름 25~50g을 먹인다.

【생강, 꿀】 신선한 생강 60g을 짓찧어 낸 즙에 꿀을 섞어 총량이 60ml 되게 만든 것을 하루 2~3번에 나누어 먹인다. 장이 겹쳐졌던 것이 풀린다. 평균 2~3일 치료하면 구토와 복통이 멎고 배에서 만져지던 종물도 없어진다.

【망초, 무】 무 5kg을 적당히 썬 데다 망초 500g과 물 6l를 넣고 달여서 1~2l를 졸인 것을 한번에 200ml 먹이고 3시간 지나서 풀리지 않으면 또 200ml를 먹인다.

【대황, 입쌀, 꿀】 대황 20g, 입쌀 12g, 꿀 160g을 준비하고 먼저 입쌀을 불에 볶고 대황을 불에 약간 말려서 함께 가루 내어 꿀을 섞어서 한 번에 한 숟가락씩 30분 간격

으로 12번 먹는다.

장암일 때

아무런 증상도 없이 지내다가 일정한 정도로 암이 자라면 장 내용물의 통과장애증상(헛배 부르기, 복통, 구토, 변비, 장 막힘 증상)이 나타난다. 배 진찰에서 혹을 만질 수 있으며, 대장 암은 대변이 오래 머무르는 곳에서 잘 생긴다.

치료하는 방법과 약초

【기와버섯(운지)】 말린 기와버섯 1kg에 물 3.5l를 붓고 달여서 찌꺼기를 짜버리고 다 시 졸여 달임약 1l을 얻는다. 이것을 20~30ml씩 하루 2~3번 먹는다.

【산죽】 1kg을 물 3l에 달여 찌꺼기를 짜버리고 다시 전량이 1l 되게 달인 다음 이것 을 20~30ml씩 하루 2~3번에 나누어 끼니 뒤에 먹는다. 또는 하루 8~10g을 물에 달여 3번에 나누어 먹어도 좋다.

【마타리】 10g을 잘게 썰어 물 200ml에 달여서 하루 3번에 나누어 끼니 전에 먹는 다. 또는 율무쌀 18g, 마타리 12g, 부자 4g으로 된 패장산을 물에 달여서 하루 3번 에 나누어 먹는다.

【인삼】 인삼가루를 한번에 2~5g씩 하루 3번 끼니 전에 먹는다.

【꿀풀(하고초)】 보드랍게 가루 내어 한번에 3~4g씩 하루 3번 먹는다.

직장암일 때

증상이 없이 지내다가 점차 혹이 커짐에 따라 설사와 변비가 자주 엇바뀌면서 곱이 섞인 피 똥이 나온다. 암이 자라면서 궤양이 생기고 붕괴되면 피고름이 섞인 역한 냄새가 나는 분비물 이 나온다. 더 심해지면 대변이 가늘게 나오며 대변보기가 힘들어진다.

【활나물】 신선한 풀 20~30g을 물에 달여 하루 2~3번에 나누어 먹고 그 찌꺼기를 국소에 붙인다. 풀을 짓찧어 붙여도 좋다.

【두꺼비껍질】 두꺼비 한 마리분의 껍질을 물에 달여 하루 3번에 나누어 먹는다.

【지렁이(구인)】 새로 잡은 지렁이를 3번 정도 깨끗한 물에 담그어 더러운 것을 게우게 하고 깨끗이 씻어 2~3마리를 짓찧은 다음 달걀이나 꿀에 개어 하루 3번에 나누어 먹는다.

저혈압일 때

증상은 쉽게 피곤이 오면서 잘 풀리지 않는다. 머리가 어지럽고 떵하며 주위집중력과 기억력이 나빠진다. 가슴두근거리기, 심장부의 답답한 감과 아픈 감, 얼굴의 창백, 느린 맥이 나타나고 손발이 차며 온몸이 차츰 약해진다. 앉아 있다가 갑자기 일어설 때 또는 오래 서 있을 때 더 어지럽고 눈앞이 아찔해지면서 정신을 잃을 때도 있다.

치료하는 방법과 약초

【녹용】 솜털을 불에 그슬려 없앤 다음 가루낸 것을 한번에 1~2g씩 하루 3번 먹는다.

【술】 25% 술을 한번에 한 잔씩 하루 1~2번 끼니 전에 먹는다.

【마늘(대산)】 조각을 하나하나 뜯어서 껍질이 붙은 채로 끓는 물에 15분 동안 끓여서 한 번에 2조각씩 하루 한번 끼니 전에 먹는다.

【영지】 12g을 잘게 썰어 물에 달여 하루 2번에 나누어 오전과 오후에 먹는다.

【인삼】 보드랍게 가루낸 것을 한번에 3g씩 하루 3번 먹는다.

【단녀삼】 보드랍게 가루낸 것을 한번에 4~5g씩 하루 3번 따뜻한 물에 타서 먹는다. 또는 30g을 500ml의 물에 달여 차 대신 수시로 마신다.

【만삼】 보드랍게 가루낸 것을 5~6g씩 하루 3번 끼니 전에 먹는다.

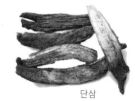

단삼

【오디】 잘 익은 오디를 말려서 보드랍게 가루 내어 한번에 4g씩 하루 3번 먹는다.
또는 35% 이상의 술에 오디를 넣어서 약 20일 동안 두었다가 매일 밤 자기 전에 한
잔씩 마셔도 좋다.

적리(붉은배앓이)일 때

3~7일의 잠복기를 거쳐 열이 나고 오슬오슬 춥고 떨리는 증상이 나타나면서 병이 시작된다.
왼쪽 아랫배가 아프고 곱 또는 곱이 섞인 설사를 하루 5~10번, 때로는 수십 번하며 뒤가 몹시
무직하다.

치료하는 방법과 약초

【붉나무벌레집(오배자), 아편꽃열매깍지(앵속각), 구운백반】 각각 같은 양으로 가루 내어
한번에 5~6g씩 하루 3번 나누어 먹는다.

【할미꽃 뿌리(백두옹) 15~30g을 잘게 썰어 물에 달여서 하루 2~3번에 나누어 먹는
다. 또는 잘 말려 보드랍게 가루 내어 한번에 3~5g씩 하루 3번에 나누어 끼니 사이
에 먹는다.

【가중나무껍질(저근백피)】 16~30g을 잘게 썰어 물에 달여서 하루 2~3번에 나누어 먹
는다.

【물푸레나무껍질】 20~30g을 잘게 썰어 물에 달여서 하루 3번에 나누어 끼니 뒤에 먹
는다.

【오이풀】 12g을 물에 달여 하루 3번에 나누어 먹는다.

【딱지꽃】 20~30g을 물에 달여 하루 3번에 나누어 먹는다.

【마디풀】 신선한 것을 30~60g씩 물에 달여 하루 3번에 나누어 끼니 사이에 먹는다.

【쇠비름(마치현)】 20~30g씩 물에 달여 하루 3번에 나누어 끼니 뒤에 먹는다.

【마늘(대산)】 한번에 2~3g씩 하루 3~4번 끼니 뒤에 먹는다. 마늘즙을 내어 따뜻한
물에 풀어 관장을 하면 뒤가 무직한 증상이 잘 낫는다.

【찰장흙(적석지)】 불에 구워서 보드랍게 가루 내어 한번에 3~4g씩 하루 3번 끼니 뒤

에 먹는다.

【손잎풀(현초)】 20g을 물에 달여 하루 3번에 나누어 끼니 뒤에 먹는다. 손잎풀 20g과 백초상(잡초류를 때는 부엌 아궁이의 검은 재)달여 하루 2번에 나누어 끼니 뒤에 먹어도 좋다.

【황경피나무껍질(황백피)】 10~20g을 보드랍게 가루 내어 한번에 3~4g씩 하루 3번 먹는다.

【마늘(대산), 황경피나무껍질(황백피)】 마늘 20g, 황경피나무껍질 12g을 물에 달여 하루 3번에 나누어 먹는다.

【인동덩굴꽃(금은화)】 30g을 물에 달여 하루 3번에 나누어 먹는다.

【털부처꽃】 풀 12~20g을 물에 달여 하루 3번에 나누어 먹는다.

【능쟁이(명아주)】 40~80g을 물에 달여 하루 3번에 나누어 먹는다.

【삼색비름】 풀 40~80g(신선한 것 120~160g)을 물에 달여 하루 3번에 나누어 먹는다.

정신병일 때

정신의 장애 및 이상으로 인한 병적인 상태, 정신에 이상이 있고 그 자각에 이상이 있으며 언동이 정상이 아닌 상태를 말한다. 외상, 중독 질병에 의한 외인성인 것과 유전 체질에 의한 내인성인 것이 있다.

치료하는 방법과 약초

【철락음】 쇳조각을 벌겋게 달구어 적당한 양의 물에 24시간 동안 담가두었다가 그 물을 깨끗이 받아서 한번에 50ml 정도씩 하루에 세 번 먹는다.

【참나리꽃뿌리, 할미꽃뿌리(백두옹), 족두리풀뿌리(세신)】 참나리꽃뿌리 12g, 할미꽃뿌리 6g, 족두리풀뿌리 3g을 함께 달여서 하루 세 번에 나누어 밥 먹기 전에 먹는다. 또한 말렸다가 가루 내어 함께 섞어서 가루약으로 먹거나, 알약을 만들어 먹을 수도 있다.

【도효】 복숭아가 익지 않고 가을까지 나무에 그대로 달려 있는 것을 말한다. 도효를 따서 술에 버무려 쪄서 구리칼로 살을 긁어내고 불에 덖어서 말려 두었다가 쓴다. 도효는 한 번에 약 10g씩 달여 먹는데 하루에 세 번 빈속에 먹는다.

【뱀쓸개】 신선한 뱀 쓸개 한 개분을 술과 함께 한 번에 먹는다.

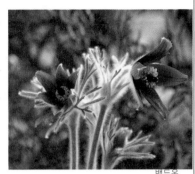
백두옹

【소눈알】 소의 눈알을 삶아서 한두 개씩 빈속에 먹는다.

정신분열(정신분열증, 미치광이병)이 왔을 때

기분의 동요와 동기가 없는 불안과 무서움이 나타나며 두통, 불면증, 입맛없기, 나른하기 등이 있으며 그리고 버릇없고 어울리지 않는 행위로 하여 점차 주위 사람들과도 어울리지 않고 고독하게 지낼 때도 있다. 가끔 괴이한 행동을 하며 혼자 원인없이 웃기도 하고 어리석은 장난을 하며 때로는 표정과 태도가 몹시 굳고 무질서한 행동을 하기도 한다.

치료하는 방법과 약초

【연꽃열매】 검은 껍질을 버리고 속씨를 가루 내어 한번에 8g씩 하루 3번 더운 물에 타서 끼니 사이에 먹는다. 또는 20~30g을 물에 달여 2~3번에 나누어 끼니 사이에 먹는다.

【측백씨(백거인)】 쪄서 말린 다음 짓찧어 껍질을 벗겨 버리고 약간 볶아서 한번에 4g씩 하루 3번 따뜻한 물에 타서 끼니 사이에 먹는다.

【측백씨(백거인), 살맹이씨(산조인)】 각각 같은 양을 보드랍게 가루 내어 한번에 4g씩 하루 3번 끼니 사이에 먹는다.

【길초, 귤껍질(진피)】 길초 10g, 귤껍질 6g을 물에 달여 하루 3~4번에 나누어 먹는다.

【울금, 백반】 7:3의 비로 보드랍게 가루 내어 한번에 4~6g씩 하루 2~3번 물에 타서 끼니 사이에 먹는다.

【석창포】 보드랍게 가루 내어 한번에 3g씩 하루 3번 돼지염통 삶은 물에 타서 끼니 사이에 먹는다.

젖이 많을 때

해산 후 젖분비가 병적으로 많아져 갓난아이에게 젖을 충분히 먹인 다음에도 계속 젖이 많이 나오는 것을 말한다. 지나치게 많은 양의 젖이 분비되므로 어머니는 심히 쇠약해질 수 있으며 젖을 제때 짜버리지 못하면 젖몸이 아파오며 심할 때에는 몸살까지 오게 된다.

치료하는 방법과 약초

【보리길금】 50g을 볶아서 물에 달여 2~3번에 나누어 끼니 뒤에 먹는다. 또한 햇볕에 말려 약간 볶은 다음 껍질을 벗겨 버리고 가루낸 것을 한번에 5g씩 더운 물이나 찬물로 하루 3번 먹으면 좋다.

【칡】 뿌리 15g을 물 200ml를 넣고 진하게 달여 하루 3번에 나누어 끼니 뒤에 먹는다. 이렇게 며칠만 쓰면 물 마시는 양이 적어지고 소변을 잘 나가게 하면서 젖이 좀 줄어들게 한다.

【호박씨】 껍데기를 벗겨 버린 속살 300g을 물 300ml에 넣고 달여서 3번에 나누어 끼니 사이에 먹는다.

젖먹이가 소화불량에 걸려서 설사를 할 때

증상이 심하지 않은 단순성 소화불량 때에는 대변 횟수가 5~6번이며, 누르거나 검푸레한 색의 소화되지 않은 과립 변을 본다. 대변에서는 시큼하거나 썩은 냄새가 나고 헛배가 불어 오르며 배가 아파온다. 젖을 게우며 불안해한다.

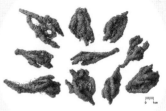

황련

【오이풀뿌리(치유)】 신선한 것 10g에 물 200ml를 넣고 100ml 되게 달여 1~2살 어린이에게 한번에 20ml(6달 갓난아이에게는 한번에 10ml)씩 하루 4~6번 먹인다.

【황련】 신선한 것 10g에 물 200ml를 넣고 100ml 되게 달여서 1~2살 어린이에게 한번에 20ml(6달 갓난아이에게는 한번에 10ml)씩 하루 3~6번 먹인다.

【역삼꽃, 찔레꽃】 역삼꽃과 찔레꽃을 따서 그늘에 말린 것 각각 같은 양을 가루 내어 졸인 꿀로 반죽해서 알약을 만든다. 1살 아래는 한번에 0.2g씩 하루 3~4번씩, 2~3살은 한번에 0.3~0.5g씩 하루 3~4번, 4살 이상은 한번에 0.5~0.7g씩 하루 4~5번 먹인다.

【찔광이(산사)】 하루 10g을 물에 달여 3~5번에 나누어 먹인다.

【한삼덩굴(율초)】 풀 100g을 물에 달여 찌꺼기를 짜 버리고 전체 양이 100ml 되게 다시 졸여서 1살 전 갓난아이는 한번에 5~10ml씩 하루 2번, 1살 이상 어린이는 10~20ml씩 하루 3번 먹인다.

【솔뿌리혹(솔풍령), 소나무꽃가루】 2:1의 비로 보드랍게 가루 내어 풀로 반죽해서 콩알 크기의 알약을 만들어 1~2살 되는 어린이는 한번에 3~4알씩 하루 3~4번 먹인다.

【미나리(수근), 댑싸리잎, 솔잎】 각각 같은 양을 잘게 썰어 2배 양의 더운 물(40℃)에 2시간 동안 담가서 우러난 물을 어린이가 목말라 할 때마다 조금씩 먹인다. 설탕을 타서 먹이면 더 좋다.

【곱돌(활석), 감초】 곱돌을 보드랍게 간 다음 깨끗한 물을 알맞게 넣고 잘 저어서 곱돌이 물에 풀리게 한 다음 그 물을 딴 그릇에 옮긴다. 이렇게 따라 옮긴 물에서 곱돌가루가 가라앉으면 물을 따라 버리고 가루만을 모아 말린다. 감초는 꿀을 발라 볶거나 그냥 볶아서 보드랍게 가루낸다. 곱돌가루와 감초가루를 6:1의 비로 섞어서 쓴다. 6살까지의 어린이는 2~3g, 1살까지는 3~4g, 2살까지는 6g을 하루 4~6번에 나누어 먹인다.

【매(서여)】 보드랍게 가루 내어 1살까지는 8g, 2살까지는 10g, 3살까지는 15g을 하루 4~6번에 나누어 먹인다.

333

【길짱구(차전초)】 신선한 길짱구뿌리와 잎 100g(1살 전 갓난아이 하루 양)에 물 500ml를 넣고 천천히 달여 굶기는 기간에 목말라 할 때마다 조금씩 먹인다. 또는 길짱구씨를 약한 불에 볶아서 보드랍게 가루 내어 1살까지는 0.5g, 2살까지는 1g씩 하루 3~4번에 나누어 먹인다.

【곶감】 끓는 물에 곶감을 담그어 우려낸 물을 식혀 조금씩 먹인다. 탄닌질이 들어 있기 때문에 장 운동운동을 억제하고 장을 수렴시켜 설사를 멎게 한다.

【약누룩(신곡)】 100g을 물에 달여 찌꺼기를 버리고 다시 달여서 달임약 200ml를 얻어 1살 아래는 5~10ml, 2~3살은 10~20ml를 하루 2번에 나누어 먹인다.

【물푸레나무껍질(진피)】 40g을 물에 달여 다시 졸여서 40ml의 달임약을 만들어 1살 아래는 한번에 6~8ml, 2~3살은 10ml, 4살 이상은 15ml씩 하루 3~4번 먹인다.

【사과】 각 사과마다 절반이 되게 쪼개어 속을 파 버리고 잘 짓찧어 즙을 낸다. 이 즙을 한번에 50~100ml씩 하루 3~4번 먹인다.

【시금치씨】 말린 시금치씨를 짓찧어 가시가 있는 껍질을 없애고 속씨를 가루낸다. 가루 20g을 더운 물(50~60℃) 100ml에 넣고 2시간 우린 다음 채에 밭은 물을 하루 3~4번에 나누어 먹인다.

【인동덩굴꽃(금은화)】 약한 불에 볶아서 보드랍게 가루낸 것으로 관장하는데 1살까지는 한번에 1g을 물 15ml, 2살은 2~3g을 물 20~30ml에 풀어서 하루 1~2번 한다.

【도토리(상실)】 약한 불에 볶아서 보드랍게 가루 내어 한번에 5~6g씩(1~2살) 여러 번 나누어 먹인다. 물에 삶아서 한번에 1~3알씩 하루 2~3번 먹어도 효과가 있다.

종기가 났을 때

진피와 피하조직의 염증에 의하여 형성되는 통증으로 경계가 명확한 피부의 결절이다. 포도상구균이 원인으로 모낭을 통하여 들어간다. 종기는 체질적 장애 소화 장애, 국소자극에 의하여 유발된다.

오미자

치료하는 방법과 약초

【마늘고】 마늘고를 만들 때 참기름이 고루 섞이도록 해야 한다. 종기주위의 피부에는 넓게 참기름을 바르고 종기만 드러나게 구멍난 종이를 덮고 마늘고를 붙인다.

【갯가재】 갯가재의 껍데기를 벗겨버리고 속살을 잘 으깨어 종이에 펴서 종기에 붙인다. 건조할 때마다 새 것으로 바꾸어 붙이면 종기가 터지고 고름을 빨아내며 흔적도 없이 낫는다.

【오미자】 오미자를 불로 바싹 볶아 낸 가루를 환부에 두껍게 뿌려준다.

【밀 태운 가루】 밀을 검게 태워 가루를 내어 참기름에 개어 헌데에 바른다.

【금은화, 엿】 금은화 80g에 검은엿 40g을 물로 달여서 하루에 3~4번 나누어 먹는다.

【당근】 고질화된 종기에 익힌 당근 500g을 으깨고 밀가루 30g, 빠다 15g을 섞어 뜨거운 물로 찐득하게 반죽하여 종기에 두껍게 바른다.

【인동덩굴(금은화)】 종기 시초에 오한이 나고 열이 나는데 좋다. 적당한 량의 인동덩굴 혹은 금은화를 물로 달여서 나을 때까지 수시로 먹는다.

【국화즙】 흰 국화의 꽃, 잎, 줄기, 뿌리 전부를 짓찧어 나온 생즙을 마신다.

【괴화】 괴화 80g에 물 600ml를 두고 300ml 되게 달여서 3~4번 나누어 술 한 숟가락에 타서 먹는다.

【국화즙】 국화꽃 한웅큼을 짓찧어 즙을 짜서 마시는 동시에 국화잎의 즙을 종기에 바른다.

【봉선화잎】 적당한 량의 봉선화 잎을 짓찧어 식초를 약간 섞어서 종기에 붙인다.

【유미고】 찹쌀밥에 파의 흰 대가리 및 소금을 약간 섞어 짓찧어 환부에 두껍게 바른다.

【창이자】 적당한 량의 창이자를 짓찧어 즙을 내여 환부를 씻는다. 또는 창이자를 물로 삶아서 우려낸 물로 목욕한다.

【쑥, 식초, 술】 종기가 생겨 진물이 나는데 쓴다. 쑥잎 한 묶음에 식초와 물을 1:2의 비례로 섞고 술을 전체의 1/10정도, 그리고 소금을 약간 넣어 농즙이 되도록 달여 적당한 크기의 창호지를 적셔 환부에 붙인다. 하루 3~5번 바꾸어 붙인다.

335

【여뀌】 여뀌를 진하게 달인 물로 환부를 씻고 뜨거운 찌꺼기를 짓찧어 환부에 붙인다.

【부추와 돼지기름(저지)】 종기가 부어서 아픈데 쓴다. 부추뿌리를 짓찧어서 돼지기름에 개여 환부에 바른다.

【호박(남과)】 호박을 푹 쪄서 고르게 짓찧어 종기에 두껍게 붙인다. 15분 건너 한 번씩 갈아 붙인다.

【삼백초】 홍문주위에 종기가 생겨 앉을 수 없을 경우에는 삼백초를 쓴다. 삼백초잎 40~50매를 젖은 종이에 싸서 재속에 묻고 위에 불을 땐다. 재속을 헤치고 삼백초를 들어 내여 끈적끈적한 액을 짜서 헝겊에 묻혀 종기에 붙인다.

【호박꼭지】 호박꼭지를 질그릇 속에서 숯처럼 태워 가루를 내여 물로 한 숟가락씩 먹고 동시에 참기름에 개여 환부에 바른다.

【우엉씨(대력자)】 땀띠가 악화되어 고름이 차고 터지지 않을 경우 우엉씨를 물로 먹는다.

좌골신경통일 때

좌골신경통은 넓적다리 뒤쪽, 정강이 바깥쪽, 발등을 따라 저리고 쏘는 듯한 아픔이 생긴다. 아픔은 다리를 펼 때, 기침, 재채기를 할 때, 배에 힘을 줄 때에 더 심해진다. 이 병은 오래 끌면 다리 뒤쪽에 감각이 둔해지고 점차 다리의 살이 빠진다.

치료하는 방법과 약초

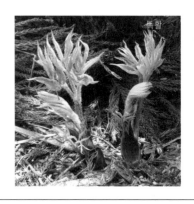

【따두릅(독활)】 가을철 잎이 마른 때에 뿌리를 캐서 물로 깨끗이 씻고 햇볕에 말린 것을 쓴다. 하루 8~12g씩 물에 달여 3번에 나누어 끼니 뒤에 먹는다.

【따두릅 뿌리, 술】 따두릅뿌리 100g을 술 500ml에 넣고 따뜻한 곳에 10여 일 두었다가 걸러서 한번에

15~20ml씩 하루 3번 먹어도 좋다.

【바꽃】 뿌리를 보드랍게 가루 내어 식초로 반죽해서 아픈 곳에 붙이거나 약간 끓인 다음 천에 펴서 아픈 곳에 붙인다. 매일 또는 하루건너 한 번씩 갈아댄다.

【엄나무속껍질】 6~12g을 잘게 썰어 물 200ml에 넣고 100ml가 되게 달여 하루 2번에 나누어 먹고 찌꺼기는 아픈 곳에 붙이기도 한다.

주근깨가 생겼을 때

좁쌀알 크기의 검은 밤색 색소가 드러난 피부(얼굴, 손등)에 대칭적으로 생기며 여자에게 많은데 특히 사춘기에 많아지고 여름철에 더 뚜렷해진다. 자각증상은 없다.

치료하는 방법과 약초

【동아씨(동과자), 술】 잘 익은 동아씨를 냄비에 넣고 다 잠길 정도로 물을 붓고 끓인다. 동아씨가 물러지면 냄비를 내려놓고 천으로 찌꺼기를 받은 다음 다시 불에 올려놓고 졸인다. 이것을 잠잘 때에 얼굴에 바르고 다음 날 아침에 씻어 버린다. 끈기 있게 계속하면 점차 없어진다.

【팥꽃】 여름에 핀 팥꽃을 꺾어 손으로 비비면 즙이 나오는데 그것을 얼굴에 바른다. 녹두꽃도 쓸 수 있다. 얼굴과 손등에 자주 바르면 검은 색소는 연해지면서 주근깨가 없어진다.

【복숭아꽃, 동아씨(동과자)】 그늘에서 말린 복숭아꽃과 말린 동아씨를 같은 양 섞어서 갈아 채로 쳐서 꿀에 개어 자기 전에 바르는데 찐득찐득하기 때문에 그 위에 분가루를 뿌리고 자며 아침에 씻어 버린다.

【달걀 노른자위, 살구씨 기름】 달걀 노른자위 한 개에 살구씨 기름 20ml를 넣고 섞어서 잠자기 전에 주근깨에 바른다.

주사비(붉은코)일 때

 주로 코 끝을 중심으로 핏줄이 넓어져 벌개지고 구진, 고름집, 조직증식, 붓기 등이 있으면서 만성으로 경과하는 피부병이다. 정신긴장, 흥분, 과로, 위장장애, 변비, 간장병 등과 추운 것, 더운 것 등이 그 원인으로 된다. 특징적인 증상은 코 끝이 붉은 것이다.

치료하는 방법과 약초

【치자(산치자), 밀랍】 치자를 보드랍게 가루낸 것을 같은 양의 밀랍 녹인 데에 반죽해서 한 알의 질량이 5g 되게 알약을 만들어 한번에 3알씩 먹는다. 약을 쓰는 동안 자극성이 있는 음식을 먹지 말아야 한다.

【유황】 유황을 녹여서 술에 담갔다가 3번 건져낸 다음 가루 내어 가지즙에 개어서 바른다.

【경분, 유황】 각각 같은 양을 가루 내어 물에 개어 문지른다. 또는 경분, 유황, 족두리풀 각각 같은 양을 가루 내어 물에 개어 발라도 좋다.

【닭염통, 유황】 닭염통 속에 유황 3g을 넣은 다음 젖은 종이로 2~3겹 싸고 진흙을 이겨 2cm의 두께로 발라서 불 속에 넣어 굽는다. 구워낸 다음 속의 유황만 보드랍게 가루 내어 돼지기름에 알맞게 반죽한다. 이것을 하루 3번 바른다.

중풍(뇌졸중, 뇌출혈)일 때

 뇌출혈이 일어나면 곧 의식을 잃고 까무러치는 증상이 나타나는데 의식을 잃는 정도는 뇌출혈 부위와 출혈한 피의 양에 관계된다. 출혈량이 많을 때에는 깊은 혼수상태에 빠지며 얼굴은 검붉거나 하얗고 맥압은 세지고 맥박은 느리다. 동공은 출혈한 쪽이 커져 있다.

치료하는 방법과 약초

【사향】 보리알 크기만 한 양을 보드랍게 갈아 종이에 놓고 코 아래에 두어 숨을 들이쉴 때 콧구멍 안에 들어가게 하거나 40%의 술 한 잔에 0.2~0.3g을 풀어서 먹인다. 하루에 1~2번 쓴다.

전마

【삼향】 보드랍게 간 것 0.3~0.5g을 위와 같은 방법으로 콧구멍 안에 넣거나 40%의 술 한 잔에 0.5~1.0g을 풀어서 먹인다.

【우황청심환】 한번에 한 알씩 따끈한 물이나 술에 풀어서 먹인다. 하루에 보통 3알까지 쓸 수 있다.

【천마】 보드랍게 가루 내어 한번에 3~4g씩 하루 3번 끼니 뒤에 먹인다.

【천남성, 용뇌】 천남성가루 2g과 용뇌 1g을 섞어서 환자의 이빨에 20~30번 정도 문질러준다.

【주염나무열매(조협), 무】 주염나무열매 1 꼬투리, 무(보통 것) 3개를 쪼개어 함께 물에 달여 하루 1~2번 끼니 사이에 먹인다. 또는 주염나무열매를 보드랍게 가루 내어 한번에 1~2g씩 하루 2~3번 먹인다.

【삼지구엽초】 60g을 성근 천주머니에 넣어서 25~30% 술에 5~7일 동안 담가두었다가 건져 버리고 그 술을 한번에 40~50ml씩 하루 3번 끼니 사이에 먹인다.

【조뱅이(소계)】 신선한 풀을 짓찧어 짜낸 즙을 한번에 50~70ml씩 하루 2~3번 끼니 사이에 먹인다.

【솔잎】 깨끗한 푸른 솔잎 100g을 짓찧어 즙을 내어 술 500ml에 넣어 하룻밤 어두운 곳에 놓아 두었다가 한번에 50ml씩 하루 3번 끼니 사이에 먹이고 약간 땀을 내게 한다.

【백반, 생강】 백반가루 10~20g에 생강 30g을 같이 넣고 달인 물을 하루 2~3번에 나누어 먹인다.

【흰가루병누에(백강잠)】 7마리를 약간 볶아서 가루 내어 술을 타서 먹인다.

【동백나무】 열매 40~80g을 물에 달여 하루 3번에 나누어 먹인다.

【진득찰(희렴)】 약한 불에 말려 보드랍게 가루낸 것을 한번에 2g씩 하루 3번 먹는다.

【뽕나무껍질】 잘게 썬 것 20~30g을 물에 달여 하루 2~3번에 갈라 끼니 뒤에 먹는다.

【참깨, 은조롱(백하수오), 쇠무릎(우슬)】 각각 같은 양을 보드랍게 가루 내어 꿀로 반죽해서 알약을 만들어 한번에 6~8g씩 하루 3번 끼니 뒤에 먹는다.

【솔잎】 깨끗한 푸른 솔잎 100g을 짓찧어 즙을 내어 술 500ml에 넣어 하룻밤 더운 곳에 놓아두었다가 한번에 50ml씩 하루 3번 빈속에 먹고 약간 땀을 낸다. 중풍으로 입과 눈이 비뚤어진 데 쓴다.

【살모사】 술에 넣고 약 7일 동안 놓아두었다가 그 술을 한번에 20~30ml씩 빈속에 마신다. 그 뱀을 말려 가루낸 다음 한번에 4g씩 그 술에 타서 끼니 사이에 먹는다. 중풍으로 입과 눈이 비뚤어진 데 쓴다.

【삼지구엽초】 600g을 성근 천주머니에 넣고 술에 5~7일 동안 담그었다가 삼지구엽초는 건져내고 그 술을 한번에 40~50ml씩 하루 3번 빈속에 먹는다. 한쪽 손발을 잘 쓰지 못하는 데 쓴다.

【기러기기름】 하루 한 숟가락씩 더운 술에 타서 빈속에 먹는다. 몸 절반을 잘 쓰지 못하며 혈기가 잘 통하지 않으며 저리고 아픈 데 쓴다.

【복숭아씨(도인)】 500g을 꺼풀과 뾰족한 끝을 버리고 술에 20여일 동안 담그었다가 건져내어 햇빛에 말린 다음 가루를 내어 물로 반죽해서 2g 되게 알약을 만든다. 한번에 3~4알씩 하루 3번 끼니 뒤에 약을 담그었던 술로 먹는다. 한쪽 팔다리를 잘 쓰지 못하는 데 쓴다.

【살구씨(행인)】 꺼풀을 벗기지 않고 생것으로 한번에 7알씩 하루 3번 끼니 뒤에 먹는다. 살구씨를 먹어서 다른 증세가 없으면 점차 양을 늘여도 된다. 한쪽 팔다리를 잘 쓰지 못하고 말을 잘하지 못하는 데 쓴다.

【주염열매, 무】 주염열매 1개, 무 3개를 쪼개서 함께 물에 달여 하루 1~2번에 나누어 끼니 사이에 먹는다.

【측백잎(측백엽), 총백(뿌리째로)】 각각 150g을 물에 달여 4~5번에 나누어 아무 때나 덥혀 먹는다. 풍을 맞아 의식이 없고 가래가 끓으며 이를 악물고 말을 못하는 데 쓴다.

【흰삽주(백출)】 120g에 물 540ml를 넣고 180ml가 되게 달여 한번에 50ml씩 술을 약간 타서 하루 3번 먹는다. 풍에 맞아 입을 다물고 정신을 차리지 못하는 데와 풍병으로 몸과 팔다리가 저리고 아픈 데 쓴다.

【백강잠】 가루 내어 한번에 6~8g씩 하루 3번 술에 타서 빈속에 먹는다. 중풍으로 말을 못하는데, 모든 풍병, 어린이의 경풍에 쓴다.

【황기, 방풍】각각 10g을 물에 달여 하루 2~3번에 나누어 끼니 사이에 먹는다. 땀을 흘리고 맥이 없어 하면서 말을 잘하지 못하는 데 쓴다.

【배】즙을 내어 한번에 150~200ml씩 하루 3번 빈속에 먹는다. 중풍으로 목이 쉬어 말을 못하며 가슴이 답답해 하는 데 쓴다.

【박하】즙을 내어 한번에 10~15ml씩 하루 3번 끼니 사이에 먹거나 가루 내어 한번에 10~15g씩 하루 3번 물에 달여 먹는다. 중풍으로 목이 쉬고 말을 못하며 열이 나고 번조해 하는 데 쓴다.

황기

【석회】1500g에 술을 약간 넣고 볶으면서 잘 이겨 눅눅하게 된 것을 입과 눈이 비뚤어진 반대쪽에 붙인다. 천을 한 겹 펴고 그 위에 올려놓는 것이 좋다. 한번에 4~5분 하루 4~5번 갈라붙인다.

【피마주】속씨를 잘 짓찧어 입과 눈이 비뚤어진 반대쪽에 붙인다.

【독활】중풍으로 정신이 혼미한 데는 독활 30g을 술로 달여서 하루에 2번 나누어 먹는다.

【백반, 소금】중풍으로 갑자기 입을 꼭 다문 채 침을 흘리며 인사불성일 때에는 백반과 소금을 반반 섞어 가루 내어 이빨에 문지르면 입을 벌리게 된다. 그리고 배를 갈아 즙을 내서 마시게 한다.

【겨자씨】중풍으로 온몸이 마비된 경우에는 겨자씨 달인 물을 꼭 짜서 마신다. 또는 가루를 식초에 개어 온몸에 바른다. 피부가 약하면 물을 섞어서 발라도 된다. 신체의 일부분이 마비된 데는 겨자씨를 갈아 식초에 섞어 장기간 마비된 부위에 바른다.

【자소】온몸이 마비된 데는 자소 75g을 짓찧은 데 물 5.4l를 넣어 즙을 짜내고 그 즙으로 멥쌀 360ml를 끓여 죽을 쑤어 파와 후추, 생강을 섞어 먹는다.

【회화나무】중풍으로 전신 또는 신체 일부가 마비된 데는 회화나무가지를 잘게 썰어 푹 삶은 물에 술을 타서 마신다. 마시는 양은 차잔 하나씩 공복에 마신다. 몸이 굳은 데는 회화나무껍질을 잘게 썰어 짓찧어 술로 달인 물을 수시로 마시고 또 그 물을 환부에 바른다.

【콩술】중풍으로 팔다리가 마르고 등이 굳어지는 데는 검은콩 9l를 볶아 술 28.8l에

넣어 밀봉하여 두었다가 콩은 버리고 술만 자주 마신다.

【귤나무껍질(진피)】 중풍으로 몸이 뻣뻣해진 데는 잘게 썬 귤나무껍질 1.8ℓ 가량을 술 3.6ℓ에 섞어 하루 밤 놓아두었다가 이튿날 덥혀 수시로 마신다. 한번 먹어 낫지 않으면 여러 번 되풀이한다.

【백반】 혀가 뻣뻣하게 굳어 백약이 무효인 데는 같은 양의 백반과 계심을 함께 가루 내어 혀 밑에 넣는다.

【오계】 중풍으로 혀가 굳은 데는 수오계 한 마리에 총백(파흰밑)을 한 줌 썰어 넣고 푹 끓여 즙을 공복에 먹으면 낫는다.

【부자】 만성화된 경풍에는 배꼽을 딴 부자를 가루 내어 큰 지렁이 몸이 덮일 정도로 뿌려준 다음 지렁이 몸에 묻은 부자가루를 긁어서 쌀알 크기의 환약을 만들어 한번에 10알씩 미음으로 먹는다.

【파마주기름, 솔】 피마주기름 60ml, 술 100ml를 고루 섞어 끓인 다음 한번에 15ml씩 하루 3번 빈속에 따뜻하게 하여 먹는다. 팔다리를 잘 놀리지 못하고 뒤가 굳은 데 쓴다.

【개구리밥(부평초)】 아랫면에 자줏빛이 도는 것 500g을 햇빛에 말려 가루낸 다음 졸인꿀로 반죽하여 3g 되게 알약을 만든다. 한번에 5알씩 하루 3번 끼니 사이에 쓴다. 모든 풍증과 반신불수, 파상풍 등에 쓴다.

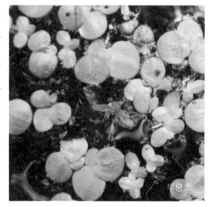
부평초

【가을국화】 16~20g을 물에 달여 2번에 나누어 끼니 사이에 먹는다. 모든 풍증과 풍병으로 오는 두통과 어지럼증에도 쓴다.

【누리장나무잎】 30~50g을 물에 달여 2번에 나누어 끼니 사이에 먹는다. 풍병으로 머리가 어지럽고 아픈 데, 팔다리가 저린 데 쓴다. 혈압을 낮춘다.

【오갈피】 보드랍게 가루 내어 한번에 4~6g씩 하루 3번 끼니 사이에 먹는다. 풍병으로 팔다리가 저리고 뻣뻣하며 감각이 둔한 데 쓴다.

【총백】 푸른잎과 잔뿌리는 뜯어버리고 깨끗하게 씻은 것 2줌을 물에 달여 하루 2번에 나누어 끼니 뒤에 먹는다. 중풍으로 열이 나면서 얼굴이 부석부석한 데 쓴다.

【진교】 9~10월에 뿌리를 캐어 그늘에서 말린 다음 썰어 10~15ml를 물에 달여 2번에 나누어 끼니 사이에 먹는다. 중풍으로 팔다리를 쓰지 못하거나 입과 눈이 비뚤어진 데 쓴다. 약을 쓰는 도중 가슴이 답답하면서 두근거리는 증세가 있거나 혈압이 갑자기 떨어지면 그 양을 줄이거나 끊는다. 혈압을 낮추는 작용이 있다.

【천마싹】 10~15g을 물에 달여 2번에 나누어 끼니 사이에 먹는다. 풍으로 머리가 어지럽고 아프며 경련이 자주 일어나는 데 쓴다.

【겨자떡】 머리의 피를 아래로 유도하기 위하여 겨자떡을 아랫배 및 양쪽 넓적다리와 장딴지에 붙인다. 붙이는 시간은 10분 정도가 좋다. 겨자떡은 겨자와 밀가루를 반반 섞어서 더운 물로 반죽하여 3mm 두께로 창호지 사이에 넣어 붙인다.

【식초】 숯불을 피우고 그 위에 식초를 뿌려서 올라오는 식초의 김을 코와 입 속으로 들어가게 한다. 이 방법은 산후의 기절에도 잘 듣는다.

【백반가루와 생강즙】 중풍으로 인사불성이 되고 목에서 가래가 끓는 증세에는 백반가루 8g을 생강즙에 타서 천천히 입에 퍼넣어 삼키게 하면 깨어난다.

【방풍, 백금, 강잠】 방풍, 백금, 강잠 8g을 보드랍게 가루 내어 생강즙에 개어 고약처럼 만들어 비뚤어진 쪽의 반대쪽 얼굴에 헝겊에 발라 붙인다.

【웅황과 형개수】 웅황과 형개수를 반반 섞어 가루를 내어 콩술 (검은콩을 연기가 나도록 볶아 즉시 같은 양의 맑은 술에 넣어 우러 나온 것)로 7.5g씩 먹는다.

【세신가루】 중풍에 세신가루를 코에 불어 넣는다.

【파두, 쑥 연기】 중풍으로 말을 못하면 파두 한 알을 껍질을 벗기고 그 2배 가량의 쑥과 함께 짓찧어 태운 연기를 코에 쐬면 곧 정신을 차리고 말을 한다.

【조협과 명반】 중풍으로 인사불성이 되어 입을 벌린 채 있거나 침을 흘리고 있거나 매우 위급할 때 조협(검은 줄거리는 버림)과 명반을 반반 섞어 보드랍게 가루 내어 한번에 4g씩 더운물로 천천히 삼키게 한다.

【지렁이】 중풍으로 말을 못할 때 큰 지렁이(대가리가 흰색인 것) 3~4마리를 불로 바싹 말려 가루 내어 물로 마신다. 중풍으로 눈과 입이 비뚤어진 데는 지렁이 피를 반대쪽 구각에 발라준다. 혀가 뻣뻣해지고 아픈 데는 지렁이 한 마리를 소금으로 덮어두면 녹아 물이 되는데 이물을 혀에 바른다.

【오매】 먼저 오매로 입을 문질러 입을 열게 한 다음 담소리가 들리면 백반가루 3.8g

을 생강즙에 타서 입속에 넣고 담소리가 없으면 검은콩을 연기가 나도록 볶아 맑은 술에 급히 넣어 그 즙을 입 속에 한 컵 정도 떠넣는다.

【무밥】 무를 잘게 썰어 살짝 데쳐서 밥에 섞어 그것을 주식으로 먹으면 1년 이내에 낫는다.

【백반과 꿀】 중풍으로 가래가 끓는 증세에 백반 40g을 물 한사발을 넣고 끓여 반이 되면 꿀 20g 넣고 다시 끓여 마신다. 토하면 즉시 낫는다. 토하지 않으면 다시 한다.

【수박술】 중풍으로 손이 떨리고 중풍기가 있으면 수박꼭지를 도려내고 수박속을 휘저어 놓은 다음 소주를 가득 채우고 꼭지를 닫고 질그릇에 담아 중탕으로 익혀 꼭 짜서 마신다.

【피마주】 피마주껍질을 벗기고 짓찧어 볼이 오른쪽으로 비뚤어지면 왼손바닥 중심에 붙이고 왼쪽으로 비뚤어지면 오른손바닥 중심에 붙인다. 그리고 뜨거운 물이 담긴 컵을 그 위에 놓아 뜨근뜨근하게 해준다. 얼굴이 바로잡히면 곧 피마주를 씻어버린다.

【쑥】 말을 못하거나 수족이 마비된 사람에게는 마른 쑥 한 줌을 540ml의 물로 절반이 되게 달여 3번에 나누어 타 마신다.

【방풍의 뿌리】 방풍뿌리 한 줌을 540ml의 물로 반이 될 때까지 달여서 하루에 다 먹는다. 이렇게 오래 계속하면 효험이 뚜렷하다.

【종려나무】 중풍으로 갑자기 쓰러진 사람에게 종려나무의 세 잎을 새까맣게 태워서 즉시 먹인다. 묵은 잎을 달여서 차 대신 마시면 중풍을 예방할 수 있다.

【흰오리피】 중풍이 재발하여 생명이 위험할 때는 흰오리의 피를 한번에 한 마리씩 먹는다. 4~5일 건너 또 피를 먹으면 두 달 후에는 산책을 할 수 있는 정도로 회복된다. 환자가 남자면 암컷, 여자면 수컷이 좋다.

【생부자와 식초】 중풍으로 열이 높고 정신이 혼미하고 말을 못하며 다리가 찬 경우에는 생부자를 짓찧어 식초로 반죽하여 발바닥의 용천혈에 붙인다. 염부자도 좋다.

【병들어 죽은 누에】 중풍으로 말을 못하는 데는 병들어 절로 죽은 누에를 찹쌀뜨물에 하루 밤 담그었다가 약한 불에 구워 가루를 내어 한번에 5g씩 술로 먹는다.

【석창포, 단삼】 중풍으로 말을 못하는 데는 석창포 5g, 단삼 10g, 길경 7.5g, 감초 5g

을 물로 달여서 하루에 2번 먹는다.

【사람의 젖과 청주】 중풍으로 말을 할 때는 사람의 젖과 청주 반반을 섞어 한 컵씩 2~3번 마시면 말을 할 수 있다. 또 묵은 된장에 같은 분량의 사람의 젖을 고루 섞어 헝겊으로 싸서 그 국물을 수시로 먹는다.

【밤(건율)】 중풍으로 다리를 못 쓰는 데는 매일 끼니 전 아침에 양쪽이 납작한 밤 2개를 누운 자세로 천천히 자꾸 씹어 물이 되면 배꼽 밑으로 넣는 기분으로 삼킨다.

【생강】 갑자기 중풍으로 인사불성이 된 데는 생강을 많이 짓찧어 환자의 이마와 코 밑 그리고 눈 옆에 바르고 열심히 문지르는 한편 생강즙을 안각(남자는 왼쪽)에 떨어뜨린다.

【측백나무, 총백(파흰밑)】 중풍으로 입이 굳게 닫힌 데는 측백나무줄기 한 줌과 총백(파흰밑)을 뿌리째 한 줌을 합해 짓찧어 맑은 술 1.8ℓ에 넣어 푹 끓여 그 국물을 덥게 하여 마신다.

【형개수】 중풍으로 말을 못하는 데는 적당한 양의 형개수를 가루 내어 한번에 10g씩 하루에 3번 더운물로 먹는다.

【백반, 참기름】 중풍으로 말을 못하는 데는 백반 40g을 가루 내어 참기름 120g에 섞어 빨리 휘저어 환자의 입 속에 주입한다. 몇 분 이내에 가래가 나오면 말을 하게 된다.

【내복자, 아조, 반하, 천남성】 중풍으로 말을 못하고 가래가 많이 나오는 데는 내복자 15g, 아조 15g, 반하 15g, 천남성 15g을 물로 달여서 하루에 3번 나누어 더운 것을 먹는다.

【대나무기름】 중풍으로 말을 못하는 데는 참대를 한 자 길이로 잘라 중간을 불로 태우면 양쪽 끝에서 기름이 흘러 나오는데 이것을 받아 조금씩 먹인다.

【백강잠】 중풍으로 목이 쉬고 말을 못하는 데는 백강잠 7마리를 말려 가루 내어 술 한 숟가락에 타서 하루에 2번 먹는다.

【백반, 생강】 중풍으로 말을 못하고 인사불성일 때 풍담을 토하고 하는 데는 백반가

루 70g을 2.7l의 생강 끓인 물에 넣어 짜서 3번에 나누어 조금씩 먹인다.

【마늘】 중풍으로 말을 못하면 큰 마늘을 짓찧어 잇몸에 붙이거나 자주 문질러 준다.

【검은콩】 검은콩을 진하게 삶은 물을 마시게 하면 구급이 된다. 이런 증세가 있는 사람은 검은콩 삶은 물을 평시에 차 대신 마신다.

【백반, 아조각】 중풍으로 목에서 가래가 끓고 기관지가 막힌 경우에는 백반 40g과 아조각 10g을 함께 가루 내어 약 4g씩 더운물로 먹인다. 막힌 가래가 나오면 중지한다.

【아조협】 중풍에 담이 끓는 증세에는 백반 38g과 아조협 18.8g을 섞어 가루를 내어 더운물로 1돈씩 먹는다. 담을 토하면 즉시 낫는다.

【참기름, 생강즙】 중풍으로 목에 걸린 가래를 뱉지 못하는 데는 참기름 한 컵에 생강즙 반 컵을 섞어 천천히 입에 떠 넣는다. 또 달걀 흰자위 한 개와 참기름 40g을 섞어 먹어도 좋다.

【백지, 꿀】 중풍으로 머리가 어지럽고 아픈 데는 백지 120g을 가루 내어 꿀로 반죽하여 콩알 크기로 환을 지어 한번에 3알씩 하루에 3번 끼니 뒤 30분 후에 형개 적당한 양을 달인 물로 먹는다.

【지렁이】 중풍으로 눈이 붉어지고 아픈 데는 지렁이를 불에 구워 가루 내어 한번에 10g씩 차물로 먹는다.

【참깨, 뽕잎】 반신불수에는 참깨 12g, 뽕칠 12g을 가루 내어 막걸리로 먹는다. 이것은 두 번에 먹는 양으로서 하루에 2번씩 매일 먹는다.

【송두주】 반신불수 및 뼈골이 쑤시는 데는 잘게 썬 관솔(송진이 엉킨 소나무가지) 150g, 검은콩 1,800ml, 백밀 600g을 함께 배갈 또는 소주 28.8l에 담그고 푹 끓여 식힌 다음 양껏 마신다. 술을 못하는 사람은 물에 타서 마셔도 된다. 장복한다.

【부평초】 반신불수에는 부평초 300g을 말려 낸 가루를 꿀에 개어 새끼손가락 굵기만큼 환을 지어 저녁마다 두 알씩 씹어 먹고 땀을 낸다.

【목화씨, 유향, 몰약】 목화씨 160g을 볶아 껍질을 버리고 유향 160g, 몰약 160g과 함께 보드랍게 가루 내어 꿀에 개어 환약 7개를 만들어 매일 1개씩 물에

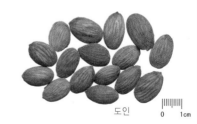

도인　　|||||||||||
　　　　0　　1cm

타서 마신다. 반신불수의 특효약이다.

【상백피】 반신불수, 고혈압에는 상백피 5kg, 감초 1kg을 물 20ℓ를 네고 엿처럼 달여서 한번에 5g씩 하루에 3번 끼니 사이에 먹는다.

【흰봉선화】 반신불수에는 그늘에서 말린 흰봉선화 160g을 술 600g으로 끓여 꼭 짜서 조금씩 마신다.

【달걀 흰자위, 참기름】 반신불수에는 신선한 달걀 한쪽에 구멍을 내고 노란자위를 빼버리고 흰자위만 남겨두고 그 속에 참기름을 가득 채워 불 위에 놓는다. 안의 것이 끓으려 할 때 마신다. 계속 3개를 마신다.

【복숭아씨(도인)】 반신불수에는 껍질을 벗긴 복숭아씨를 소주에 1개월간 담가두었다가 꺼내어 말려 보드랍게 가루 내어 꿀에 갠 후 녹두알 크기로 환약을 만든다. 한번에 50알씩 하루 3번 끼니 사이에 먹는다. 술을 못하는 사람은 물을 타서 먹는다. 신경통에도 쓴다.

【황기, 당귀미, 적작, 지룡, 천궁, 도인, 홍화】 반신불수가 되고 머리가 어지러우며 입과 눈이 비뚤어지고 혈압이 높지 않은 데는 황기 50g, 당귀미 5g, 적작 15g, 지룡 15g, 천궁 10g, 도인 10g, 홍화 15g을 물로 달여서 하루에 2번 나누어 더운 것을 먹는다.

【겨자씨, 식초】 반신불수에는 겨자씨 가루를 식초에 개어 마비된 쪽의 몸에 바르고 한잠을 잔다.

【천오, 오령지, 천남성, 용뇌, 사향】 반신불수가 된 데는 천오 150g, 오령지 150g, 천남성 100g, 용뇌 1.5g, 사향 1.5g을 가루 내어(사향은 따로 가루낸 다음 한데 섞는다) 물로 반죽하여 오동씨 크기에 환약을 만들어 한번에 10알씩 하루에 2번 더운물로 먹는다.

【당귀, 천마, 전갈】 반신불수가 된 데는 당귀 60g, 천마 15g, 전갈 12g을 가루 내어 한번에 15g씩 하루에 2번 먹는다.

【도인】 중풍으로 반신불수가 된 데는 적당한 양의 도인(뾰족한 부분을 떼어버린다)을 술에 며칠간 담가두었다가 말려 쌀물로 오동씨 크기로 환을 만들어 한번에 20알씩 하루에 2번 황주로 먹는다.

【닭똥, 검은콩】 중풍, 마비, 반신불수에는 닭똥 흰 것과 검은콩을 반반 섞어 누렇게 볶아 그 2배의 소주로 반이 되게 달인 후 짜서 한 컵씩 마신다.

【수탉, 엄나무껍질, 금은화】 중풍으로 몸을 움직이지 못하는 데는 수탉 한 마리를 잡아서 내장을 버리고 그 속에 엄나무껍질과 금은화 각각 250g을 넣고 꿰맨 다음 단지에 넣고 물 다섯 사발을 넣는다. 다음 가마에다 물을 적당히 두고 단지를 그 가마 속에 넣고 끓인다. 단지 안의 물이 절반쯤 준 다음 닭의 배 속의 약을 버리고 닭고기와 그 물을 3번에 나누어 끼니 사이에 먹는다.

집진드기에게 물린 데

치료하는 방법과 약초
【삼백초】 집진드기에게 물렸을 때 삼백초의 잎을 불에 그을려서 가려운 곳에 붙여주면 가려움이 곧 없어진다.

지네, 거미, 말, 독벌레에게 물린 데

치료하는 방법과 약초
【닭볏의 피】 닭볏의 피를 받아 상처에 자주 바르고 또 피에 소주를 섞어 뜨거운 물로 매일 3번씩 2~3일간 마신다.

지네에게 물린 데

치료하는 방법과 약초
【거미】 지네에게 물렸을 때는 거미를 으깨어서 상처에 바른다.

쥐, 다람쥐에 물렸을 때

고양이한테 물렸을 때 구급대책과 같이한다.

치료하는 방법과 약초

【미꾸라지】 미꾸라지를 잡아서 껍질을 벗기고 살을 발라 상처에 붙이거나 미꾸라지 회를 쳐서 먹는다. 또한 붕어살을 발라서 붙이거나 즙을 짜서 바르기도 한다.

【오동나무숯】 오동나무가지를 불에 태워 가루낸 데다 생밤을 넣고 함께 짓찧어 상처에 붙인다.

【팥】 생팥을 짓찧어 물린 자리에 붙이거나 생 팥을 한번에 10~15알씩 여러 번 먹는다.

【남천의 잎】 남천 혹은 남천촉이라고도 하는 관상목의 잎을 으깨어서 즙을 내어 쥐에 물린 자리에 바르면 독이 전신에 퍼지는 것을 막을 수 있다.

천식일 때

원인에 따라 기관지천식, 심장성천식, 외성천식, 요독증성천식으로 나누어지며 일부는 알레르기성 반응에 의한 것도 있다. 천식은 일반적으로 경련성 호흡곤란의 상태를 말하는 것으로서 발작성 호흡곤란을 되풀이하는 것이 특징이다.

치료하는 방법과 약초

【뽕나무껍질(뿌리속껍질, 상백피)】 쌀 씻은 물에 담갔다 건져 내어 불에 말려 가루낸다. 한번에 4~8g씩 하루 2~3번 미음에 타서 끼니 사이에 먹는다.

【쥐방울, 감초】 닦은 쥐방울 80g, 감초 40g을 가루내서 고루 섞어 한번에 8g씩 하루 2~3번 물에 달여 먹거나 가루를 더운물로 먹는다.

【아카시아나무씨 또는 아카시아나무껍질】 아카시아나무 씨를 닦아서 가루 내어 한번에 2g씩 하루 3번 끼니 뒤에 먹는다. 아카시아나무껍질은 물에 달여 찌꺼기를 짜버리고 다시 엿처럼 되게 졸여서 한번에 2~3g씩 하루 3번 빈속에 먹는다.

【무씨(나복자)】 가루 내어 한번에 10~20g씩 하루 2~3번 설탕물 또는 꿀물로 먹는다.

【차조기 씨(자소자)】 20~40g을 짓찧어 흰쌀과 함께 죽을 쑤어 먹는다.

【살구 씨(행인), 호두살】 같은 양을 짓찧어 한번에 8g씩 하루 3번 생강 달인 물로 먹는다.

【도라지(길경)】 가루 내어 한번에 8~12g씩 하루 2~3번 물에 달여 설탕을 알맞게 타서 먹는다.

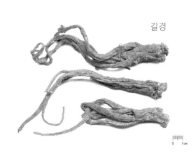

길경

【꽃다지씨(정력자)】 누렇게 되도록 닦아서 가루 내어 한번에 4~8g씩 하루 1~2번 대추 달인 물에 타서 먹는다.

【겨자, 나리뿌리】 각각 같은 양을 가루 내어 고루 섞어 졸인꿀로 반죽해서 알약을 만들어 한번에 2~3g씩 하루 3번 끼니 뒤에 먹는다.

【뽕나무껍질(뿌리속껍질, 상백피), 살구씨(행인)】 뽕나무뿌리속껍질 16g, 살구씨 8g을 물에 달인 데다 설탕을 알맞게 타서 숨이 차고 기침을 하는 데 두루 쓴다. 하루 2~3번에 나누어 끼니 뒤에 먹는다.

【영지버섯】 8~12g을 잘게 썰어 물에 달여서 하루 2~3번에 나누어 먹는다.

【송진】 부드럽게 가루 내어 한번에 2g씩 하루 2번 먹는다.

【밤송이】 하루 30g씩 물에 달여 3번에 나누어 식후에 먹는다.

【반하, 생강】 반하를 가루 내어 한번에 2~3g씩 생강즙으로 먹는다. 반하 3~4g, 생강 2~3g을 함께 물에 달여 먹어도 된다.

【곰보배추】 신선한 곰보배추 80g에 물 한 되를 붓고 물이 1/3이 되게 달여서 하루 2~3번에 나누어 마신다. 겨울철에 채취한 것이 효과가 더 좋으나 여름철에 꽃이 핀 것을 써도 효과가 괜찮다. 생즙을 내어 마시면 효과가 더욱 좋다.

찬 음식 먹고 체한 데

식체는 실증과 허증으로 나누는데 실증일 때는 가슴이 답답하고 배가 트지근하며 시간이 오래되면 썩은 냄새가 나는 트림을 하고 점차 배가 몹시 아프면서 메스꺼워 게우며 입맛을 잃고 심하면 음식냄새조차 꺼리며 머리가 아프고 설사를 하는 수도 있다.

치료하는 방법과 약초

【노야기(향유)】 신선한 것 15g을 짓찧은 다음 더운 물 200ml에 30분 동안 담가 두었다가 찌꺼기를 짜버리고 하루 3번에 나누어 끼니 뒤에 먹는다.

【겨자】 불에 약하게 볶아서 보드랍게 가루 내어 꿀에 반죽해서 한번에 3~4g씩 하루 3번 끼니 뒤에 먹는다.

【회향, 생강】 회향 80g, 생강 160g을 잘게 썰어 약한 불에서 누렇게 볶아 보드랍게 가루낸 다음 술로 반죽하여 한 알의 질량이 0.2g 되게 알약을 만든다. 이것을 한번에 30~40g씩 하루 3번 끼니 뒤에 먹는다.

초발백내장일 때

노화과정의 하나로서 수정체가 흐려지는 것이다. 시력이 차츰 약해지면서 눈앞이 뿌옇게 보이거나 겹으로 보이는데 때로는 모기가 날아다니는 것처럼 보이기도 한다.

치료하는 방법과 약초

【독수리눈알】 삶아서 먹는다.

【비둘기고기】 삶거나 볶아서 먹는다.

【까마귀쓸개】 증류수에 풀어 한 방울씩 눈에 넣는다.

【약누룩(신곡), 자석, 주사】 약누룩 80g, 자석 40g, 주사 20g의 비로 섞어 보드랍게 가루 내어 졸인 꿀로 반죽해서 한 알의 질량이 0.5g 되게 만들어 한번에 6~8g씩 하루 3번 빈속에 먹는다.

촌백충증일 때

 증상은 복통(빈속 때), 메스꺼움, 허기증, 빈혈, 두통, 불면, 신경증 등이 나타나면서 점차 여윈다. 촌백충마디가 항문 밖으로 아무때나 기어 나오기도 한다. 촌백충마디가 항문 밖으로 기어 나오기도 한다.

치료하는 방법과 약초

【호박씨】 껍질을 벗겨버린 호박씨 100~300g을 그대로 빈속에 먹거나 설탕물을 넣고 짓찧어 먹기도 한다.

【짚신나물(용아초)】 15~20g을 물에 달여 하루 2~3번에 나누어 끼니 뒤에 먹는다.

【범고비】 20g을 물에 달여 한번에 먹거나 하루 3번에 나누어 먹는다.

【멀구슬나무껍질(고련피)】 하루 20~30g씩 물에 달여 2~3번에 나누어 먹는다.

【백부】 30g을 물에 달여 달임약 30ml를 만들어 주사기로 항문 안에 넣어준다.

【빈랑】 30~40g을 물에 달여 아침 빈속에 먹는다.

【담배풀 열매】 보드랍게 가루낸 것 한 숟가락을 돼지비계 죽을 넣고 끓여 먹는다.

【뇌환】 보드랍게 가루 내어 한번에 15~20g씩 하루 2~3번 끼니 뒤에 먹는다. 3일 동안 계속 먹는다.

축농증(상악동염)일 때

 급성 상악동염 때에는 오한이 나면서 열이 나고 상악동 부위뿐 아니라 머리와 얼굴이 아프다. 코안 분비물이 많아지고 역한 냄새가 나며 코가 메고 냄새를 맡지 못한다.

치료하는 방법과 약초

【수세미오이】 줄기 10~15g을 물에 달여 하루 한 번 자기 전에 먹는다. 5~6번 먹으면 상악동 안의 염증이 가라앉으면서 막혔던 코가 뚫리고 냄새를 제대로 맡는다.

【마타리(패장)】 한번에 6~8g씩 물 100ml에 달여 하루 3번 먹는다.

【토방풀】 보드랍게 가루 내어 하루 2~3번 코 안에 불어 넣거나 물을 적신 솜뭉치에

가루를 묻혀서 코 안에 20~30분 동안 넣어도 좋다.

【박새풀】 8월에 박새풀을 채취하여 깨끗하게 씻어서 그늘에 말린 다음 보드랍게 가루 내어 콩알 크기로 솜에 싸서 콧구멍을 막는다. 하루에 두번씩 갈아 넣는다.

【늘메기】 늘메기를 불에 태워서 보드랍게 가루 내어 하루에 두세 번씩 코 안에 조금씩 불어 넣는다.

【지렁이(구인)】 지렁이 기름을 내어 한 번에 두세 방울씩 하루에 두 번 12시간 간격으로 구멍에 넣어준다.

【파두】 8월에 채취한 파두를 그늘에 말려서 보드랍게 가루 내어 콩알 크기만 하게 솜에 싸서 콧구멍을 막는다. 하루에 두세 번씩 갈아 넣는데, 약 10일간 계속한다.

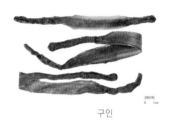
구인

【옥수수 엿】 옥수수로 물엿을 만들어서 한번에 30g씩 하루에 세 번 밥 먹고 30분 후에 먹는 것을 계속한다.

【오이꼭지, 족두리풀뿌리, 구담】 오이꼭지 다섯 개와 족두리풀 뿌리 하나를 그늘에 말려서 보드랍게 가루 내어 구담 세 개에 섞는다. 이것을 하루에 두 번씩 적당량을 솜에 묻혀서 콧구멍에 넣어준다.

【황경피나무껍질(황백)】 황경피나무를 2~5월에 채취하여 속껍질과 잎을 약으로 쓰는데, 두텁고 심황색이며 매우 쓴 것이 좋다. 속껍질을 물에 약간 담갔다가 말려서 보드랍게 가루 내어 하루에 세 번, 콧구멍에 조금씩 넣는다.

출혈할 때

토혈, 각혈, 하혈, 코출혈, 뇌출혈, 내장출혈, 상처를 입었을 때의 출혈 등 여러 가지가 다 속한다. 상처를 입었을 때에는 선홍색을 띠고 뿜어 나오는 (동맥성 출혈) 피와 검은색을 띠러 흘러나오는 경우에는 구급대책을 즉시 세우지 않으면 많은 피를 잃기 때문에 생명이 위급할 수 있다.

【오징어 뼈(오적골)】 보드랍게 가루 내어 피날 때 그 부위에 뿌리면 곧 피가 멎는다. 오징어 뼈가 없으면 조개와 달걀껍질을 가루 내어 써도 된다.

【조뱅이(소계)】 6~12g을 물에 달여 하루 3번에 나누어 먹는다. 또는 가죽나무껍질을 각각 같은 양을 보드랍게 가루 내어 한번에 3~4g씩 하루 3번 먹는다.

【측백잎】 15~30g을 물 200ml에 달여 하루 3번에 나누어 먹는다.

【냉이(제채)】 신선한 것 10~20g을 짓찧어 즙을 내어 먹고 그 찌꺼기를 상처에 붙인다.

【쇠비름(마치현)】 물로 여러 번 깨끗이 씻은 다음 짓찧어 피가 나는 상처에 붙인다.

【뜸쑥】 보드랍게 비벼서(뜸봉으로 쓰는 쑥을 쓰면 더 좋다) 상처에서 피가 나오는 데 대준다. 뜸쑥의 섬유가 피와 엉켜 곧 멎으며 상처도 깨끗이 아문다. 뜸쑥이 없을 때에는 담뱃잎을 붙여도 효과가 있다.

354 【강냉이수염】 신선한 강냉이수염을 짓찧어 상처에 붙인다.

충수염(맹장염)일 때

복통은 처음에 명치끝에서부터 시작하여 차츰 오른쪽 아랫배로 옮겨간다. 그리하여 이 부위가 뜬뜬해지면서 아프고 오른쪽 다리를 복벽에 대고 허리를 구부리면 좀 더한 것 같고 펴면 더 심하다. 오른쪽 아랫배를 천천히 깊이 누르면 좀 아픔이 덜해지는 것 같다가 빨리 손을 떼면 몹시 아파한다.

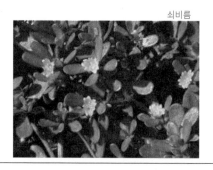
쇠비름

【쇠비름, 민들레】 각각 15~20g (신선한 것은 각각 50~60g)을 물에 달여 하루 2~3번에 나누어 끼니 뒤에 먹는다.

【마타리】 뿌리 6~12g을 물 200ml에 달여 하루 3번에 나누어 먹는다.

【율무쌀, 마타리, 약방동사니】 율무쌀 20g, 마타리뿌리 16g, 약방동사니 4g(법제한 것)을 물에 달여 하루 2~3번에 나누어 끼니 전에 먹는다.

【배의 즙과 별꽃】 증세가 급할 때는 응급조치가 필요하지만 증세가 경할 때에는 배의 껍질을 벗기고 강판에 갈아서 낸 즙을 마신다. 그리고 별꽃 한줌을 물 360ml 붓고 180ml 되게 달여서 차 대신에 마신다.

【패창초, 의이인, 부자】 신선한 패창초 25g, 의이인 50g, 부자 10g을 물로 달여서 하루에 2번 먹는다.

【우엉의 즙】 폭음폭식으로 급성맹장염에 걸렸을 때 응급조치로 깨끗이 씻은 우엉을 껍질을 벗기지 말고 그대로 강판에 갈아서 즙을 낸 다음 작은 술잔으로 반잔 정도 먹는다.

【야국화】 야국화 100~200g을 깨끗이 씻어 짓찧어 즙을 내여 황주로 먹거나 약을 배로 하여 물에 달여서 먹는다.

【별꽃 청즙】 급성맹장염에 걸렸을 때 별꽃의 청즙을 마신다.

【지유, 금은화, 의이인, 감초】 지유 40g, 금은화 50g, 의이인 25g, 감초 15g을 물로 달여서 2번 먹는다.

【해삼】 큰 해삼을 세로로 갈라서 자른쪽을 맹장부위에 붙이면 염증이 가신다. 해삼이 마르면 갈아붙인다.

【포공영, 자화지정, 마치현】 포공영 15g, 자화지정 25g, 마치현 50g, 황금 15g, 단삼 15g을 물로 달여서 하루에 2번 먹는다.

【닭의장풀】 닭의장풀은 약명으로 압척초라고 하는데 이것을 깨끗이 씻어 짓찧어 즙을 내여 큰 맥주컵 하나씩 먹는다. 몇번 먹는다.

【금은화, 당귀, 지유】 금은화 400g에 물 10사발을 두고 2사발이 되게 달인다. 그외 당귀 100g, 지유 50g, 의이인 25g, 이 세가지 약도 물 10사발을 두고 2사발이 되게 달여 금은화를 달인 약물을 섞어 여러 몫으로 나누어 점심과 저녁에 먹는다.

【율무,, 도인, 모란, 과루인】 율무 3.8g, 도인 3g, 모란과 과루인 각각 1.9g을 섞어 360ml의 물로 180ml 되게 달여서 복용한다. 만성맹장염에는 10일 동안 계속 복용한다.

【별꽃】 급성맹장에는 별꽃의 즙을 한 사발만 마신다.

【율무】 만성맹장에는 율무를 보리차처럼 달여서 매일 마신다.

【인동덩굴】 만성맹장에는 그늘에서 말린 인동 8g, 감초 3g을 함께 진하게 달여 차 대신 무시로 마시면 특효를 본다. 이것은 하루의 양이다.

【단피, 의이인, 과루인】 충양돌기가 곪았거나 배가 몹시 아프고 번열이 나며 불안해하거나 또는 만성충수염에 단피 10~25g, 의이인 10~50g, 과루인 10~25g, 도인 10~25g을 물로 달여서 하루에 2번 먹는다.

치루가 생겼을 때

외치루는 피부에 있는 구멍으로 고름이 나오고, 구멍이 직장이나 항문과 통해 있을 때에는 대변이나 가스도 새어 나오며 그 주위 피부는 눅눅하여 습진도 생긴다. 구멍이 직장이나 항문과 통해 있지 않으면서 대변으로 많은 고름이 섞여 나온다. 내치루는 구멍이 항문 및 직장 점막에 있는데 가려움은 없어도 뒤를 볼 때마다 아프고 대변으로 고름, 피, 점액이 섞여 나온다. 누공이 메면 열이 나면서 몹시 아프다.

치료하는 방법과 약초

【고슴도치가죽(자위피)】 불에 태워서 보드랍게 가루 내어 한번에 4g씩 하루 3번 미음에 타서 끼니 사이에 먹는다. 또는 가루를 약심지에 묻혀서 누공 안에 넣으면 더 좋다.

【말벌집(노봉방)】 약한 불에 말려 보드랍게 가루 내어 풀로 반죽해서 0.15g 되게 알약을 만들어 한번에 40~60알씩 끼니 전에 먹는다. 또는 가루를 약심지에 묻혀서 누공 안에 넣으면 더 좋다.

【달걀】 기름을 내어 약솜에 묻혀서 국소에 바르거나 약천심지에 묻혀 누공 안에 넣는다. 그러면 누공창면을 보호하면서 빨리 아문다.

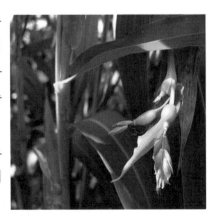

【홰나무열매(괴실)】 보드랍게 가루 내어 한번에 4g씩 미음에 타서 하루 2~3번 먹는다. 또한 물에 달여 국소를 자주 씻는다.

【가위톱뿌리(백렴)】 6~12g을 물 200ml에 달여 하루 3번에 나누어 먹는다.

【부레】 짓찧어 붙인다. 치루로 몹시 아픈 데 쓴다.

치은염이 생겼을 때

치은염을 단순성, 비대성, 궤양성 치은염으로 나누는데 증상은 일반적으로 잇몸이 부으며 붉어지고 자주 피가 난다. 그러나 비대성 치은염 때에는 앞 잇몸 부위가 뜬뜬하게 부으며 아프지는 않다. 궤양성 치은염 때에는 잇몸 변두리를 따라 패이고 약한 자극에도 피가 나오며 역한 냄새가 난다.

치료하는 방법과 약초

【백반】 구운백반을 보드랍게 가루 내어 한번에 10g씩 물에 풀어 찌꺼기는 짜버리고 그 물을 2~3분 동안씩 입 안에 물고 있다가 뱉는다. 그러면 부은 것이 가라앉고 근질근질하면서 아픈 것이 멎는다.

【생당쑥, 담배】 생당쑥과 담배를 잘 말려 잘게 썰어 75%씩 알코올과 박하뇌를 적당량 넣고 담배를 말아 불을 붙여서 한 모금씩 빨아 2~3분 정도 입 안에 물고 있다.

【뱀허물(사퇴)】 보드랍게 가루 내어 부은 잇몸에 자주 바른다.

【백반(구운 것), 말벌집(노봉방)】 각각 8g을 물에 달여 찌꺼기는 짜버리고 더운 것을 한 모금 물고 있다가 식으면 뱉어 버린다.

【명반】 아침과 저녁에 치약으로 이빨을 닦은 다음 5% 명반수로 양치질을 한다.

【붉나무벌레집(오배자)】 10~20g을 물에 달여 여러 번 양치질하거나 보드랍게 가루 내어 식초에 반죽하여 잇몸에 바른다.

【붉나무벌레집, 구운백반】 붉나무벌레집과 구운백반을 5:1의 비로 섞어 잇몸에 바른다.

【제비고깔】 풀 5g을 물에 달여서 자주 양치한다. 삼키지 말아야 한다.

【족두리풀뿌리(세신)】 진하게 달인 물을 덥혀서 하루 3번 양치한다.

치조농루증(너리증)일 때

처음에는 아무런 증상도 없으나 점차 잇몸이 근질근질하고 이틀이 저리다 병이 좀 더 진행되면 칫솔질을 할 때나 굳은 음식을 먹을 때 잇몸에서 피가 난다. 잇몸이 들떠 있고 입 안에서 역한 냄새가 난다. 잇몸을 누르면 이뿌리와 잇몸 사이로 고름이 나온다.

치료하는 방법과 약초

【승마】 8~10g을 물에 달여 하루 3번에 나누어 먹거나 또는 달인 약물로 자주 양치한다.

【생당쑥】 아주 잘게 썬 데다 75% 알콜과 박하뇌를 적은 양 넣고 종이에 담배처럼 말아서 담배 피우듯이 연기를 들이켜 2분 정도 물고 있다. 염증이 심한 경우에는 하루에 5~7번 한다.

【달걀 노른자위 기름】 아침과 저녁 끼니 뒤에 소금물로 양치하고 달걀 노른자위 기름을 약솜에 묻혀 잇몸에 바른다.

【왕지네(오공), 구운백반】 1:1의 비로 섞어서 보드랍게 가루 내어 하루에 2~3번 정도 잇몸에 바른다.

【붉나무벌레집(오배자)】 진하게 달여 졸인 것을 한번에 20분 정도씩 입 안에 물고 있다가 뱉기를 하루에 3~4번 한다.

【소열】 50g에 물 50ml을 넣고 걸쭉해질 정도로 끓여서 잇몸에 바른다. 15~20일 동안 잇몸에 바르면 입 안에서 역한 냄새가 나던 것과 잇몸 사이에 고름이 나오는 것을 잘 낫게 한다.

【대황, 박하기름】 대황 8~10g에 물 200ml를 넣고 30분 달여서 찌꺼기를 짜버리고 적당한 양의 박하기름을 넣어 물약을 만들어서 하루 2번(아침,

승마

저녁)1~2분씩 입 안에 물고 있다가 뱉아버린다.

【팥꽃나무꽃(원화)】 6g을 물 500ml에 달여 150ml되게 졸인 것을 한번에 15ml씩 하루 3번 끼니 뒤에 입에 물고 1분 정도씩 있다가 뱉아버린다.

【범싱아】 잘게 썬 것 100g에 물 1l를 붓고 절반 양으로 졸인 것으로 하루 3번 양치한다.

치질이 생겼을 때

항문의 안팎둘레에 작은 군살이 나오는 것이다. 맵고 자극성이 있는 음식과 술을 지나치게 많이 먹거나 오래 앉아 있거나 서 있는 것이 원인이 된다.

치료하는 방법과 약초

【오배자, 백반】 각각 같은 양을 가루 내어 물로 반죽해서 알약을 만들어 한번에 2g씩 하루 3번 끼니 전에 먹는다.

【뽕나무버섯, 흰쌀】 뽕나무버섯 80g, 흰쌀 400g으로 죽을 쑤어 여러 번 빈속에 먹는다.

【담뱃잎】 깨끗이 씻어서 잘게 썰어 우림통에 넣고 5배 양의 물을 넣어 진공증류기에서 2시간 동안 덥혀 우려낸다. 우린 액을 식힌 다음 거르고 그 찌꺼기에 다시 물을 넣고 우리는 방법으로 3번 거듭한다. 이렇게 우린 액을 한데 합하고 졸여 엑스를 얻는다. 물엑스의 자극작용을 피하기 위하여 와셀린, 2% 노보카인을 섞는다.

【오배자, 약쑥(애엽)】 각각 같은 양으로 섞어 종이에 담배처럼 말아 태우면서 치핵이 있는 곳에 연기를 쏘인다.

【홰나무】 30~40g을 물에 달여 하루 3번에 갈라 끼니 뒤에 먹는다.

【살구씨(행인)】 짓찧어서 부은 곳에 붙인다.

【게장, 꿀】 2:1의 비율로 섞어 하루 1~2번씩 치질에 바른다.

【달걀기름】 달걀노른자위에서 낸 기름에 보드랍게 가루낸 유황을 개어서 바른다.

【독사뱀】 독사뱀을 태우면서 연기를 치핵에 쏘이는데 화로 위에 양철로 꼬깔을 만들

어 씌우고 뱀을 태워 연기가 이 꼬깔 구멍을 통해 나오게 하고 쏘이는 것이 좋다.

【조개】 따뜻하게 덥힌 조개 삶은 물로 자주 국소를 씻는다.

【복숭아나무진】 복숭아나무가지의 껍질을 칼로 벗겨두면 진이 나와서 굳어진다. 이 진을 긁어서 불에 태워 재가 된 것을 물에 달여 얼마 동안 그대로 놓아두면 찌꺼기가 가라앉는다. 이 찌꺼기를 걷어 햇볕에 말려 다시 보드랍게 갈고 가루내서 꿀로 반죽하여 콩알 크기의 알약을 만들어 항문 안에 밀어 넣는다.

치통(이쏘기)이 있을 때

치통은 썩은 이빨 구멍에 음식 찌꺼기가 들어가 신경을 자극하거나 잇속이나 이뿌리에 염증이 생겨 쏘기도 한다. 아픔은 주로 밤에 더하며 쏘기 시작하면 잠을 자지 못하게 아프다.

치료하는 방법과 약초

【알로에(노회)】 물로 깨끗이 씻은 다음 벌레 먹은 이빨 구멍에 맞게 뜯어내어 쏘는 이빨 구멍에 넣고 물고 있는다.

【족두리풀뿌리(세신), 구릿대(백지)】 각각 8g을 물에 달여 하루에 3~4번 입가심한다.

【조피나무열매(산초), 말벌집(노봉방)】 각각 같은 양을 가루 내어 한번에 8g씩 소금 한 숟가락을 넣고 물에 달여 하루 5~6번 입가심한다.

【박하기름】 박하기름을 성냥개비에 묻혀 삭은니의 구멍(벌레 먹은 구멍) 안에 넣어 주거나 쏘는 이빨에 떨군다.

【두꺼비(섬소)】 말린 것을 보드랍게 가루 내어 삭은니의 구멍에 넣었다가 뱉어 버린다. 삼키면 안 된다.

【말벌집(노봉방)】 말벌집 구멍에 소금을 채워 넣고 약한 불에 노랗게 구워서 보드랍게 가루낸 것을 삭은니 구멍에 채워 넣거나 잇몸에 바른다.

【붉나무벌레집(오배자)】 약한 불에 말려 보드랍게 가루낸 것을 삭은니 구멍에 채워 넣는다.

【소금】 보드랍게 간 소금으로 쏘는 이를 자주 문지르거나 2g을 끓는 물에 녹여 하루

에 5~6번 양치를 해도 좋다.

【용뇌, 붕사】 같은 양을 보드랍게 가루 내어 하루 3~4번 잇몸에 바른다.

【해당화뿌리】 잘게 썰어 5~6시간 동안 우린 물을 한번 에 10~20ml씩 하루 3번 먹는다.

【능쟁이(명아주)】 말려 태운 재 50g에 증류수 300ml를 넣고 90℃의 온도에서 전체 양이 100ml 될 때까지 끓 여서 하룻밤 두었다가 여과한 것을 작은 솜뭉치에 묻혀 썩 은 이 구멍에 넣는다.

산초

【백질려, 소금】 백질려가루 8g과 소금 한 숟가락을 함께 물에 달여 덥혀서 양치한다.

【조피열매(산초)】 5g을 식초에 달여 양치하고 뱉어 버린다.(열로 아픈 데는 쓰지 않는 다)

【백양나무껍질】 20g을 식초에 달여 양치하고 뱉어 버린다.

【살구씨(행인), 소금】 살구씨 100개, 소금 4g을 물에 달여 양치한다.

【너삼(고삼)】 달인 물로 자주 양치한다.

【이스라치나무뿌리껍질】 잘게 썰어 물에 진하게 달여 그 물로 양치하고 식으면 뱉어 버린다.

【살구씨(행인)】 알약을 만들어 삭은이 구멍에 넣는다.

치핵이 있을 때

만성적인 변비, 기침 등으로 아랫배에 힘을 몹시 주는 것 등이 원인으로 되며 특히는 변소에 오래 앉아 항문과 아래에 지나치게 힘을 주는 습관이 주되는 요인으로 된다.

치료하는 방법과 약초

【담뱃잎】 깨끗이 씻어 잘게 썰어 물에 달여 찌꺼기를 짜버리고 다시 걸쭉해질 정도 로 졸인 다음 바셀린(기름)에 섞어 된 물엿 정도로 개어서 치핵결절에 바른다. 7~12

일 동안 바르면 치핵결절이 작아지면서 아픔이 멎는다.

【붉나무벌레집(오배자), 용뇌】 붉나무벌레집 50g, 용뇌 1g을 보드랍게 가루 내어 식초에 개어서 치핵이 나온 데 바른다. 그러면 아픔이 잘 멎고 부은 것이 가라앉는다.

【깜또라지】 태운 재를 참깨기름 또는 들기름에 개어 치핵에 바른다.

【붉나무벌레집(오배자), 백반】 각각 같은 양을 가루 내어 물로 개서 알약을 만들어 한번에 2g씩 하루 3번 미음으로 끼니 전에 먹는다.

【대추】 껍질을 벗긴 대추살을 잘 짓이겨 대추알에 발라서 항문 안에 하루 한 번씩 넣는다.

【뽕나무버섯, 입쌀】 뽕나무버섯 30g, 입쌀 400g으로 죽을 쑤어서 하루 3번에 나누어 끼니 사이에 먹는다.

코 폴리프(비용종)일 때

코 안에 군살이 살아나 코가 메는 병이다. 한 개 또는 여러 개 생기며 주위 조직의 압박에 의하여 모양이 여러 가지이다. 빛은 회백색 또는 연한 붉은색이며 광택이 있고 유연하다. 뿌리가 있으며 유동성이 있다.

치료하는 방법과 약초

【쌀기름】 쌀기름을 성냥개비 끝에 감은 약솜에 묻혀서 코 군살 부위에 하루 3번 정도 바른다.

【백반】 보드랍게 가루낸 것을 돼지기름에 개어 솜에 묻혀 코 안에 넣는다.

【참외꼭지(과체)】 보드랍게 가루 내어 솜에 묻혀 군살에 바르거나 가루를 하루에 2번 정도 코 안에 불어 넣는다.

【지렁이(구인), 주염나무열매(조협)】 목에 흰띠가 있는 지렁이 한 마리, 주염나무 열매 한 개를 질그릇에 넣고 태워서 가루 내어 그대로 또는 꿀에 개어 코에 난 군살에 바른다.

코막힘(비색)이 있을 때

코막힘은 주로 세균이나 바이러스가 직접 코점막에 침입했을 때나 기후의 변화, 화학물질의 센 자극 등이 원인으로 되며 급성 비염 때 자주 되풀이 되면서 만성으로 된 만성 비염 그리고 축농증, 비후성 비염, 감기 등 때에 온다.

치료하는 방법과 약초

【무(내복근)】 맵지 않은 무를 강판에 갈아서 천으로 즙을 짠다. 성냥개비 끝에 약솜을 감아 짜낸 무즙에 적셔 콧구멍 안에 넣고 이곳저곳에 잘 바른다. 위쪽의 깊은 곳에 넣으면 재채기가 나므로 주의해야 한다. 이렇게 하면 좀 쓰린 감은 있으나 곧 코가 뚫린다.

【도꼬마리열매(창이자), 인동덩굴꽃(금은화), 꼭두서니(천초)】 도꼬마리열매, 인동덩굴꽃 각각 12g, 꼭두서니 10g을 물에 달여 하루 3번에 나누어 먹는다.

【대추, 감초】 대추 15g을 감초 2g과 함께 달여서 한번에 먹으면 막힌 코가 잘 뚫린다.

【참깨기름】 끓여 두고 코 안에 2~3방울씩 넣는다. 양을 점차적으로 늘려 5~6 방울씩 하루 2~3번 넣는 것이 좋다.

【수세미오이】 줄기 10~15g을 물에 진하게 달여 한번에 먹든가 약한 불에 볶아서 보드랍게 가루 내어 코에 불어 넣어도 좋다.

코피가 날 때

코피는 코 안을 무엇으로 쑤시거나 찔렀을 때, 공기가 건조할 때, 높은 산에 올라갔을 때에 코피가 갑자기 나올 수도 있고, 피가 나오기 전에 머리가 띵해지면서 코피가 나오기도 한다. 코피가 적은 양이 나오는 것 같지만 계속 나오면 건강에 나쁘기 때문에 곧 멈추는 것이 중요하다.

치료하는 방법과 약초

【부들꽃가루(포황)】 부들꽃가루를 약간 거무스름하게 볶아서 한번에 4~5g씩 하루 3번 먹는다.

【띠뿌리(모근)】 20~30g을 물에 달여서 하루에 3번 나누어 먹는다.

【고추나물】 줄기와 잎 40~80g을 물에 달여 하루 3번에 나누어 먹는다.

【삼칠, 백급】 삼칠 20g, 백급 30g에 물 1l를 넣고 달여서 하루 3번에 나누어 먹는다.

【부추】 즙을 내어 한번에 20~30ml씩 하루 2~3번 끼니 사이에 차게 하여 먹는다.

【길짱구(차전초)】 길짱구 풀과 뿌리를 짓찧어 짜낸 즙을 한번에 30~50ml씩 하루 2~3번 끼니 사이에 먹는다.

【연꽃열매】 10~20g을 물에 달여 하루 3번 나누어 먹는다. 또는 신선한 뿌리 (30~60g)를 즙을 내어 소주잔 한잔정도를 하루 3번에 나누어 먹는다. 마른 것을 쓸 때에는 9~15g을 물에 달여 하루 3번에 나누어 먹는다.

【가는기린초】 풀 12~20g(신선한 것은 80~120g)을 물에 달여 하루 3번에 나누어 먹는다.

【무즙】 콧속에 무즙을 넣는다. 맵지 않은 무를 골라 흐르는 물에 깨끗이 씻은 다음 푸른 부분은 잘라내고 흰 부분만을 강판에 곱게 간다. 이 무즙에 둥글 게 만 탈지면을 적셔서 콧속에 넣어 주면 코피가 서서히 멎는다.

【마늘】 짓찧은 마늘로 발바닥을 찜질한다.

【쑥】 새쑥을 비벼서 콧속을 막거나 쑥 달인 물을 마신다. 하루에 3g씩 물 3컵을 붓고 달여 물이 반으로 줄면 따뜻할 때 조금씩 마신다.

【종려나무껍질】 종려나무껍질을 타지 않을 정도로 프라이팬에 검게 구워서 분마기에 가루를 낸 다음 콧속에 조금씩 넣으면 코피가 멎는다.

【회화나무꽃이나 열매】 두가지를 말렸다가 코피가 날 때 10g 정도를 물 3컵을 붓고 하루 3회로 나누어 마셔도 좋은 효과가 있다.

【참기름】 갑자기 피가 솟구칠 때 참기름 한숟가락을 먹으면 즉시 코피가 멎는다.

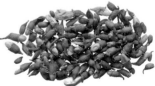

회화나무

타박상을 입었을 때

 타박을 당했을 때에는 핏줄이 터져 피하조직이 퍼렇게 되거나 부어오르는 정도이며 심하게 타박을 당했을 때는 창상과 골절, 내출혈 등 여러 가지 증상들이 함께 나타난다.

치료하는 방법과 약초

【골무꽃】 풀 말린 것 8~12g을 물에 달여 하루 3번에 나누어 먹는다. 타박상, 토혈 때에 신선한 풀 40g을 짓찧어 즙을 내어 술에 타서 하루 3번에 나누어 먹는다.

【황경피나무껍질(황백피)】 황경피나무껍질을 태워서 밀가루와 식초를 넣고 반죽한 것을 천이나 기름종이에 발라서 다친 곳에 붙인다. 약 10일 동안 붙이면 어혈이 없어지고 아픔도 완전히 멎는다.

【생감자】 짓찧어 천이나 기름종이에 두텁게 발라서 타박당한 곳에 붙인다. 어혈이 지고 부은 것이 곧 가라앉는다.

【고추, 돼지기름(저지)】 고추를 보드랍게 가루 내어 끓여서 녹인 돼지기름에 1:5의 비로 섞어서 갠 다음 다친 곳에 바르고 기름종이로 덮고 붕대를 감아준다. 매일 또는 하루건너 한번씩 바꾸어 바른다.

【꽃대】 6~10g을 물 200ml에 달여서 하루 3번에 나누어 먹는다.

【큰각씨취】 풀 12~20g을 물에 달여 하루 3번에 나누어 먹는다.

【범싱아뿌리(호장근)】 뿌리를 보드랍게 가루 내어 한번에 5g씩 하루 3번 술에 타서 먹거나 한번에 100g씩 물에 달여서 하루 3번에 나누어 끼니 전에 먹는다.

【파】 파뿌리를 짓찧어 다친 곳에 붙인다. 파와 마늘을 같이 짓찧어 붙여도 좋다.

【달걀】 생달걀을 따스하게 하여 타박으로 어혈이 생긴 곳에 문지르면 부은 것이 곧 가라앉는다.

【백양나무껍질】 60~90g을 물 500ml에 우려서 한번에 50ml씩 하루 3번 먹는다.

【치자】 짓찧은 데다 따뜻한 술을 넣고 개어서 약천에 펴고 그것을 다친 자리에 2일에 한번씩 갈아붙인다.

【절국대】 보드랍게 가루 내어 한번에 3~6g을 술에 타서 하루 한번씩 3~4일 동안 먹는다.

【부들꽃가루(포황)】 한번에 5~8g씩 더운 물에 타서 하루 3번 먹는다.

【겨자, 생강】 짓찧어 좀 따뜻하게 하여 상처에 붙인다.

【파밑(총백), 설탕가루】 같은 양을 짓찧어 상처에 붙인다.

【봉선화】 뿌리째 짓찧어 붙이되 마르면 바꿔 붙인다.

【대황, 생강즙】 대황을 가루 내어 생강즙에 개어 상처에 붙인다.

【속단】 8g을 물에 달여서 약물을 먹고 찌꺼기는 짓찧어 상처에 붙인다.

【감자】 생감자를 짓찧어서 다친 자리에 붙인다.

【된장】 된장을 1cm두께로 다친 자리에 바르고 싸맨다. 특히 다친 이후 피부 아래에 피가 고여 심하게 부어오를 때 효과가 있다.

【파】 짓찧어서 붙인다.

【황철나무껍질】 잘게 썰어 엿을 고아 다친 자리에 붙인다.

【치자, 밀가루】 가루낸 치자 15~50g, 쉰 밀가루 반죽한 것 50g에 술을 조금 넣고 한데 섞어 다시 반죽해서 부은 곳에 붙인다. 하루에 한번씩 갈아붙인다.

【솔잎재】 솔잎 태운 재를 덥게 하여 아픈 데 대고 찜질한다.

【복숭아나무진, 치자, 복숭아씨(도인)】 각각 같은 양을 보드랍게 가루 내어 술 또는 물에 개어서 다친 데 붙인다.

탈모증일 때

탈모증은 흔히 머리카락이 빠지는 경우가 많으나 때로는 눈썹, 겨드랑이, 외음부의 털이 갑자기 빠지는 때도 있다. 심한 경우에는 한두 곳인 것이 아니라 머리카락이 몽땅 빠지는 수도 있다. 원형탈모증은 아무런 증상도 없이 자기도 모르게 갑자기 머리카락이 둥글게 빠지는데 다른 사람들이 발견하는 때가 많다.

치료하는 방법과 약초

【마늘(대산)】 짓찧어 천에 싸서 머리카락이 빠진 곳에 대고 하루에 2~3번씩 문지른다. 10~20일 정도 치료하면 머리카락이 나오기 시작한다.

【측백나무 잎】 25~30g을 잘게 썰어 60% 알콜 100ml에 7일 동안 담가 둔 다음 밭아서 약솜에 적셔 머리카락이 빠진 곳에 하루 2~3번 문지르면서 바른다. 털이 나오기

시작하면 문지르지 말고 바르기만 한다.

【측백잎(측백엽), 당귀】 측백잎, 당귀를 2:1 비로 섞어 보드랍게 가루 내어 쌀풀이나 밀가루풀로 반죽하여 한 알의 질량이 0.5g 되게 알약을 만든다. 한번에 6~8알씩 하루 두 번 술에 타서 먹는다.

【끼무릇(반하)】 신선한 것을 짓찧어 즙을 내어 하루에 두 번 국소에 바른다.

【우엉뿌리 기름】 기름을 머리카락이 빠지는 곳에 하루 한 번씩 문지르면서 바른다.

【참깨】 생으로 기름을 내어 빈대머리에 바른다.

【곰의 기름】 백독창으로 머리카락이 빠진 데 바른다.

【할미꽃의 잎이나 뿌리, 박새풀의 잎이나 뿌리】 1:1로 섞어서 짓찧어 그 물을 진하게 물에 풀어 매일 머리를 씻는다.

【철쭉뿌리】 진하게 달여 매일 머리를 감는다.

우엉

탈항일 때

항문 부위가 뻐근하고 무직하면서 아프며 쉽게 헐고 피가 난다. 처음에는 항문점막이 대변을 볼 때에만 빠져나왔다가 절로 들어가는데 이때를 제1기라고 하며, 차츰 더 진행되어 손으로 밀어 넣어야만 들어가는 때를 제2기, 심하여 배에 약간의 힘을 주거나 일어서기만 해도 나오는데 이때를 제3기라고 한다.

치료하는 방법과 약초

【붉나무벌레집(오배자), 뱀도랏열매, 백반】 붉나무벌레집, 뱀도랏열매 각각 12g을 백반 10g과 함께 물에 달이면서 김을 쏘이고 그 달인 물로 항문을 씻는다.

【독말풀(만타라잎), 망초】 독말풀꽃 10g에 물 20ml를 넣고 3~6번 정도 끓어오르게 달이다가 망초를 조금 넣고 다시 끓여 그 물로 항문을 여러 번 씻는다.

【뱀도랏열매(사상자), 감초】 각각 40g을 불에 볶아 보드랍게 가루 내어 한번에 먹는다. 또한 가루를 항문에 바르기도 한다.

【맨드라미씨, 방풍】 각각 같은 양을 보드랍게 가루 내어 한번에 5g씩 하루 한번 끼니 뒤에 먹는다.

【개구리밥풀(부평초)】 보드랍게 가루 내어 항문을 깨끗이 씻고 뿌려준다.

【자라머리】 구워서 가루 내어 한번에 4g씩 하루 2번 미음에 타서 끼니 사이에 먹는다. 또 가루를 기름에 개어 항문에 넣어 주든가 바른다.

【무궁화나무】 껍질 또는 잎을 달이면서 김을 항문에 쏘이고 달인 물로 자주 씻는다. 그리고 백반가루나 붉나무벌레집을 가루 내어 바른다.

【오배자, 백반】 오배자 12g을 백한 한 덩어리와 함께 물에 달여 김을 쏘이면서 씻는다. 또는 가루 내어 항문에 뿌린다.

태독일 때

초기에는 홍반, 구진, 미란, 삼출액이 생기며 점차 딱지가 앉는다. 태독은 처음에 양볼, 귀주변, 앞머리 등에 나타난다. 뺨의 피부가 거칠어지고 붉어지며 점차 미란이 형성되었다가 태독화 되는 경향도 있다.

치료하는 방법과 약초

【메밀, 인동덩굴꽃(금은화)】 각각 같은 양을 잘게 썰어서 600ml의 물을 넣고 30분 동안 달인다. 뜨거울 때 짜서 차 대신 마신다. 태독으로 몸이 가렵고 계절이 바뀌는 시기에 부스럼이 잘 생기는 아이에게 2~3달 동안 계속 쓰면 효과가 있다.

【향오동나무 가루, 바셀린】 향오동나무가루 20g, 바셀린 80g을 섞어 연고를 만들어 바른다.

【뱀도랏열매(사상자), 너삼(고삼)】 각각 같은 양을 달이면서 그 증기를 태독이 생긴 곳에 쏘여 준다.

【도꼬마리열매(창이자), 댑싸리씨(지부자)】 각각 같은 양을 물에 달이면서 그 증기를 태

독이 생긴 곳에 쏘여 준다.

【삼칠】 가루 내어 참기름에 개어 고약처럼 만들어 하루에 2번 태독이 생긴 곳에 바른다.

【돼지간】 돼지생간을 썰어서 1~2일 동안 태독이 생긴 곳에 붙여두는데 2~3번 한다. 돼지고기를 불에 태워 가루 내어 바르기도 한다.

【호박】 호박속을 태독이 생긴 곳에 붙여주면 좋다. 호박덩굴 달인 물로 태독이 생긴 곳을 씻어주어도 좋다.

【저담즙】 저담즙을 하루 2번씩 태독이 생긴 곳에 바르면 좋다.

【밤】 밤송이 채로 물에 달여서 태독이 생긴 곳을 씻어주면 낫는다.

【떡갈나무】 달인 물로 태독이 생긴 곳을 씻어주면 좋다.

토혈이 있을 때

토혈은 위궤양이나 염증, 암 등에 의하여 위나 식도의 핏줄이 터지기 때문에 생긴다. 위에서 출혈되어 토혈을 할 때는 검붉은 피가 밥찌꺼기, 핏덩어리와 같이 나오고 식도에서 출혈되어 토혈할 때는 벌건 피만이 나온다.

치료하는 방법과 약초

【엉겅퀴】 신선한 것 40g에 물 500ml를 붓고 절반이 되게 달여 하루 3번에 나누어 먹는다. 짓찧어낸 즙을 먹어도 효과가 있다.

【토삼칠】 보드랍게 가루 내어 한번에 1~2g씩 하루 3번 먹는다.

【측백잎(측백엽)】 신선한 것 50g을 짓찧어 물에 달여 하루 3~4번에 나누어 먹는다. 또는 약한 불에 볶은 것 15~20g을 물에 달여 하루 2~3번에 나누어 먹는다.

【짚신나물(용아초)】 10g을 물 200ml에 달여 하루 3번에 나누어 먹는다. 또한 짚신나물 30g을 물에 달여 생지황 30g을 짓찧어 짜낸 즙과 함께 먹는다.

【대암풀뿌리】 잘게 썬 것 10~15g을 물 200ml에 달여 풀이나 설탕을 달달한 정도로 타서 하루 2~3번에 나누어 먹는다. 또는 보드랍게 가루 내어 한번에 1~2g씩 하루

3번 먹는다.

【기린초】 신선한 풀 80~120g을 물에 달여 하루 3번에 나누어 먹는다. 또는 즙을 내어 하루 3번에 나누어 먹어도 된다.

【꼭두서니】 하루 6~10g을 물에 달여 3번에 나누어 먹는다.

【부들꽃가루(포항)】 10~12g을 물에 달여 하루 3번에 나누어 먹는다.

【조뱅이(소계)】 6~12g을 물 200ml에 달여서 하루 3번에 나누어 먹는다.

【냉이, 짚신나물(용아초)】 각각 12g을 달여 하루 3번에 나누어 먹는다.

트라코마(가시눈)일 때

트라코마바이러스에 걸리면 일반적으로 눈이 깔깔하고 가려우며 눈부심이 있고 눈물이 난다. 그러나 만성인 경우는 자각증상이 없을 때가 많다. 앓는 기간이 오래며 증상이 자주 더했다 덜했다 한다.

치료하는 방법과 약초

【돼지열물(제담즙)】 신선한 것 1g을 생리적 소금물 100ml에 풀어서 병에 넣고 마개를 막아 30분~1시간 동안 증기가마 안에 넣고 소독한다. 이것을 한번에 한 방울씩 하루 2~3번 눈에 넣는다.

【가물치(여어)쓸개】 말려 보드랍게 간 것을 눈에 넣는다.

【곰열(웅담)】 증류수 또는 생리적 소금물에 0.1% 되게 풀어서 한번에 1~2방울씩 눈에 넣는다.

【살구씨(행인)】 짓찧어서 즙을 내어두고 자주 눈에 넣는다.

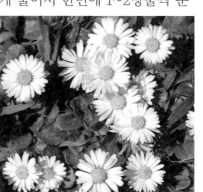

【뽕잎(상엽), 단국화(감국)】 각각 20g을 물에 달이면서 그 김을 쏘이고 그 물로 눈을 씻는다.

【오징어뼈(오적골)】 뽀족하게 깎아 멸균한 것으로 트라코마 과립을 터뜨리고 분비물을 깨끗이 씻어

낸 다음 0.2% 마늘디카인액(마늘즙 2ml에 0.2% 디카인액 100ml을 섞어서 거른 것을 하루 2번씩 염증이 없어질 때까지 눈에 넣는다.

【차돌】 불에 달구어 수건에 싸서 눈두덩을 찜질한다.

【길짱구(차전초)】 깨끗이 씻은 줄기 또는 잎에 설탕가루 한 숟가락을 넣고 물 1ℓ에 끓인 다음 찌꺼기를 짜버린 약물에 약솜을 적셔 눈을 자주 씻는다.

트리코모나스성 질염일 때

트리코모나스질염 때에는 질염 소견이 있으며 이슬이 많이 흐르고 질에 작열감, 아픔 및 가려움이 있고 질벽은 벌겋게 부어 있으면서 이슬에서는 역한 냄새가 나고 거품이 섞이는 것이 특징이다. 외음부는 몹시 가렵고 아랫배에 무직한 감이 있으며 때로는 오줌이 잦고 오줌을 눌때 아프다.

치료하는 방법과 약초

【흰맨드라미꽃(백계관화)】 꽃을 말려 가루낸 것 8g을 더운 술에 타서 한번에 먹는다.

【황경피나무껍질(황백피), 흰삽주(백출), 아마존】 황경피나무껍질을 약간 구운 것 50g, 아마존 10g, 흰삽주 40g을 보드랍게 가루 내어 한번에 8g씩 하루 3번 끼니 전에 먹는다.

【뱀도랏열매(사상자), 대황】 각각 같은 양을 보드랍게 가루 내어 질벽에 뿌려주거나 솜뭉치에 묻혀 질강 안에 넣는다. 그리고 뱀도랏열매 10g와 백반 6g을 보드랍게 가루 내어 섞어 질벽에 뿌려준다. 또한 뱀도랏열매와 인동덩굴꽃을 각각 10g씩 섞어 달인 물로 음부와 질 안을 하루 한번씩 씻어준다.

【구담】 말려 가루낸 것을 질 안에 하루건너 한번씩 넣어준다. 또한 깨끗한 구담을 약솜에 묻혀서 질강 안에 하루 한번씩 넣어주어도 좋다.

【마늘】 마늘즙과 글리세린을 1:20의 비율로 섞어 잘 개어서 약솜에 묻혀 질 안에 넣어둔다. 이것을 4시간 동안 넣어두면 트리코모나스 벌레가 죽는다. 이렇게 3~5번 치료하면 국소중세가 뚜렷하게 나아진다.

【뱀도랏열매(사상자)】 50~60g에 물 1l를 넣고 약 30분 동안 끓여서 찌꺼기를 짜버린 다음 그 물로 질부를 자주 씻는다.

【황백, 갖풀(아교)】 각각 같은 양으로 보드랍게 가루낸 것을 글리세린에 반죽하여 밤 알만 하게 알약을 만들어 잘 때 질 안에 하나씩 밀어 넣는다. 3번 정도 하면 낫는다.

【쇠비름(마치현), 구담】 쇠비름 짓찧은 즙 30~50ml를 달걀 흰자위와 함께 하루 3번 15~20일 동안 먹는다. 그리고 구담을 약 솜뭉치에 묻혀서 질 안에 넣는다.

【구담, 백반】 구담즙과 구운 백반을 2:1의 비로 섞어 굳어진 것을 보드랍게 가루낸 다. 여기에 와셀린을 섞어 만든 무른고약을 솜뭉치에 묻혀서 질 안에 넣는다.

【앵두나무잎】 신선한 것 50g을 뜯어 물에 달여서 따뜻하게 덥힌다. 이것을 약솜에 적 셔 음부를 씻는다. 질염에 쓴다.

【백부, 알코올】 백부 60g을 50% 알코올 1l에 10일 동안 담가 두었다가 거른 다음 증 류수를 넣어 3%의 백부알코올 엑기스를 만든다. 여기에 약솜을 담가 적셔서 하루 3 번씩 질 안에 넣는다.

【백선피, 댑사리씨(지부자), 뱀도랏열매(사상자)】 백선피, 댑싸리씨 각각 100g, 뱀도랏열 매 50g을 물 1.5l에 넣고 1l가 되게 달인 것으로 질 안을 씻는다.

【가중나무껍질(저근백피)】 잘게 썬 것 10~20g을 물 1l에 달여서 질 안을 자주 씻는다.

【고련피】 잘게 썬 것 50g을 물 3l에 넣고 달인 것으로 질 안을 씻는다.

【저담, 석류피】 2:1의 비율로 섞어 보드랍게 가루 내어 식물성 기름에 갠 것을 미란 부위에 하루 한번씩 바른다.

【저담, 백반】 먼저 백반 100g을 불에 구워 물기를 없앤 다음 보드랍게 가루 내어 저 담즙 100g에 풀처럼 되게 갠다. 이것을 60℃에서 말렸다가 보드랍게 가루낸 다음 약솜에 묻혀서 질 안에 밀어 넣는다. 3일 또는 7일에 한번씩 한다. 향나무 잘게 썰어서 물 2l를 넣고 약 30분 동안 끓여 찌꺼기를 짜버린 다음 그 물로 질부를 씻는다.

【단국화】 단국화를 물에 달여 찌꺼기를 짜버리고 다시 걸쭉해질 정도로 졸인다. 여 기에 담가 적신 약솜뭉치를 질 안에 밀어 넣는다.

【할미꽃뿌리(백두옹)】 잘게 썰어 물에 달여서 찌꺼기를 짜버리고 다시 걸쭉해질 정도 로 졸인 것을 소독된 약솜에 묻혀 질강 안에 하루 한 번씩 바꾸어 넣어준다. 10일 동

안 이렇게 한다.

【살구씨(행인)】 볶아서 보드랍게 가루낸 것을 풀처럼 되게 개어서 약솜뭉치에 묻혀 질강 안에 24시간 동안 넣어 두었다가 뺀다. 뽕잎 달인 물로 외음부와 질강을 씻고 넣어 두는 것도 좋다.

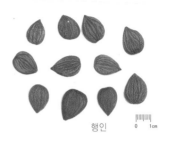

행인
||||||||||
0   1cm

특발성괴저(피가 돌지 않아 생기는 병)일 때

처음에는 발끝이 차고 저리며 피부색깔이 변하고 아프다. 걸으면 아픔이 더 심해지면서 살갗이 거칠어지고 발톱이 오그라들며 다리가 가늘어진다. 발가락이 헐면서 붓고 몹시 아프다. 이 아픔으로 하여 잠을 못 자고 아픈 부위를 쥐어뜯는다.

치료하는 방법과 약초

【감초】 보드랍게 가루 내어 콩기름이나 옥쌀기름에 개어서 상처가 생기기 전에 바르면 좋다.

【말벌집, 뱀허물】 각각 같은 양을 약한 불에 볶아서 보드랍게 가루 내어 한번에 3~4g씩 하루 3번 끼니 전에 먹는다.

【왕지네】 7마리를 식물성 기름 50ml에 넣고 끓여서 찌꺼기는 짜버리고 약천으로 밭은 다음 독버섯 가루낸 것을 한줌 섞어 넣고 고약처럼 되게 개어서 상처에 바른다.

【단삼】 100g을 잘게 썰어 55% 알코올 또는 술에 15일 이상 담가 두었다가 우림액을 짜낸다. 이것을 한번에 20~30ml씩 하루 3번 먹는다.

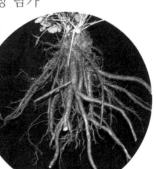

단삼

티눈이 생겼을 때

티눈은 굳은살과 비슷하나 굳은살은 피부면에 두드러져 나오나 티눈은 피부의 안쪽으로 향하여 자란다. 때문에 무엇에 닿거나 손으로 누르면 몹시 아프다. 특히 발바닥이나 발가락에 티눈이 있으면 걸을 때마다 닿거나 눌리면서 매우 고통스럽다.

치료하는 방법과 약초

【잣(해송자)】10알 정도 껍질을 까서 속알맹이를 짓찧어 티눈 부위를 약간 긁은 다음 붙이고 숟가락 끝을 달구어 피부가 데지 않을 정도로 하루 3번씩 지져준다.

【대추】한 알의 대추가 다 잦아먹을 정도로 물을 넣고 2~3시간 충분히 불린다. 절반되게 쪼개서 씨는 뽑아버리고 다시 더운물에 불린다. 이것을 피가 나오지 않을 정도로 면도칼로 벤 티눈 위에 붙이고 비닐박막으로 싸맨다. 이런 방법으로 3~4번 갈아붙이면 티눈이 없어진다.

【거머리】티눈의 가운데를 좀 파내고 그 위에 거머리를 말려 가루낸 것을 대고 반창고를 붙여둔다. 매일 한 번씩 바꾸어 붙이면 티눈이 절로 빠진다.

【명태아가미 뼈, 밀가루】명태아가미 뼈를 보드랍게 가루 내어 밀가루와 3:1의 비로 섞어서 물에 반죽하여 티눈복판을 피가 약간 날 정도로 파낸 다음 그곳을 중심으로 좀 넓게 붙이고 붕대를 감는다. 약이 마르지 않을 정도로 자주 바꾸어 붙인다. 또는 명태눈알을 티눈 크기만큼 납작하게 만들어 티눈에 붙이고 반창고로 1주일 동안 고정해도 된다.

【닭의 뼈】닭의 뼈를 말려 보드랍게 가루낸 다음 보통 채로 쳐서 가루를 얻는다. 닭의 뼛가루 50g에 설파민연고 10g을 넣고 고루 섞어 고약을 만들어 피가 나오지 않을 정도로 파낸 티눈 위에 티눈 크기만큼 약을 뜯어서 붙이고 반창고로 2일 동안 고정했다가 다시 바꾸어 붙인다.

【너삼씨】티눈을 피가 날 정도로 파내고 그 안에 물에 푹 퍼진 너삼씨 한 알을 넣고 반창고를 붙인다.

【구기자나무뿌리껍질(지골피), 잇꽃(홍화)】햇볕에 말린 것을 각각 같은 양 보드랍게 가루낸 다음 먼저 티눈을 소독한 바늘 끝으로 파내고 그 자리에 약을 바르고 싸맨다.

【붉나무벌레집(오배자)】말려 보드랍게 가루 내어 송진에 잘 개어 티눈에 붙이고 싸맨다. 이렇게 7~10일 동안 싸매면 잘 낫는다.

파상풍에 걸렸을 때

처음에는 머리가 아프면서 몸살이 난다. 점차 입이 오그라들면서 쓴웃음을 짓는 것과 같은 표정이 나타난다. 그 다음 목과 얼굴, 등, 허리가 오그라들면서 뻣뻣해진다. 더 심하면 숨쉬기에 참가하는 근육들의 경련 때문에 숨쉬기를 힘들어 한다.

치료하는 방법과 약초

【아주까리(피마자)뿌리】 깨끗이 씻은 것 30~50g을 물 200ml에 달여 나누어 먹는다.

【범싱아, 감초】 각각 같은 양을 섞어서 물에 달여 그 물을 여러 번 나누어 마신다.

【뽕나무기름】 굵은 뽕나무가지를 한 발 되게 잘라서 단을 묶고 가운데 부분에 불을 달아 태우면 양끝에서 기름이 나온다. 이것을 받아서 한번에 10ml씩 하루 3번 먹고 땀을 낸다. 갓난아이 경우에는 한번에 1~2m씩 하루 3~4번 여러 날 동안 증상이 없어질 때까지 먹인다.

【삼껍질】 200g을 약간 태워서 가루 내어 4몫으로 나누어 한번에 한 몫씩 물 한잔과 함께 먹고 땀을 낸다. 하루 2~3번 먹는다.

【굼벵이(제공)】 굼벵이 대가리가 아래로 가게 거꾸로 달아매 놓으면 노란물이 흘러내린다. 이것을 받아서 상처에 바른다. 굼벵이를 통째로 짓쪄서 상처에 발라도 된다. 또한 굼벵이 10마리를 약한 불에 말린 다음 보드랍게 가루 내어 한번에 2g씩 술에 타서 먹는다.

【왕지네(오공)】 대가리와 발을 떼버리고 약간 볶아서 보드랍게 가루 내어 한번에 1g씩 따스한 술에 타서 마신다.

【살구씨(행인)】 10개를 짓찧어 상처에 붙인다. 상처에 바람이나 물이 들어가 벌겋게 부어오르면서 파상풍의 전구증세가 있는 데 쓴다.

【달걀, 참기름】 달걀 3알을 참기름 20ml에 넣고 고루 잘 섞은 다음 끓여 식혀서 상처에 붙인다.

【천남성, 방풍】 각각 4g을 보드랍게 가루 내어 물을 약간 친 다음 반죽하여 상처에 붙인다. 하루 2~3번 갈아붙인다.

【뽕나무잿물】 상처를 자주 씻는다.

【천마싹】 잘게 썬 것 8~10g을 물에 달여 하루 2~3번에 갈라 끼니 뒤에 먹는다.

【참대기름, 칡뿌리, 생강즙】 참대기름 20ml, 생칡뿌리즙 10ml, 생강즙 5ml를 한데 섞

어 먹인다.

편도선염일 때

급성 편도염 때에는 목 안이 간지러우면서 뜨끔뜨끔 아프다. 침이나 음식을 넘길 때 더하다. 심해지면 열이 나면서 허리나 팔다리의 뼈마디들이 쑨다. 편도가 심히 곪으면 입을 벌릴 수 없을 정도로 찌르는 듯이 아프며 귀까지 쑨다. 만성 편도염 때에는 일반적으로 증상이 심하지 않으나 자주 도지면서 목 안이 아프고 근질근질하며 입 안에서 냄새가 난다.

치료하는 방법과 약초

【송이버섯】 말려 보드랍게 가루낸 것을 숟가락으로 혀를 누르고 양쪽 편도 부위에 골고루 뿌려준다. 약 30분 지나서 물을 마신다. 편도의 염증을 가라앉히는 작용이 있다. 3~4번 하면 삼킬 때의 아픔이 없어진다.

【으아리(위령선)】 줄기, 잎을 하루 30~60g씩 물에 달여 2~3번에 나누어 끼니 사이에 먹는다.

【주염나무열매(조협)】 하루 15~20g씩 물에 달여 2번에 나누어 끼니 사이에 먹는다.

【봇나무속껍질】 하루 30~40g씩 물에 달여 2번에 나누어 끼니 전에 먹는다.

【족두리풀뿌리(세신)】 15~20g을 보드랍게 가루 내어 꿀물에 개어서 배꼽에 3일 동안 붙여둔다.

【우엉씨(대력자), 감초】 약한 불에 볶은 우엉씨와 생감초 각각 같은 양을 거칠게 가루 내어 한번에 8~10g씩 물에 달여 입에 물고 한참동안 입가심을 하다가 삼킨다.

【인동덩굴꽃(금은화), 감초】 인동덩굴꽃 15g, 감초 3g을 물에 달여 자주 입가심한다.

【달걀, 식초】 달걀 2알을 식초 10ml에 풀어 한번에 먹는다. 그러면 편도의 염증이 가라앉고 아픔

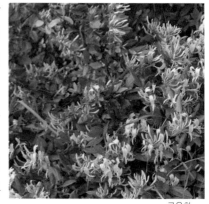

금은화

376

이 없어진다.

【황련, 속썩은풀(황금), 황경피나무껍질(황백)】 보드랍게 가루낸 것 각각 2g을 컵에 넣고 끓는 물을 부어 노랗게 우려낸 물로 하루에 6~10번 입가심을 한다.

【개미취】 뿌리 6~8g을 물 200ml에 달여 하루 3번에 나누어 끼니 뒤에 먹는다.

【다시마(곤포),듬북】 각각 같은 양을 보드랍게 가루 내어 졸인 꿀에 반죽하여 살구 씨 만하게 알약을 만들어 한번에 한 알씩 하루 3~4번 입 안에 넣어 한참 물고 있다가 삼킨다.

【뱀딸기】 신선한 것 250g을 짓찧어 더운 물에 4~6시간 동안 담가두어 우러난 물을 한번에 50ml씩 하루 4번 먹는다. 뱀껍질
불에 누렇게 되도록 닦아서 보드랍게 가루 내어 편도 부위에 뿌려 넣는다.

【백반】 불에 닦아 보드랍게 가루낸 것을 편도 부위에 뿌려준다.

【달걀기름】 달걀 노른자위에서 낸 기름을 편도 부위에 바른다.

【달걀, 설탕가루】 따끈하게 덥힌 설탕물에 달걀 1~2개를 풀어서 마신다.

【범부채】 잘게 썬 것 10~20g을 물에 달여 2번에 갈라 먹는다.

【감초, 도라지】 감초 10g,도라지 20g을 물에 달여 하루 2번에 갈라 빈속에 먹는다.

【민들레(포공영)】 꽃이 필 무렵에 잎과 줄기째로 뜯어 깨끗이 씻어서 절구에 물을 조금 넣고 짓찧어서 즙을 낸다.

편두통이 왔을 때

머리 한쪽이 아픈 병증으로 풍사가 소양경에 침습하거나 간허로 화가 울결되어 생긴다. 아픔은 흔히 관자노리, 머리의 옆모서리, 왼쪽 머리나 오른쪽 머리가 아프다. 혹 두통이 좌우로 옮겨가면서 아프고 눈까지 아프며 메스꺼움과 구토가 겸해 나타나는 때도 있다.

치료하는 방법과 약초
【구릿대(백지)뿌리】 구릿대뿌리 5~8g에 물 150ml를 넣고 달여서 절반이 되면 찌꺼기를 버리고 하루 두 번에 나누어 빈속에 먹는다.

【생무】생무 껍질을 벗기고 잘게 썰어서 즙을 내어 양쪽 코 안에 한두 방울 떨구어 넣으면 잘 낫는다.

【흰국화】흰국화꽃을 말려서 보드랍게 가루 내어 한번에 2~3g씩 하루에 두 번 빈속에 먹는다.

폐결핵일 때

증상은 맥이 없고 식은땀이 나며 입맛이 떨어지고 미열이 나며 기침, 가래, 피가래 등이 나오는 것이다. 숨이 가쁘고 병든 쪽 가슴이 아플 수도 있다. 피검사에서의 특징은 혈침이 빠른 것인데 병세가 진행성일수록 더 빨라진다.

치료하는 방법과 약초

【대암풀뿌리】보드랍게 가루 내어 한번에 2g씩 하루 3번 끼니 뒤에 먹는다. 각혈할 때에는 한번에 10g씩 미음에 타서 먹는다. 이소니찌드와 함께 3달 동안 쓰면 병조가 흡수되고 공동이 줄어들며 결핵균이 나오지 않게 된다.

【백부(백부근), 암탉】알을 낳지 않은 암탉 한 마리를 푹 고아서 뼈를 골라 버리고 그 고기와 국에 가루낸 백부 500g을 넣고 짓찧어 반죽해서 알약을 만들어 햇볕에 잘 말려 하루 8~10g을 3번에 나누어 끼니 뒤에 먹는다.

【은행씨(백과) 식물성 기름】은행씨를 식물성 기름에 담가 100일 동안 어두운 곳에 두었다가 아침, 저녁에 각각 한 알씩 먹는다. 간혹 약 먹는 동안 가슴이 답답하고 열이 나며 게우거나 피부에 붉은 얼룩점이 돋으면 7일 동안 끊었다가 다시 먹는다.

【뽕나무뿌리껍질(상백피)】신선한 것 100g, 마른 것은 12g을 물에 달여 하루 3번에 나누어 식후에 먹는다.

【원추리(훤초)】뿌리 10~15g을 물에 달여 하루 3번에 나누어 끼니 뒤에 먹는다. 또는 원추리 40g, 감초 4g을 물에 달여 하루 3번에 나누어 끼니 전에 먹어도 된다.

【황경피나무껍질(황백피)】 보드랍게 가루낸 것을 3~4g씩 하루 3번 끼니 뒤에 먹는다.

【너삼(고삼), 율무쌀(의이인)】 2:1의 비로 섞어서 보드랍게 가루 내어 한번에 4~6g씩 하루 3번 끼니 뒤에 먹는다.

【대추(대조), 오독도기(낭독)】 오독도기 1kg을 솥에 넣고 그것이 잠길 정도로 물을 부은 다음 그 위에 대추 3kg을 넣은 시루를 올려놓고 2~3시간 동안 끓여서 익힌 다음 대추만을 첫 주에는 30알, 둘째 주에는 45알, 셋째 주에는 60알을 하루 3번에 나누어 먹는다.

【굴조가비(모려)】 볶아서 가루낸 것을 20g씩 물에 달여 하루 2번에 나누어 먹는다.

【들깨엿】 들깨를 볶아서 물엿에 개어 만든 들깨엿을 하루 3번, 한번에 2~3 숟가락씩 끼니 전에 먹는다. 들깨기름을 한번에 10g 정도씩 먹어도 좋다.

【가막사리(낭패초)】 줄기와 잎 8~20g(신선한 것은 40~80g)을 물에 달여 하루 3번에 나누어 먹는다.

【벌풀(봉교), 들기름】 정제한 벌풀 20g을 들기름 또는 간유 80g에 넣고 고루 섞어 한번에 1~2g씩 하루 3번 끼니 전에 먹는다.

【백급】 가루 내어 한번에 2g씩 하루 3번 끼니 뒤에 먹는다.

선인장】 100g으로 즙을 짜서 하루 2~3번에 갈라 식후에 먹는다.

【마늘】 100g을 짓찧어 찌꺼기를 짜버리고 물을 부어 전량이 100ml가 되게 한 것을 한번에 15~20ml씩 하루 2~3번 먹는다.

【쇠비름(마치현)】 3kg에 물을 7배 붓고 2~3시간 달인 다음 찌꺼기를 짜버리고 다시 3l로 줄게 달인다. 한번에 50ml씩 하루 3번 끼니 뒤에 먹는다.

【너삼(고삼)】 가루 내어 졸인꿀로 반죽해서 알약을 만들어 한번에 2~3g씩 하루 3~4번 끼니 뒤에 먹는다.

【꿀풀(하고초), 제비쑥(청호), 자라등딱지(별갑)】 꿀풀 40g을 물에 달여 제비쑥가루 4g, 자라등딱지가루 2g과 함께 3번에 갈라 끼니 뒤에 먹는다. 침윤성 결핵에 쓴다.

【지골피】 보드랍게 가루 내어 한번에 4~5g씩 하루 3번 식후에 먹는다.

【측백잎】 하루 30~50g씩 물에 달여 2~3번에 나누어 먹는다.

【낚시둥글레(황정)】 1킬로g을 잘게 썰어 물에 달인 다음 찌꺼기를 짜버리고 다시 전량이 200ml가 되게 졸여서 한번에 10ml씩 하루 3~4번에 빈속에 먹는다.

【왕지네(오공)】 머리와 발을 떼고 약한 불에 말려 보드랍게 가루내서 한번에 3~5마리씩 하루 2~3번 식후에 먹는다.

【염소쓸개, 꿀】 염소쓸개를 실로 잡아매어 꿀이 들어있는 사발에 담아 솥에 넣고 2시간 동안 끓여서 식후 1시간 만에 꿀과 함께 먹는다.

【부엉이, 뱀장어, 마】 털과 내장을 버린 부엉이를 술에 삶아서 뱀장어 7마리와 함께 박하잎을 깐 시루에 올려놓고 찐다. 이것을 산약(마) 500g과 함께 약한 불에서 말려 가루 내어 한번에 8~10g씩 하루 3번에 빈속에 술로 먹는다.

【환삼덩굴(율초)】 신선한 환삼덩굴의 전초를 하루 40~50g씩 물로 달여서 2~3번에 나누어 먹는다.

【흰쌀, 지골피】 각각 20g을 물에 달여 하루 3~4번에 나누어 먹는다.

폐기종(폐의 확장으로 인한 호흡곤란)일 때

폐포가 확대되어 폐가 지속적으로 확장하고 있는 상태를 말한다. 만성 기관지 카타르 천식 등에 의하여 일어나며 호흡이 곤란해진다.

치료하는 방법과 약초

【당삼, 황기, 숙지, 상백피 등】 당삼, 황기 각각 15g, 숙지, 오미자, 자완, 상백피 각각 10g을 물로 달여서 하루에 2번 먹는다.

【마황, 행인, 오미자】 마황 15g, 행인 30g, 오미자 15g, 감초 10g, 전갈 5g을 가루 내어 6번에 나누어 하루에 3번 먹는다.

【오미자, 달걀】 오미자를 물에 담갔다가 거기에 적당한 양의 생달걀을 7일간 담가둔다. 그러면 달걀 껍데기가 연하게 된다. 그 물을 먹고 닭걀을 삶아서 아침저녁으로 각 끼 하나씩 먹는다.

【인삼, 복령, 지모 등】 인삼, 복령, 지모, 천패모, 상

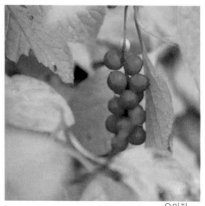
오미자

백피 각각 60g, 행인, 구감초 각각 150g, 합개 한쌍(두족을 제거하고 노랗게 닦은 것)을 가루 내어 한번에 3g씩 하루에 3번 먹는다.

폐농양(폐에 고름집이 생긴 것)일 때

처음에는 오슬오슬 춥고 떨리면서 감기처럼 앓다가 점차 높은 열이 나며 맥이 없고 가슴이 아프면서 기침, 가래가 많아진다. 가래에서는 몹시 역한 냄새가 난다. 가래가 많이 나오면 열이 내리고 차츰 좋아진다.

치료하는 방법과 약초

【인동덩굴꽃(금은화), 개나리열매】 각각 15g씩 물에 달여 하루 2~3번에 나누어 끼니 뒤에 먹는다.

【꽃다지씨(정력자), 대추】 각각 10g을 물에 달여서 하루 3번에 나누어 끼니 뒤에 먹는다.

【율무쌀(의이인)】 보드랍게 가루낸 것 50g으로 죽을 쑤어 먹는다.

【아카시아나무 씨】 보드랍게 가루 내어 한번에 0.3g씩 하루 한 번 더운물에 타서 빈속에 먹는다.

【삼칠】 뿌리를 보드랍게 가루 내어 한번에 2~3g씩 하루 3번 끼니 뒤에 먹는다.

폐암일 때

폐에 생긴 암종은 흔히 목, 겨드랑이, 배 안의 임파절로 퍼진다. 조기증상으로 중요한 것은 기침이 나고 피가래가 나오며 가슴이 아프고 숨이 가쁜 것이다. 말기에는 이상과 같은 증상이 더 심해지면서 얼굴이 붓고 목도 쉰다.

【하늘타리 뿌리(과루근)】10~15g을 잘게 썰어 물에 달여서 하루 3번에 나누어 먹는다. 또는 하눌타리씨도 쓸 수 있는데 이때는 6~12g을 물에 달여서 하루 3번에 나누어 먹는다.

【왕벌젖】10g을 100g의 꿀에 섞어서 매일 아침 밥 먹기 전에 5~10g씩 먹는다.

【우엉뿌리】보드랍게 가루 내어 한번에 3~4g씩 하루 3번 먹는다. 우엉꽃 또는 씨 10g을 물에 달여 만든 달임액을 하루 3번에 나누어 먹기도 한다.

【너삼(고삼), 율무쌀(의이인)】너삼뿌리 15~24g을 하루 양으로 하여 너삼과 율무쌀을 1:2 비로 섞어 달여서 3번에 나누어 먹는다.

【길짱구(차전초)】마른잎 10g을 200ml의 우린 약으로 만들어 하루 3~4번에 나누어 끼니 사이에 먹는다.

표저(생손앓이)일 때

가시나 바늘에 찔린 자리 또는 작은 상처로 화농균이 들어가서 생긴다. 처음에는 벌겋게 붓고 화끈 달며 점차 쿡쿡 쏘면서 몸살이 난다. 생손앓이 때 몹시 아픈 것은 손 끝이 다른 곳에 비해 신경이 예민하기 때문이다.

치료하는 방법과 약초

【달걀, 식초】달걀 한쪽에 손가락이 들어갈 정도로 구멍을 뚫고 약간 쏟아낸 다음 식초 20ml를 넣고 아픈 손가락을 달걀 속에 1~2시간 정도 꽂아 두기를 하루에 2번 정도 한다.

【구담】앓는 손가락을 구담(또는 저담)이 든 담낭 안에 넣는다.

【두꺼비가죽】두꺼비의 겉껍데기를 벗겨 아픈 곳에 싸매면 곧 아픔이 멎고 부은 것이 내린다.

【선인장 또는 알로에】짓찧어 아픈 곳에 붙이고 싸맨다.

【황경피나무껍질(황백피)】보드랍게 가루 내어 꿀에 개어서 바르고 싸맨다.

【버드나무껍질, 느릅나무껍질】 7:3의 비로 물에 달여서 찌 꺼기를 짜버리고 다시 졸인 것을 국소에 하루 2~3 번 바른다.

【석웅황, 달걀】 가루낸 석웅황을 생달걀 속에 조 금 넣고 그 안에 앓는 손가락을 담그고 약 30분 동안 있는다.

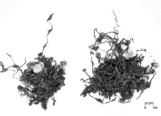

포공영

【민들레(포공영), 도꼬마리】 각각 같은 양을 가루 내 어 식초에 넣고 달인데다 앓는 손가락을 담그고 씻는 다.

【민들레(포공영)】 짓찧어 물을 넣고 짜낸 즙을 먹고 찌꺼기는 앓는 손가락에 붙인다.

【매화나무열매씨】 가루 내어 식초에 개어 앓는 손가락에 바른다.

【생달걀】 구멍을 뚫고 그 속에 앓는 손가락을 담근다.

【송진(송지), 황랍】 황랍을 넣고 녹인 송진을 앓는 손가락에 바른다.

【밀가루, 소금, 설탕가루】 밀가루 100g, 소금 10g, 설탕가루 10g을 섞어 물에 개어 앓 는 손가락에 붙인다.

【지네, 달걀 흰자위】 지네는 황해남북도 지방에서 많이 난다. 7~8월 사이에 잡으며 대가리가 검고 발이 붉은 것이 좋다.

지네 3~5마리를 잡아 대가리와 발을 버리고 말려서 보드랍게 가루 내어 달걀 흰자 위 한 개분을 섞어서 쏘는 손가락에 두텁게 바른다.

【백반(명반), 소금, 빨래비누】 백반과 빨래비누 각각 100g에 소금 10g 정도를 섞고 짓 찧어 아픈 손가락에 붙인다. 마르지 않도록 천으로 싸매어 두고 하루에 한번씩 갈아 붙인다.

【엿기름, 누룩(국제)】 엿기름과 누룩을 같은 양씩 보드랍게 가루 내어 약을 이길 수 있 을 정도로 더운 밥을 섞어서 잘 짓이겨 아픈 곳에 붙이면 아픈 것이 멎는다. 곪지 않 는 것은 2~3일 이내에 나으며 이미 곪은 것도 고름이 빠지면서 곧 낫는다.

【콩, 백반, 달걀 흰자위】 콩을 적당한 양 가루 내어 여기에 백반가루를 조금 넣은 다음 달걀 흰자위를 섞어서 아픈 손가락에 하루에 한 번씩 갈아 붙이면 잘 낫는다.

【감자가루, 소금】 곪기 전에 벌겋고 열감이 있을 때 올감자를 말려서 가루낸 것과 소

금을 1:1의 비례로 섞어 잘 이겨서 붙이면 곪지 않는다. 매일 한 번씩 갈아 붙인다.

【고추장】 손가락이 아프기 시작하여 곪을 우려가 있을 때, 곧 고추장을 두툼하게 붙이고 기름종이로 싸매 두면 하룻밤 만에 아프고 저리던 것이 없어지며 완전히 낫는다.

【지렁이(구인)】 지렁이를 잡아서 모래에 묻어 두었다가 꺼내서 붉은색으로 변화될 때 물 한 잔에 소다 두 숟가락을 넣고 12시간 담가 두었다가 그 물을 아픈 곳에 바르거나 찜질하면 즉시 효과가 나타난다.

【흙, 소금물】 세 자 깊이에 있는 진흙을 파서 소금물로 이겨 놓고 두 시간 간격을 두고 찬 것으로 아픈 손가락을 찜질한다. 3~4일 계속 하면 아주 효과가 좋다.

【간장】 간장을 끓여서 데지 않을 정도로 식힌 다음 여기에 아픈 손가락을 20~30분간씩 담근다. 곪기 전에 쓴다.

【마늘(대산), 참기름(향유)】 곪기 전에 마늘의 껍질을 벗기고 될수록 얇게 썰어서 바람이 잘 통하는 그늘에서 말린 다음 불에 약간 덖어서 가루낸다. 여기에 참기름을 적당히 넣고 묽게 고약을 만든다. 이것은 생손앓이의 초기와 곪은 후에 다 쓸 수 있다. 하루에 한번씩 갈아 붙인다.

【복숭아씨(도인)】 복숭아씨 마른 것을 불 속에 묻어 두면 2~3분내에 겉껍데기가 타서 어느 한 곳에 구멍이 생기고 속씨가 타면서 연기를 내뿜는다. 이 연기를 쏘이는데, 한 번에 5~6알을 계속 쏘이는 것이 좋다. 곪기 전에 쓴다.

【민들레뿌리, 도꼬마리씨, 식초】 곪기 전에 민들레뿌리와 도꼬마리씨를 말려서 가루 내어 각각 같은 양을 섞은 다음, 여기에 식초를 넣고 약간 묽게 반죽하여 아픈 손가락에 붙이고 싸맨다. 하루에 두 번씩 갈아 붙인다.

【족두리풀뿌리(세신)】 곪기 전에 족두리풀뿌리 10g에 물 100ml를 넣고 끓여서 손이 데지 않을 정도로 식힌 다음 아픈 손가락 끝을 담갔다 꺼냈다 하는 과정을 약 30분씩 진행한다. 이때 약물이 너무 식으면 다시 데워야 한다.

【미역(해대, 군대채)】 곪기 전에 미역 말린 것을 불에 태워서 가루내고, 한편 물에 불린 생미역을 짓

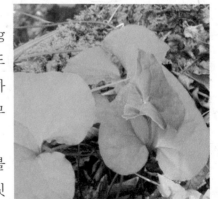

세신

찧어 가루와 섞어서 아픈 손가락에 싸맨다. 물기가 마르면 갈아 붙인다.

【오이덩굴뿌리】 오이덩굴뿌리를 캐서 흙을 씻어 버리고 적당한 양을 짓찧어 아픈 손가락에 붙이고 싸맨다. 마르면 다른 것으로 갈아 붙인다. 곪아터진 후에는 오이덩굴뿌리즙으로 상처를 씻어도 좋다. 오이덩굴뿌리 말린 것은 물에 담갔다가 쓰거나 삶아서 쓴다. 오이가 성숙된 후에 킨 뿌리가 더 효력을 가진다.

【참새고기(작육)】 참새를 잡아서 털을 뽑고 다리와 날개를 잘라 버린 다음 배를 갈라서 내장을 버리고 아픈 손가락에 고기를 지져 붙이고 하루 동안 지낸다. 그러면 아픈 것이 멎고 빨리 곪아터지거나, 혹은 곪지 않을 수도 있다.

【미꾸라지껍질】 곪은 후에는 미꾸라지를 잡아 성긴 천에 싸서 망치로 두드리면 미꾸라지의 내장과 살이 빠져 나오고 주로 껍질만 남는다. 이것을 앓는 손가락에 싸맨다. 하루에 두세 번 정도 갈아 붙인다.

피부결핵일 때

처음에는 좁쌀알~입쌀알 크기의 결핵결절이 생기면서 그것이 차츰 퍼져나가고 나중에는 궤양으로 변한다. 알레르기성 꽃돋이를 나타내는 경우도 있다. 피부의 증상만이 있을 뿐 온몸 증상이 없는 것이 보통이다.

치료하는 방법과 약초

【석웅황, 백반, 구운백반】 각각 같은 양으로 보드랍게 가루 내어 와셀린 또는 스트렙토마이신고약에 개어서 바른다.

【너삼(고삼), 꿀(봉밀)】 너삼뿌리 25g을 보드랍게 가루 내어 꿀 75g을 넣고 고루 섞이게 개어서 병든 피부에 바른다.

【황경피나무껍질(황백피)】 보드랍게 가루 내어 꿀에 개어 병든 피부에 붙인다.

【구담 또는 저담】 개 또는 돼지의 열물을 걸쭉해질 정도로 말려 국소에 바른다.

피부암일 때

피부암 가운데서 흔히 보는 유주세포암은 처음에 콩알 크기의 담홍색, 선홍색의 작은 결절이 생겨 커지면서 터져 분화구 모양으로 패이고 그 둘레가 뚝 모양으로 두드러진다. 젖꼭지 모양 결절의 표면이 울퉁불퉁한 버섯 모양으로 되면서 자라는 것도 있다.

치료하는 방법과 약초

【돌나물】 신선한 돌나물 40g을 짓찧어서 즙을 내어 먹고 찌꺼기를 피부 부위에 붙인다.

【우엉뿌리】 신선한 우엉뿌리를 짓찧어 암이 생긴 부위에 붙인다.

【분홍바늘꽃】 15g을 물에 달여 하루 3번에 나누어 먹는다.

노가지나무열매10g을 부스러뜨려 물에 달여서 하루 3번에 나누어 먹는다. 열매를 가루 내어 2~3g씩 하루 2~3번 먹어도 된다.

【활나물】 신선한 활나물을 짓찧어 병난 곳에 붙인다.

피부염일 때

치료하는 방법과 약초

【달걀, 식초】 아가리가 작은 사기그릇에 달걀 5~10알을 넣은 다음 식초를 달걀이 다 잠기도록 부어 넣고 뚜껑을 잘 막아 그늘진 땅에 50cm 깊이로 묻어둔다. 5~14일 지나서 꺼내어 한번에 한 알씩 그릇에 까 넣고 고루 섞이게 잘 저어서 피부염이 생긴 곳에 하루 1~2번 바른다.

【마늘】 즙을 내어 바셀린에 섞어 30% 연고를 만들어서 국소에 바른다.

【석웅황, 백반, 들국화】 석웅황과 백반 같은 양을 보드랍게 가루 내어 들국화뿌리를 짓찧은 즙에 개어 바른다.

【오미자, 알콜】 오미자를 물 또는 40% 알콜에 담가 우러난 물을 60~80℃에서 진하게 졸여 국소에 바른다.

【유백피】 잘게 썰어 진한 밤색이 될 때까지 달여 찌꺼기를 짜버린 다음 38~39℃ 정

도로 덮혀서 수건에 적셔 30~40분 동안 피부염이 생긴 곳에 대고 찜질한다. 유백피 500g에 물 3~6ℓ를 넣고 1~2ℓ 되게 달여 걸쭉하게 된 것을 발라도 좋다.

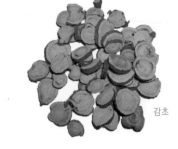
감초

【감초】 감초를 진하게 달인 물로 피부염이 생긴 데를 자주 씻는다.

【생강, 술】 생강 100g을 짓찧어 40% 술 1ℓ에 2일 동안 담가 우려낸 것을 국소에 바른다. 앓는 부위를 우려낸 물에 1~2분 동안씩 하루 2~3번 담그고 있으면 더욱 좋다.

【밤나무꽃】 태워서 가루낸 것을 참기름에 개어 바른다.

【약쑥(애엽)】 불에 태워 그 연기를 약 3분 정도씩 피부염이 생긴 곳에 쏘인다.

【백반(명반), 석회】 각각 같은 양을 보드랍게 가루 내어 생강즙 10ml에 풀어 피부염이 생긴 곳에 바른다.

하퇴궤양일 때

만성적으로 다리정맥에 피가 몰리기만 하고 잘 돌지 않아 영양장애로 만성 염증이 생기고 나아가서는 궤양이 생긴다. 궤양은 정강이의 아래 앞 또는 안쪽에 흔히 생기며 크기와 모양, 개수는 각이하다. 궤양 주위 피부는 피얼룩이 지고 붉은 색 또는 푸른 색을 띠며 습진 때와 같다. 딱지가 앉았다가는 다시 도지곤 한다.

치료하는 방법과 약초

【담즙, 식초, 소금물】 담즙 120ml, 식초 50ml, 3~15% 소금물 30ml를 함께 걸쭉해질 정도로 졸인 것 5g에 글리세린 95g을 섞어 다시 5분 동안 끓여 약천에 발라서 붙인다.

【달걀속껍질】 달걀을 알코올 솜으로 닦고 구멍을 뚫은 다음 속의 것을 쏟아내고 달걀 안의 흰막을 오염되지 않게 벗겨낸다. 이것을 소독된 궤양면에 붙이고 싸맨다. 보통 3일에 한 번씩 갈아 붙이는데 고름이 차면 즉시 갈아 붙여야 한다.

【달걀기름】 달걀 노른자위를 지짐판에서 지지면서 기름을 내어 2~3일에 한 번씩 궤양면이 아물 때까지 바른다.

【지렁이】 큰 것 30~50마리를 2~3시간 정도 물에 담가두어 흙물이 다 나온 다음 다시 물로 씻고 설탕 25g을 뿌려서 차고 어두운 곳에 12~15시간 동안 둔다. 그러면 연누런 색의 진득진득한 물이 스며 나온다. 이때 지렁이는 건져 버리고 멸균소독한 약천에 묻혀 궤양면에 붙이고 싸맨다.

【담배풀열매】 풀 100g에 물 500ml를 넣고 200ml가 되게 달인 것을 한번에 10~30분씩 하루 3번 궤양면을 씻는다.

【대황, 감초】 10 : 2의 비로 보드랍게 가루 내어 하루 1~2번 궤양면에 뿌려준다.

【콩】 콩을 절반 익게 삶은 다음 건져내어 짓찧어서 껍질과 잡질을 버리고 다시 짓이겨 약천에 발라서 궤양면에 하루 한 번씩 갈아 붙인다.

【도꼬마리씨】 볶아서 보드랍게 가루 내어 돼지기름으로 풀처럼 되게 개어서 바른다. 겨울에는 4~6일, 여름에는 2~3일에 한 번씩 궤양면에 갈아 붙인다.

【유황, 백반, 붕사】 유황 30g, 백반, 붕사 각각 20g을 보드랍게 가루 내어 병에 담아 소독한 것을 국소에 뿌린다.

【노감석, 돼지기름】 노감석을 보드랍게 가루 내어 돼지기름이나 와셀린에 개어 바른다.

【오징어뼈】 보드랍게 가루 내어 국소에 뿌려준다.

【황백, 꿀】 황백을 보드랍게 가루 내어 꿀에 개어서 결핵성 궤양에 바른다.

【붉나무벌레집(오배자)】 약한 불기운에 말려 보드랍게 가루내서 국소에 뿌려준다.

【황랍, 송진, 참기름】 황랍, 송진 각각 20g에 참기름 또는 콩기름 40~50ml를 넣고 함께 끓여 약천에 받아 식혀서 바른다.

【쇠비름, 황백, 마타리】 쇠비름 80g, 황백 20g, 마타리 40g을 물에 달여 궤양면을 씻는다.

쇠비름

학슬풍(무릎 마디가 아프고 부은 것)일 때

초기에는 무릎이 은근히 아프면서 약간 붓고 걷기 힘들어 하다가 점차 벌겋게 붓고 열감이 나며 오래되면 관절강내삼출액이 고이고 그것이 터지면 멀건 물이 나오면서 잘 아물지 않는다.

치료하는 방법과 약초

【술찌게미, 조협, 망초, 오미자, 설탕】 술찌게미 160g, 조협 한 개, 망초 40g, 오미자 40g, 설탕 40g을 함께 짓찧어 생강즙 반 사발과 소주 40g으로 반죽해서 환부에 붙였다가 씻어내고 또 붙인다. 매일 한번씩 한다.

【백개자】 백개자를 볶아서 보드랍게 가루 내어 뜨거운 술에 개어 환부에 두껍게 바른다. 식으면 데우고 마르면 갈아 붙여 물집이 생기게 하면 낫는다.

【개의 뼈】 개의 뼈를 태워 낸 가루를 찹쌀밥으로 개어 뜨거울 때 환부에 두껍게 붙인다. 마르면 갈아 붙인다.

【구인(지렁이)】 지렁이 25마리를 흰설탕 160g과 함께 짓찧어 환부에 두껍게 붙인다.

항문열상일 때

항문에 열상이 생기면 대변을 볼 때마다 자극을 받기 때문에 잘 낫지 않고 오래 끈다. 특징적인 증상은 대변을 볼 때나 본 뒤에 나타나는 아픔이다. 심한 경우에는 아픔이 허리와 다리에까지 퍼지는데 뒤를 보기 두려워하면서 대변을 참기 때문에 대변은 더 굳어지고 병은 더 심해지면서 오래 끈다.

치료하는 방법과 약초

【대암풀, 석고】 대암풀뿌리를 보드랍게 가루 내어 끓인 물에 7~12% 되게 풀어 약한 불에 끓인 다음 8시간 동안 놓아 두었다가 밭으면 희누른 교질액이 된다. 이 교질액 100ml에 석고가루 100g을 넣고 고루 섞이게 잘 저어서 고약이 되게 한 다음 30분 이상 쪄서 균을 죽인다. 약을 쓰기에 앞서 항문을 깨끗이 씻고 약솜에 이 고약을 묻

혀 째진 곳에 바른다. 그리고 고약을 묻힌 솜뭉치를 항문 안으로 2~3cm 정도 들어가게 끼워 놓고 고약을 묻힌 다른 약솜뭉치를 상처가 다 덮이도록 놓고 싸맨다. 이렇게 하루 한 번씩 6~10일 동안 갈아댄다. 또한 대암풀뿌리가루와 백반을 같은 양으로 와셀린에 개어서 발라도 효과가 있다. 보통 6~10일만 쓰면 상처가 아물면서 낫는다.

【달걀】 삶은 달걀의 노른자위에서 기름을 내어 하루에 한번씩 창면에 바른다.

【달걀, 들깨기름】 삶은 달걀 노른자위 10개를 들깨기름 100ml와 함께 타도록 끓인 것을 하루에 한 번씩 바른다.

【보가지기름】 하루 한번씩 치핵결절에 바른다.

【즙채】 1줌을 300ml의 물에 100ml 되게 달여서 하루 3번 끼니 사이에 먹는다.

항문주위염일 때

열이 나며 항문 주위가 몹시 아프다. 항문 주위의 피부가 벌개지고 부으며 화끈 달고 견디기 어려운 정도로 아프다. 고름이 생겼을 때에는 제때에 크게 째서 고름을 빼내야 한다.

치료하는 방법과 약초

【담뱃잎, 왕지네, 송진가루】 담뱃잎의 연한 부분을 잘게 썰어 물엿처럼 걸쭉해지게 졸인 것 100g, 왕지네가루, 송진가루 각각 20g을 한데 고루 섞어 개어서 아픈 부위에 바른다.

【황경피나무껍질(황백피)】 보드랍게 가루 내어 꿀에 개어 국소에 붙인다.

【비누, 꿀】 빨래비누를 칼로 잘게 깎아서 꿀에 개어 국소에 바른다.

【부들꽃가루(포황), 민들레】 각각 10g을 물에 달여 하루 2번에 나누어 먹는다.

【쇠비름(마치현)】 신선한 것을 깨끗이 씻어 짓찧어서 두툼하게 국소에 대고 여러 번 갈아 붙이면서 찜질한다.

【송진, 암모니아】 송진 50g에 암모니아 10g을 넣고 끓이면 노란 고약이 되는데 이것을 국소에 붙인다.

헛배가 부를 때

소화관 안에 있는 가스는 공기가 대부분이며 이 공기는 트림으로 거의 나가고 일부가 항문으로 나간다. 그러나 장 안에 가스의 통과가 장애되거나 장운동이 약해지는 경우는 가스가 제때에 나가지 못하여 헛배가 부르게 된다.

치료하는 방법과 약초

【개열(구암), 파】 개열 10ml를 술에 담그었다가 먹거나 개열 4~5ml를 식물성 기름 5ml, 파뿌리 3개와 함께 끓여서 한번에 먹는다.

【무씨(나복자), 사인】 각각 같은 양을 약한 불에 볶아서 가루 내어 한번에 3~4g씩 하루 3번 끼니 사이에 생강 달인 물로 먹는다.

【수세미오이씨】 약한 불에 말린 다음 보드랍게 가루 내어 한 번에 3~5g씩 술한잔에 타서 먹는다.

【닭위속껍질(계내금)】 닭의 위를 떼내어 쪼개어 속껍질을 벗겨서 말린 것을 가루 내어 한번에 2g씩 하루 3번 끼니 전에 먹는다.

【오수유, 건강】 오수유 10~20g, 건강 7~8g을 같이 물에 달여 한번에 30~50ml씩 하루 3번 먹는다.

【보리길금(맥아)】 한줌을 물 150ml를 넣고 절반이 되게 달인 것을 하루 3번에 나누어 끼니 사이에 먹는다.

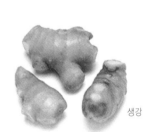
생강

【나팔꽃씨(견우자), 약누룩(신곡), 목향】 나팔꽃씨 100g, 약누룩 60g, 목향 20g을 보드랍게 가루 내어 한번에 5~6g씩 하루 3번 먹는다.

【약누룩(신곡)】 하루 6~8g을 보드랍게 가루 내어 3번에 나누어 먹는다.

【절국대】 풀 12~20g(신선한 것 4~8g)을 물에 달여 하루 3번에 나누어 먹는다. 가루 내어 3번에 먹어도 좋다.

혀궤양일 때

 음식을 먹을 때 짠 자극, 매운 자극, 기계적 자극 등으로 먹을 수 없으며 음식을 씹거나 넘기기도 힘들어 한다. 심해지면 말할 때에도 몹시 아파한다. 자극하면 피가 나고 냄새도 난다. 이 삭기 때에 생긴 예리한 이빨기슭이나 혹은 틀니, 가시, 뜨거운 음식 등에 의하여 손상되었을 때 생긴다.

치료하는 방법과 약초

【쇠무릎풀(우슬)】 40g을 물 80ml에 담그어 하룻동안 두었다가 짜서 찌꺼기는 버리고 그 물을 하루 2~3번 한 모금씩 물고 입가심을 한다. 또는 40g을 잘게 썰어서 술 100ml에 넣고 40ml씩 하루 3번 먹는다.

【황경피나무껍질(황백피), 꿀(봉밀)】 황경피나무껍질 40g을 보드랍게 가루 내어 꿀 80g에 개어 하루 3번에 나누어 먹는다.

【오징어뼈(오적골), 부들꽃가루(포황)】 각각 8g을 보드랍게 가루 내어 하루 3~4번씩 국소에 바른다.

【노야기(향유)】 40g에 물 200ml를 붓고 절반 양으로 달인 것을 하루 3번에 나누어 먹거나 양치질한다.

【속새(목적)】 20g에 물 300ml를 넣고 절반 양으로 달인 것을 아침, 저녁에 양치질한다.

【붉나무벌레집(오배자), 곱돌(황석), 황경피나무껍질(황백피)】 붉나무벌레집 40g, 곱돌 20g, 황경피나무껍질(꿀을 발라 구운 것) 20g을 보드랍게 가루 내어 고루 섞어서 하루 3번 끼니 전에 양치질을 하고 바른다.

【싸리나무】 한 해 묵은 싸리나무를 베다가 10~15cm 길이로 잘라서 한 줌씩 되게 단을 묶어 한 끝에 불을 붙이면 타면서 기름이 나오는데 이 기름을 접시에 받아서 하루 2~3번 궤양에 바른다.

【복숭아씨(도인)】 신선한 것을 짓찧어 돼지기름에 개어서 궤양에 바른다.

【참대잎(죽엽), 띠뿌리(모근)】 각각 한 줌을 물에 달여서 하루 2번에 나누어 먹는다.

【참대잎(죽엽), 족두리풀뿌리(세신)】 각각 40g에 물 400ml를 넣고 달여 자주 입가심을 한다. 참대잎 대신 조릿대잎을 쓸 수 있다.

혀암일 때

증상은 원인 모르게 혀가 패이면서 몹시 아프다. 자극하면 피가 나고 심한 냄새가 난다. 혹이 커짐에 따라 말하기, 씹기, 삼키기가 곤란하다.

치료하는 방법과 약초

【길짱구(차전초)】 10~20g을 물에 달여 하루 3번에 나누어 먹거나 또는 신선한 길짱구 30~60g을 짓찧어 즙을 내어 하루 3번에 나누어 먹어도 좋다. 또한 풀을 짓찧어 즙을 내어 물에 타서 하루 5~6번 정도 양치하거나, 풀을 짓찧어 혀암이 생긴 부위에 붙이기도 한다.

【가시오갈피】 뿌리껍질을 물 또는 70% 알코올로 우려 거른 다음 졸여서 유동엑스를 만들어 한번에 30방울씩 하루 3번 끼니 전에 먹는다. 15g을 물에 달여서 하루 3번에 나누어 먹어도 좋다.

【소리쟁이】 뿌리를 가루낸 것 20g을 70% 알코올 100ml에 우린 액을 혀암부위에 바른다.

【지렁이(구인)】 새로 잡은 지렁이를 물에 담그어 더러운 것을 게우게 하고 말려서 가루 내어 하루 3번 끼니 전에 먹는다.

현훈(어지럼증, 어지러움, 현기증)이 일어날 때

어지러움은 귀 속에 있는 균형감각장치들이 병 들어서 오는 경우가 많다. 20대와 40대의 여성들에게서 자주 나타나는데 이것은 몸의 변화뿐 아니라 전신적 변화에 의한 것이므로 근심할 필요는 없다.

치료하는 방법과 약초

【찔광이(산사)】 30g을 물 400ml에 넣고 달여서 하루 3번에 나누어 먹는다.

【궁궁이(천궁)】 쌀 씻은 물에 담그었다가 말린 것 4~8g을 물 200ml에 달여서 하루 3번에 나누어 끼니 사이에 먹는다.

【궁궁이, 당귀】 궁궁이와 당귀를 각각 18g을 섞어서 달여 하루 3번에 나누어 먹는다.

【오미자 15g을 물 100ml에 달여 하루 3번에 나누어 먹는다.

【구기자, 오미자】 구기자와 오미자를 2:1의 비로 섞어서 보드랍게 가루 내어 한번에 5~10g씩 하루 3번 끼니 뒤에 먹는다.

【천수국】 꽃 4~12g을 물에 달여 하루 3번에 나누어 먹는다.

【새삼씨(토사자), 찐지황】 각각 같은 양을 가루 내어 한번에 8~10g씩 하루 3번에 나누어 먹는다.

【영지】 12g을 물 200ml에 달여 하루 2번에 나누어 먹는다.

【단너삼(황기)】 닭의 뱃속에서 내장을 꺼내고 거기에 단너삼 30~50g을 넣고 가마에서 중탕으로 끓여서 닭고기를 2~3번 나누어 하루에 먹는다.

【가시오갈피】 5~15g을 물에 달여서 하루 3번에 나누어 먹는다.

【당귀, 단너삼】 당귀 8g, 단너삼 20g을 물에 달여 하루 3번에 나누어 먹는다.

【병풍나물】 뿌리를 캐어 햇빛에 말려서 두고 쓴다. 병풍나물 뿌리 300g에 물 500ml를 넣고 달여서 200ml가되면 하루 세 번에 나누어 밥 먹고 한 시간 후에 먹는다.

【붉은팥, 승검초뿌리】 붉은팥 50g을 적당량의 물에 담가두면 싹이 나오기 시작한다. 이때 건져서 햇빛에 말려 가루낸다. 여기에 승검초뿌리 10g을 가루 내어 같이 섞어서 한번에 2g씩 좁쌀 미음 적당량에 타서 먹는다.

혈뇨(피오줌)가 나올 때

오줌횟수도 잦고 오줌 누는 마지막에 아프면서 혈뇨가 나오는 것은 방광염이며, 혈뇨가 있으면서 옆구리가 아프거나 허리와 아랫배가 발작적으로 아픈 것은 주로 신석증으로 요관에 돌이 있을 때이다.

치료하는 방법과 약초

【측백잎】 보드랍게 가루낸 것을 꿀로 반죽하여 알약을 만들어 한번에 4~5g씩 하루 3번 먹는다. 측백잎 6~12g을 물에 달여 하루 3번에 나누어 먹는다. 핏줄을 좁히고

피응고를 빠르게 하므로 피를 멎게 한다.

【마디풀】 보드랍게 가루 내어 한번에 3~4g씩 하루 3번 먹는다.

【띠뿌리(모근)】 30g을 물에 달여 하루 2~3번에 나누어 먹는다.

【연꽃뿌리】 신선한 연꽃뿌리즙 30~60g을 내어 하루 3번에 나누어 먹는다.

【모래속새】 풀 40g을 물 700ml에 약 30분 동안 담그었다가 5~8분 동안 끓여서 한번에 200~300ml씩 하루 2~3번에 나누어 먹는다.

【꼭두서니(천초)】 6~10g을 물에 달여 하루 3번에 나누어 먹는다.

【황련, 길짱구(차전초)】 황련 20g, 길짱구 15g을 물에 달여 하루 3번에 나누어 먹는다.

【생지황, 오이풀(지유)】 생지황 20g, 오이풀 15g을 물에 달여 하루 2~3번에 나누어 먹는다.

【엉겅퀴, 조뱅이(소계)】 각각 10~15g을 물에 달여 하루 3번에 나누어 먹는다.

백모근

협심증일 때

증상은 갑자기 심장 부위에 격심한 아픔, 발작을 일으키는 것이 특징이다. 아픔은 곧 심장 부위에 퍼지고 점차 왼쪽 어깨와 팔로 퍼져간다. 협심증 발작은 주로 과식, 한냉, 흥분, 담배, 술, 지나친 운동 뒤에 온다. 발작은 보통 몇 초~몇 분 동안 지속된다.

치료하는 방법과 약초

【영지】 15~20g을 잘게 썰어 물에 달여 하루 2~3번에 나누어 끼니 뒤에 먹는다.

【단삼】 20~30g을 잘게 썰어 물에 달여 하루 2~3번에 나누어 끼니 뒤에 먹는다.

【은행 나뭇잎】 보드랍게 가루 내어 한번에 3~4g씩 하루 3번 끼니 뒤에 먹는다. 또는 20~30g을 물에 달여 하루 3번에 나누어 끼니 뒤에 먹어도 된다.

【칡뿌리(갈근)】 12~15g을 물에 달여 하루 2~3번에 나누어 끼니 사이에 먹는다.

【궁궁이(천궁), 잇꽃(홍화)】 각각 10~15g을 물에 달여 하루 2~3번에 나누어 끼니 뒤에 먹는데 30~35일 동안 쓴다.

【인삼】 대가리와 잔뿌리를 다듬어 버리고 보드랍게 가루 내어 한번에 3~4g씩 하루 3번 끼니 뒤에 먹는다.

【매자기뿌리, 봉출】 각각 같은 양을 보드랍게 가루 내어 한번에 3~4g씩 하루 3번 끼니 전에 먹는다.

【오령지, 부들꽃】 각각 같은 양을 보드랍게 가루 내어 한번에 8~10g씩 하루 3번 끼니 전에 먹는다.

호흡곤란이 왔을 때

호흡곤란은 열이 나면서 생기는 것과 열이 없으면서 생기는 것이 있다. 열이 나면서 숨이 빨라지는 것은 폐렴, 늑막염, 농흉, 심내막염 때에 볼 수 있고 열이 없으면서 숨이 빨라지는 것은 만성 폐결핵, 규폐, 폐기종 때에 볼 수 있다.

치료하는 방법과 약초

【무, 물엿】 무를 잘게 썰어서 물엿 속에 담가 둔다. 이때에 생기는 물과 물엿을 같이 섞어서 한잔씩 먹는다. 또는 끓는 물에 풀어서 먹어도 된다.

【잠사】 잠사는 누에가 풀을 먹고 내보낸 찌꺼기다. 말려 가루낸 잠사 40g에 적당한 양의 꿀을 섞어서 반죽한 것을 숨이 찰 때마다 먹는다.

【배, 총백(파흰밑)】 천식으로 숨이 가쁠 때 배 2개로 즙을 내어 그 속에 총백(파흰밑) 5개를 섞어 약간 끓여서 여러 번에 나누어 먹는다.

【관동꽃, 나리】 관동꽃 40g, 나리 50g을 보드랍게 가루 내어 섞어서 알약을 만들어 한번에 4~6g씩 하루 3번 먹는다.

【관동꽃, 살구】 관동꽃 10g에 살구씨 12g을 물에 달여 하루 3번에 나누어 먹는다.

【오미자, 살구씨(행인)】 오미자 20g, 살구씨 5개에 물 500ml를 넣고 절반이 되게 달

인 것을 하루 3번에 나누어 끼니 뒤에 먹는다.

【차조기씨(자소자), 무씨】 차조기씨 20g, 무씨 10g을 물
에 달여 하루 3번에 나누어 먹는다.

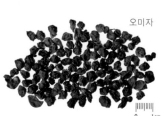
오미자

【영지】 12g을 물 100ml에 넣고 달여 하루 2번에
나누어 먹는다.

【은행씨, 마황, 감초】 은행씨 볶은 것 20개, 마황 8g,
감초 구운 것 6g을 물 500ml에 넣고 150ml 되게 달인
다.

【도라지(길경), 살구씨(행인)】 도라지 8g, 살구씨 12g을 물 300ml에 달여 하루 3번에
나누어 먹는다.

【백부, 마황, 살구씨(행인)】 백부 6g, 마황 10g, 살구씨 12g을 물에 달여서 하루 3번에
나누어 먹는다. 기

홍역일 때

처음에는 38~39C의 높은 열이 나면서 콧물, 기침, 재채기 등이 나타나며, 눈결막에 핏발이 서
고 눈꼽이 낀다. 피부에 꽃돋이가 피기 1~2일 전에 아래 어금니의 맞은편 뺨 점막에 벌건 태
로 둘러싸인 좁쌀알 크기의 흰 반점이 몇 개 정도 내돋는데 이것이 홍역 때의 고유한 증상이
다.

치료하는 방법과 약초

【달걀】 달걀 흰자위로 어린이 뒷잔등, 가슴을 비롯한 온몸을 벌겋게 될 정도로 비빈
다.

【지치뿌리(차조근)】 3~6g을 잘게 썰어 물에 달여 하루 3번에 나누어 먹인다.

【팥, 보리】 팥이나 보리 삶은 물에 달여 먹이면 더욱 좋다.

【칡뿌리(갈근), 승마】 각각 10~15g을 물에 달여 하루 3번에 나누어 끼니 뒤에 먹인다.

【승마, 개나리열매, 우엉씨(대력자)】 각각 같은 양을 보드랍게 가루 내어 한번에 2~3g

씩 하루 3번 끼니 뒤에 먹인다.

【골등골나물】 풀 3~5g을 물에 달여 하루 3번에 나누어 어린이들에게 먹인다.

【산토끼간】 잘게 썰어 15~20℃ 되는 물 200ml에 넣어 2~3분 동안 놓아두었다가 짜낸 물을 자주 먹인다.

【고수】 하루 3~6g을 물에 달여 3번에 나누어 먹인다.

【매미허물(선퇴), 우엉씨(대력자)】 각각 5g을 물에 달여서 먹인다.

화농성염증(곪은 종기)일 때

치료하는 방법과 약초

【파, 꿀(봉밀)】 파의 흰밑 등을 깨끗이 씻어 잘게 썰어서 약갈이에 넣어 갈고 여기에 1/3 양의 꿀을 섞는다.

【마늘(대산), 파】 마늘과 파를 같은 양으로 짓찧어서 붙인다.

【연교, 금은화】 각각10~20g을 물에 달여 하루 2번에 갈라 끼니 사이에 먹고 그 찌꺼기로 찜질한다.

【구담, 저담】 신선한 구담이나 저담을 국소에 바른다.

【담뱃잎】 잘게 썬 담뱃잎을 물에 달여 찌꺼기를 짜고 다시 엿처럼 되게 졸인 것을 바른다.

【할미꽃뿌리(백두옹)】 20~30g을 잘게 썰어 물에 달여 하루 3번에 갈라 먹고 그 찌꺼기를 염증이 생긴 부위에 붙인다.

【끼무릇(반하), 부자】 생끼무릇, 생부자 각각 10g을 가루 내어 바셀린 또는 달걀흰자위에 개어서 국소에 붙인다.

【쇠비름(마치현)】 신선한 쇠비름 20~30g을 물에 달여 그 물로 국소를 자주 씻고 그 찌꺼기로 찜질한다.

【민들레(포공영)】 20~30g을 물에 달여서 그 물로 국소를 자주 씻고 그 찌꺼기로 찜질한다.

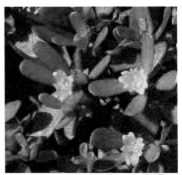
쇠비름

【호이초】 깨끗이 씻은 호이초에서 짜낸 즙에 곱돌가루를 조금 넣고 고루 섞어 개어서 바른다.

【송진(송지), 누에고치(잠견)】 보드랍게 가루 내어 바셀린에 개어 바른다.

【생지황, 선인장】 이 두 가지를 짓찧어 붙인다.

【마늘, 파, 황백, 대황】 마늘과 파를 짓찧은 즙에 황백가루와 대황가루를 넣고 개어서 국소에 바른다.

화상(덴상처)일 때

화상 때 중요한 것은 덴 자리에 균이 들어가 곪지 않도록 하여야 한다. 그러자면 덴 자리를 소독할 뿐 아니라 깨끗하게 건사하여야 한다. 물집을 터뜨리거나 붙어 있는 옷을 억지로 뜯어내는 것을 피하여야 한다.

치료하는 방법과 약초

【오소리기름】 오소리기름을 화상 당한 곳에 바른다. 또한 오소리기름 100g에 뽕잎재 100g을 넣고 잘 섞어서 덴 곳에 붙인다.

【술】 40% 또는 그보다 낮은 도수인 술로 덴 곳을 여러 번 씻어낸다.

【식초】 5% 식초(집에서 먹는 것)로 덴 곳을 씻어낸다.

【달걀】 달걀을 75% 알코올이나 술에 5분 동안 담갔다가 깨끗한 그릇에다 까서 잘 저은 다음 약솜에 묻혀서 덴 곳에 고루 바른다.

【꿀(봉밀)】 화상이 심하지 않을 때에는 꿀을 약솜에 묻혀서 덴 곳에 고루 바른다. 처음에는 하루 2~3번 또는 4~5번 바르고 딱지가 앉은 다음에는 1~2번 바른다.

【백반】 구운백반 75g을 끓여서 식힌 물 1ℓ에 푼다.

김 깨끗한 김을 물에 적셔 덴 곳에 붙인다. 깊이 데었을 때에는 김을 여러 겹 붙이면 좋다.

【싸리기름】 묵은 싸리나무를 짧게 잘라서 기름을 내어 덴 곳에 자주 바른다.

【오리풀뿌리(치유), 황경피나무껍질(황백피)】 각각 같은 양을 보드랍게 가루 내어 식물성

기름에 개어서 덴 상처에 하루 한 번씩 바른다.

【상어간기름】 덴 곳에 하루 한번씩 바르면 곪는 것을 막고 새살이 빨리 살아나게 한다.

【대황, 당귀】 같은 양을 가루 내어 기름에 개어 끓는 물이나 불에 덴 데 바른다.

【생배】 얇게 썰어 붙인다. 피부가 헤지지 않고 아픔도 멈춘다.

【생참깨】 짓찧어 붙인다. 불과 물에 덴 데 쓴다.

【너삼(고삼)】 가루 내어 참기름에 개어 바른다.

【파뿌리】 깨끗이 씻어서 짓찧어 붙인다.

【측백잎】 불에 태운 가루를 꿀에 개어 하루 3~5번씩 덴 데 바른다.

【누에똥】 봄~가을에 나온 누에똥을 보드랍게 갈아 멸균한 것을 바셀린에 개어서 바른다.

【알로에(노회)】 짓찧어 짜낸 즙을 바른다. 알로에의 항염증작용은 중심 교질부분이 제일 세다.

【누리장나무잎(취오동)】 약한 불에 말린 잎을 보드랍게 가루 내어 들기름에 개어서 바른다.

【석회, 대황】 솥에 깨끗한 석회 500g을 넣고 닦다가 납작하게 찐 대황 1kg을 넣고 색이 거멓게 될 정도로 닦은 다음 대황만을 걷어서 가루낸다.

【소나무껍질】 태워서 재가 된 것을 잘 갈아서 멸균한다. 이것을 국소에 뿌린다.

황달일 때

피부와 눈알이 누렇게 되며 심한 때에는 온몸이 다 누렇게 된다. 머리가 무겁고 입맛이 없어지며 온몸이 가렵다. 또한 배가 아프며 오줌색이 누런 밤색으로 된다. 황달은 급성 및 만성 감염, 간경변증, 간위축증, 약물, 버섯 중독, 담석증, 담도종양, 회충이 담도에 들어갔을 때 등 여러 가지 원인에 의하여 생긴다.

치료하는 방법과 약초

【생당쑥】 거칠게 가루 내어 15~20g을 물에 달여 하루 2~3번에 나누어 먹는다.

【제비쑥】 5~20g을 물에 달여 하루 2~3번에 나누어 끼니 뒤에 먹는다.

【마디풀】 신선한 것을 짓찧어서 즙을 내어 한번에 50~80ml씩 하루 1~2번 끼니 사이에 먹는다.

【미나리】 신선한 것을 짓찧어서 즙을 내어 한번에 50~100ml씩 하루 3~4번 먹는다.

【자라】 자라고기를 한번에 50~100g씩 하루 2~3번 삶아서 끼니 전에 먹는다.

【곰열(웅담)】 곰열을 한번에 0.2~0.5g씩 하루 1~2번 더운 물에 풀어 끼니 전에 먹는다.

【녹반, 생당쑥】 1:1의 비로 보드랍게 가루 내어 팥알만하게 알약을 만들어 한번에 20알씩 하루 3번 끼니 뒤에 먹는데 15일간 쓴다. 또는 사철쑥 15g을 물에 달여 하루 3번에 나누어 먹는다.

【앵두나무뿌리】 진하게 달여 한번에 30ml씩 하루 3번 끼니 뒤에 먹는다.

【박속 또는 참외꼭지(과체)】 잘 말려 보드랍게 가루 내어 하루에 한 번 0.3g을 코 안에 불어 넣는다. 그러면 코 안 점막을 자극하여 콧물의 양이 많아지면서 황달이 빠진다.

【애기땅꽈리】 풀 20~40g을 물에 달여 하루 3번에 나누어 먹는다.

【찰벼짚】 150g에 물을 1l 붓고 센불에서 200ml 달여서 하루 2번에 나누어 먹는다.

【계명초】 40g을 물 300ml에 달여 1/3로 졸여서 하루 3번에 나누어 끼니 전에 먹는다.

【더위지기(인진)】 거칠게 가루 내어 한번에 10~16g씩 하루 2~3번 물에 달여 끼니 사이에 먹는다.

【황백(황경피나무껍질)】 한번에 4~8g씩 하루 2~3번 물에 달여 끼니 전에 먹는다.

【버드나무가지】 잘게 썬 것 75g을 물에 달여 하루 2~3번에 나누어 끼니 사이에 덥게 하여 먹는다.

【하늘타리뿌리(과루근)】 잘게 썬 것을 한번에 10~20g씩 하루 2~3번 물에 달여 끼니 전에 먹는다.

【꽈리풀】 짓찧어 즙을 낸 것을 한번에 5~10ml씩 하루 2~3번 끼니 전에 먹는다.

【밀싹 또는 보리싹】 짓찧어 즙을 내어 한번에 50~80ml씩 하루 2~3번 끼니 전에 먹는다. 황달에 쓴다.

【붕어 또는 잉어】 회를 쳐서 한번에 50~100g씩 하루 2~3번 끼니 전에 먹는다.

【길짱구(차전초)】 짓찧어 즙을 내어 한번에 50ml씩 하루 3~4번 끼니 사이에 먹는다. 황달에 쓴다.

【녹반】 80g을 녹여 흰쌀가루 600g과 식초를 넣고 반죽해서 약한 불에 연기가 나지 않을 정도로 닦다가 평위산 240g을 넣고 함께 약간 닦아서 가루낸다. 이것을 식초로 쑨 풀로 반죽해서 0.1g 되게 알약을 만들어 한번에 70알씩 빈속 때와 자기 전에 미음으로 먹는다. 황달에 배가 팽팽해지는 데 쓴다. 약을 쓸 때 찹쌀, 기름, 국수, 설고 찬 음식, 굳은 음식을 먹지 말아야 한다.

회충(회충증, 거위증)이 있을 때

대변과 함께 밖으로 나온 회충알은 적당한 온도, 습도가 보장될 때 새끼벌레로 자란다. 이것이 채소, 과일, 물, 손을 거쳐 또는 더러워진 흙, 먼지, 파리, 바퀴 등에 의하여 입을 통해 몸 안에 들어가 그것이 일정한 단계를 거쳐 소장으로 내려오게 되면 엄지벌레로 자라게 된다.

치료하는 방법과 약초
【산토닌쑥】 산토닌쑥에 약 10배 양의 물을 붓고 3~5시간 달인 다음 물을 짜내고 그 찌꺼기에 다시 5배 양의 물을 넣고 1~2시간 더 끓인 다음 걸러서 한데 합한다. 그리하여 산토닌 함량이 0.15~0.18% 되게 졸인 것을 한번에 50ml씩 아침 빈속에 먹는다.

【담배풀열매】 보드랍게 가루 내어 꿀에 반죽해서 알약을 만들어 한번에 8~10g씩 하루 2~3번 끼니 전 한 시간 만에 먹는다. 보드랍게 가루 내어 한번에 5~6g씩 식초와 함께 먹기도 한다.

【꿀(봉밀)】 30~40g을 뜨거운 물에 풀어서 마신다. 보드랍게 가루낸 감초 5~6g을

잘 섞어 먹으면 더 좋다.

【볏짚】 1kg에 물 7l를 붓고 300~400ml 정도로 줄게 달여서 아침 빈속에 마신다.

【너삼(고삼)】 신선한 뿌리를 짓찧어 낸 즙을 100ml씩 하루 1~2번 빈속에 먹는다.

【호박씨】 잘 볶아서 하루 80~100g씩 빈속에 먹는다.

【수박씨(서과)】 잘 볶아서 하루 80~100g씩 먹는다.

【약능쟁이(헤노포디풀)】 3.5cm 신선한 풀 20~30g을 물에 달여 하루 3번 나누어 먹는다.

【파, 참기름】 총백을 짓찧어 낸 즙을 5~6g 먹이고 2시간 지나서 참기름 25~50g을 먹인다.

【고련피】 보드랍게 가루 내어 졸인꿀로 반죽해서 0.2g 되게 알약을 만든다. 한 살 어린이에게는 1~1.5알, 2~4살은 2~3알, 5~8살은 4알, 9~12살은 5알, 13~18살은 6알, 19살 이상은 7~9알씩 하루 2번 끼니 사이에 먹인다.

【사군자】 보드랍게 가루 내어 한번에 2~3g씩 하루 2번 빈속에 먹는다.

【쇠비름(마치현)】 20~30g을 물에 달여 하루 2번에 갈라 끼니 뒤에 먹는다.

【참기름, 식초】 각각 같은 양으로 섞어 한번에 20~30ml씩 2~3일 동안 먹는다.

【앵두나무뿌리】 40~50g을 잘게 썰어 물에 달여 하루 2~3번에 갈라 끼니 뒤에 먹는다.

앵두

【마늘(대산), 설탕】 마늘즙에다 설탕가루를 조금 넣고 잘 섞어서 먹는다.

【파 또는 옥파, 피마주기름】 파즙 또는 옥파즙 20ml에 피마주기름 10ml를 섞어서 빈속에 먹는다.

【짚신나물(용아초)】 15~20g을 물에 달여 하루 2번에 갈라 빈속에 먹는다.

【참기름, 꿀(봉밀), 달걀】 꿀과 참기름을 같은 양으로 섞어 끓여 식힌 데다 달걀 한 알을 풀어 넣고 빈속에 먹는다.

【멸치】 멸치를 불에 노랗게 구워 한번에 10g씩 하루 3번 빈속에 먹는다.

【빈랑, 백반】 빈랑 25g, 구운 백반 15g을 가루 내어 꿀로 알약을 만들어 한번에 8~10g씩 하루 3번 먹는다.

【수세미오이씨】 40~50알을 하루 양으로 하여 씨를 까서 먹는다.

후두암일 때

후두암 가운데서 가장 많은 성대상부암 때에는 처음부터 목이 쉬는데 날이 감에 따라 그것이 심해지며 나중에는 말소리가 안 나오게 되고 마른 기침이 난다. 성대암 때에는 처음 목소리가 쉽게 갈리다가 쉬고 나중에는 소리가 아주 안 나온다.

치료하는 방법과 약초

【뱀딸기】 마른 잎 30g을 400ml의 끓는 물에 넣어 우린 물을 하루 양으로 하여 6번에 나누어 끼니 사이에 먹는다.

【길짱구(차전초)】 풀 30~60g을 짓찧어 즙을 내어 물에 타서 하루 5~6번 양치를 한다.

【지치뿌리(자초근)】 8~10g을 잘게 썰어 물에 달여서 하루 3번에 나누어 끼니 전에 먹는다.

【제비꽃】 마른 풀 6~15g을 하루 양으로 하여 물에 달여 3번에 나누어 먹는다.

【금잔화】 금잔화꽃가루를 한번에 0.25g씩 하루 2~3번 먹는다. 10일 동안 먹고 3일 동안 쉬었다가 다시 위와 같은 방법으로 먹는다. 밥 먹기 15~30분 전에 더운 물로 먹는다.

흉통(가슴아픔)이 있을 때

흉통에서 제일 심한 것이 협심증으로 오는 아픔이다. 이때에는 발작적으로 앞가슴뼈 뒤에서 졸라매기도 하고 바늘로 찌르는 듯도 하다. 이런아픔은 몇 초 동안 계속되다가 멎는다. 때로는 몇 분 계속될 때도 있다. 아픔은 앞가슴뼈 뒤에서뿐 아니라 왼쪽 어깨와 목, 팔쪽으로 점차 뻗어 나간다.

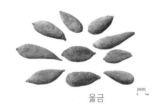

울금

치료하는 방법과 약초

【울금, 강황】 각각 15~20g을 물에 달여 하루 2~3번에 나누어 먹는다.

【탱자열매】 20g을 볶아서 보드랍게 가루 내어 한번에 5~8g씩 하루 3번 먹는다.

【잇꽃】 가루 내어 2~3g씩 술에 타서 자기 전에 먹는다.

【현호색】 볶아서 보드랍게 가루 내어 한번에 2~3g을 하루 3번에 나누어 먹는다.

【현호색, 황련】 각각 같은 양을 보드랍게 가루 내어 한번에 4~6g씩 하루 2~3번 데운 술이나 더운 물에 타서 먹는다.

【하늘타리씨(과루인)】 보드랍게 가루 내어 한번에 4~6g씩 하루 2~3번 더운 술에 타서 끼니 사이에 먹는다. 또는 50~100g을 물 500ml에 달여 하루 2~3번에 나누어 술 반 잔에 타서 끼니 사이에 먹는다.

【오수유】 가루 내어 식초에 개어 아픈 곳에 붙여주거나 열매 8g을 200ml 되는 물에 달여 하루 3번에 나누어 먹는다.

【지각(지실)】 가루 내어 한번에 4~6g씩 하루 2~3번 미음이나 더운 술에 타서 끼니 사이에 먹는다. 가

【도라지(길경), 지각】 도라지 20g, 지각 10g을 물에 달여 하루 2~3번에 나누어 끼니 사이에 먹는다.

흰 머리카락이 생길 때

나이 들어 흰머리가 생기는 것은 주로 영양장애로 오는 것이 많으며, 청장년들이 흰머리가 생기는 것은 주로 내분비장애가 많다. 흰머리는 청장년들에게서도 생기지만 특이하게는 어린이들에게서도 생긴다. 흰머리는 편식을 하는 사람들에게서 잘 생긴다.

【찐지황(숙지황), 은조롱(백하수오), 오디(상심)】 각각 12g을 물에 달여 하루 3번에 나누어 먹거나 또는 보드랍게 가루 내어 한번에 4g씩 하루 3번 끼니 전에 먹는다.

【은조롱(백하수오)】 10~20g을 물 200ml를 넣고 달여서 하루 3번에 나누어 먹는다. 또는 보드랍게 가루 내어 한번에 6g씩 하루 3번 끼니 전에 먹는다.

【광나무열매(여정실), 황련】 광나무열매를 술에 푹 축여 쪄서 껍질을 벗겨 버리고 햇볕에 말려 보드랍게 가루낸 것을 황련을 진하게 졸인 물로 반죽해서 알약을 만든다. 이것을 한번에 5~6g씩 하루 3번 끼니 뒤에 먹는다.

【개암풀열매(보골지), 들깨(임실)】 개암풀열매 500g을 술에 하룻밤 담가두었다가 건져 말린 다음 들깨와 같은 양으로 섞어 볶아서 보드랍게 가루낸다. 이것을 식초에 쑨 밀가루풀로 반죽해서 한 알의 질량이 0.3g 되게 알약을 만들어 한번에 20알씩 하루 2~3번 끼니 사이에 먹는다.

【산딸기(복분자)】 술에 담갔다가 약한 불에 말려 보드랍게 가루 내어 한번에 8~10g 씩 하루 2~3번 끼니 사이에 먹는다. 10~15g씩 하루 2~3번 먹어도 좋다.

【오디(상심)】 덜 익은 것을 하루 15~20g씩 물에 달여 2~3번 나누어 끼니 뒤에 먹는다.

【측백잎(측백엽)】 보드랍게 가루 내어 역삼씨기름에 개어서 하루 한 번씩 머리에 바른다.

히스테리일 때

주로 기분이 나쁠 때 이 병의 주요증상인 발작이 나타나는데 시위적이고 연극적이다. 발작할 때 자기의 몸이 상하는 일이 거의 없다. 일시적인 지각장애, 언어장애, 귀머거리, 시력장애, 운동마비 등이 오는 수 있다.

기린초, 꿀(봉밀), 돼지염통 작은 남비에 돼지염통 1개를 넣고 그 둘레에 기린초를 가득 채워 넣은 다음 끓은 물에 꿀을 풀어 돼지염통이 다 잠기도록 붓고 뚜껑을 닫아 가마에서 쪄 익혀 염통만을 두 번에 나누어 먹는다.

대추, 감초, 밀 대추 7개, 구감초 38g, 밀 150g을 물에 달여 하루 3번에 나누어 먹는다.

살맹이씨(산조인) 20~30g을 물에 달여 하루 2~3번에 나누어 끼니 뒤에 먹는다.

기린초 신선한 것 60~90g을 달인 물에 돼지염통을 삶아 먹는다. 10~30일 동안 쓰면 효과가 난다.

길초 25~30g을 물에 달여 하루 3번에 나누어 끼니 뒤에 먹는다.